名医话健康系列　　　　　全国27位名院名医联手打造

名医教你
本草纲目这样用

陈飞松　　李海涛　主编

健康养生堂编委会　编著

U0288456

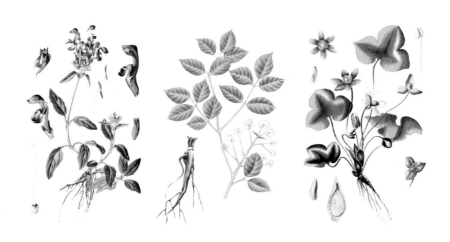

江苏科学技术出版社　　凤凰含章

健康养生堂编委会成员

（排名不分先后）

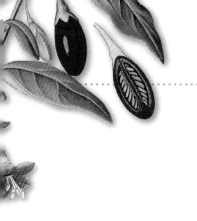

　　相信很多中医好爱者对《本草纲目》这部著作都有一定了解，很多读者可能还收藏了各种版本的《本草纲目》。在日常保健的时候，有的读者喜欢翻开书，查查哪种药能预防"上火"，哪种药能增强抵抗力；还有一些读者去医院看病回来后，会对着处方，翻开书本，看看医生为自己开的药到底具有什么功效，这就是所谓的久病成医吧。

　　有这些习惯的读者不难发现，如果你知道的中草药常识不多，查找某一味药的时候，有可能需要多点时间才能找到。因为《本草纲目》原著的分类方法具有极强的专业性，普通读者查找起来有一定的困难，就给阅读带来了一定的障碍。《本草纲目》这部药学巨作在普通读者群中的传播也因此受到了限制。

　　本书就在保持原著风貌的基础上，取其精华，运用现代读者更容易理解的方式对原著进行调整、完善，实现化繁为简的目的。本书将各类药物原有的分类打乱，重新按照药物的功效分类，分类介绍"补益正气，增强体质""润肠通便，消化食积""化痰消痰，止咳平喘""制止出血，通利血脉""固涩防脱，驱杀顽虫""祛风散寒，除湿防痹""清除邪热，养阴清热""温里祛寒，理气安神""疏解肌表，解除表证"这几大类功效的代表性药物，所选用的草药，也是目前比较常用的。在日常保健时，读者就可以轻松阅读，根据自己想要达到的效果，按章查找适合自己的药物；如果是想治疗一些疾病，也可以方便、快捷地找到相应的草药配方。

　　另外，本书涉及的每一味药，都全面地介绍了各个药用部位的性状、性味、功效，并且配上精美的彩色插图，一目了然。图下还有针对性的附方，其中有一些是历史上流传下来的古方，非常实用。

喜欢收藏《本草纲目》的读者们，一定不能错过这本书，而中医药爱好者、初学者，更不应该放弃这本书。实用的内容、精美的插图、轻快的版式、紧凑的编排，这将是一本与众不同的《本草纲目》。

健康的身体不仅是个人的，更是整个家庭和整个社会的，诚挚地向您推荐这本书，相信它一定能帮助您和您的家人拥有健康的身体和心灵，一起享受美好幸福的生活。

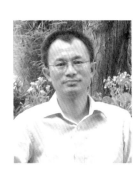

陈飞松

中国中医科学院研究员

北京中医医院主任医师

北京亚健康防治协会会长

中华亚健康学会执行会长

中华中医药学会内科分会委员

世界针灸学会联合会考试委员会副秘书长、教授

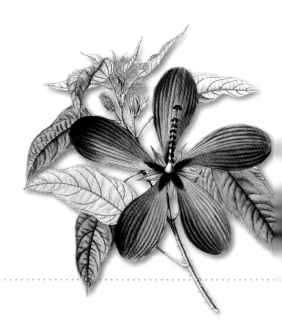

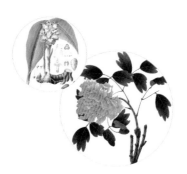

Chapter
3

润肠通便，消化食积

Chapter
4

化痰消痰，止咳平喘

Chapter
5

止血凉血，通利血脉

Chapter 6

固涩防脱，驱杀顽虫

Chapter 7

祛风散寒，除湿防痹

Chapter 8

清除邪热，养阴泻火

Chapter 9

温里祛寒，理气安神

Chapter 10 疏解肌表，解除表证

阅读导航

我们在本书中特别设计了阅读导航这个单元，对内文中各个部分的功能以及特点逐一作出说明。衷心希望可以为您在阅读本书时提供最大的帮助。

1 基础知识

关于药物最基本的知识，都浓缩在短短的一小节之内，使您快速掌握想要学习的内容。

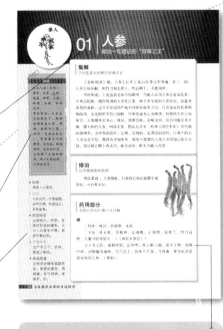

序号与标题

清晰地标示出本小节在全书中的位置，并为您提示本节的主要内容。

释名

揭示每种药物名称的由来和各种别名。

归纳总结

每种药物的各种信息，简单、全面、易掌握。

浓缩内文

通过集解、修治和药用部分的阐述，可以快速掌握每种药物的基础知识。

2 彩色图解

通过经典的彩色图解展示，可以更为深刻和感性地认识每种药物的特征和药性。

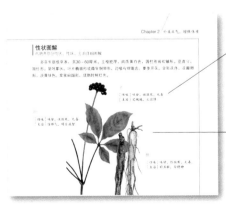

牵线说明

以牵线文字的形式，更直观、精确地说明药物各部分的性状、性味和功效。

经典插图

每一种药物都配以一张最绚丽的经典插图。

3 实用附方

收集历代流行的有效经验药方，在家就可以为自己提供更多的治疗参考。

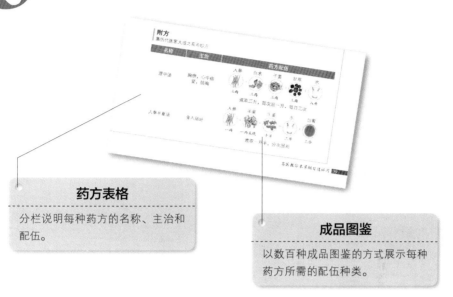

药方表格

分栏说明每种药方的名称、主治和配伍。

成品图鉴

以数百种成品图鉴的方式展示每种药方所需的配伍种类。

4 特别放送

按《本草纲目》原著体例展示正文小节中没有的药物，衷心为您的健康提供超值大放送。

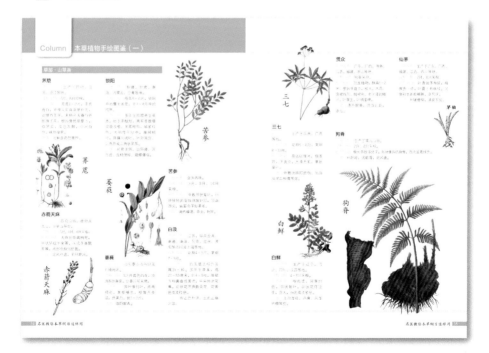

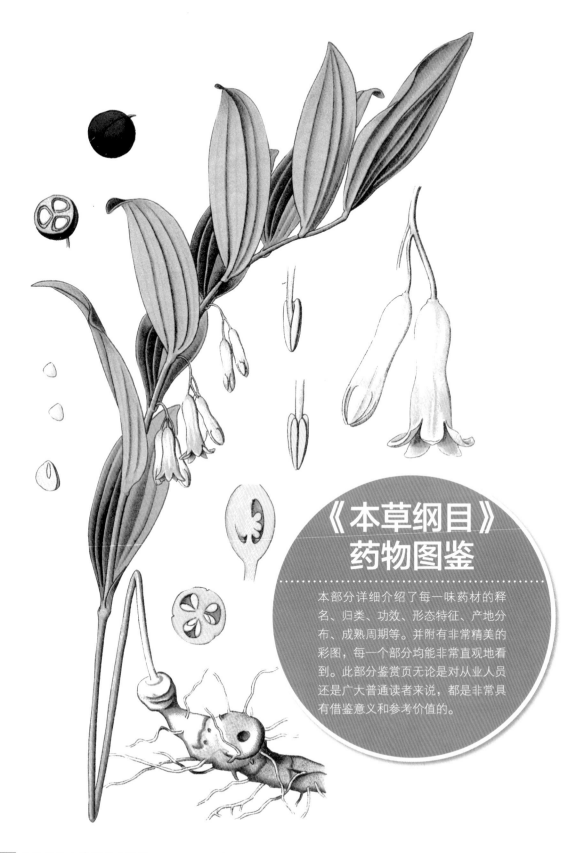

《本草纲目》药物图鉴

本部分详细介绍了每一味药材的释名、归类、功效、形态特征、产地分布、成熟周期等。并附有非常精美的彩图，每一个部分均能非常直观地看到。此部分鉴赏页无论是对从业人员还是广大普通读者来说，都是非常具有借鉴意义和参考价值的。

玄参

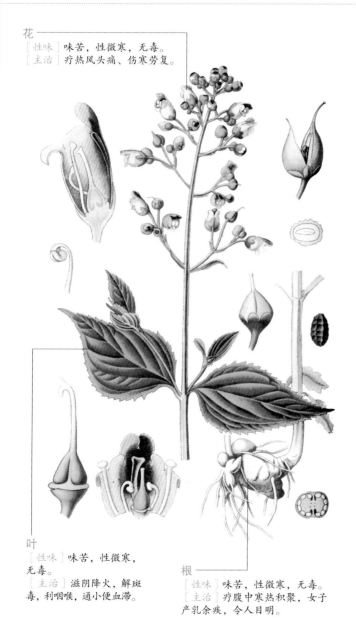

花 ————
[性味] 味苦，性微寒，无毒。
[主治] 疗热风头痛、伤寒劳复。

叶 ————
[性味] 味苦，性微寒，无毒。
[主治] 滋阴降火，解斑毒，利咽喉，通小便血滞。

根 ————
[性味] 味苦，性微寒，无毒。
[主治] 疗腹中寒热积聚，女子产乳余疾，令人目明。

释名

又名黑参、玄台、重台、鹿肠、正马、逐马、馥草、野脂麻、鬼藏。

归类

草部 / 山草类

功效

凉血滋阴，泻火解毒。

形态特征

根类圆柱形，有不规则的纵沟、横向皮孔及稀疏的横裂纹和须根痕。

产地分布

主产于浙江。

成品选鉴

根类圆柱形，表面灰黄色或灰褐色，有不规则的纹路。质坚实，不易折断，断面黑色，微有光泽。闻起来像焦糖。

胡麻

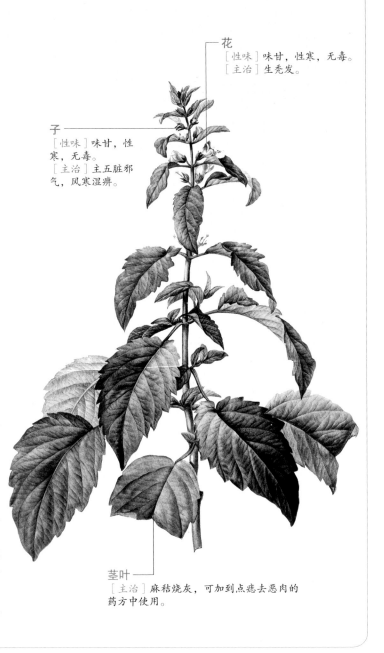

释名

又名巨胜、方茎、狗虱、油麻、脂麻。

归类

谷部/麻麦稻类

功效

补五脏，增气力，利大小肠。

形态特征

茎直立，茎方形，表面有纵沟，叶对生，长椭圆形或披针形；花腋生花冠唇形，白色，带紫红或黄色；蒴果长筒状，长2~3厘米；有2棱、4棱、6或8棱，成熟时会裂开弹出种子。

产地分布

全国各地。

成品选鉴

扁卵圆形，表面黑色，有网状皱纹或不明显，边缘平滑或有凸起的棱线，尖端有圆点状棕色的种脐。

花
[性味] 味甘，性寒，无毒。
[主治] 生秃发。

子
[性味] 味甘，性寒，无毒。
[主治] 主五脏邪气，风寒湿痹。

茎叶
[主治] 麻秸烧灰，可加到点痣去恶肉的药方中使用。

韭

叶
[性味]味辛、微酸，性温，涩，无毒。
[主治]主归心，安五脏，除胃中烦热。

又名草钟乳、起阳草。

菜部 / 荤辛类

主归心，安五脏，除胃中烦热。

叶细长而扁，丛生。夏秋开白色小花，种子黑色。

全国各地。

种子半圆形或卵圆形，略扁，表面黑色，一面凸起，粗糙，有细密的网状皱纹，另一面微凹，皱纹不甚明显，基部稍尖，有点状突起的种脐。质硬。气特异，味微辛。

释名
归类
功效
形态特征
产地分布
成品选鉴

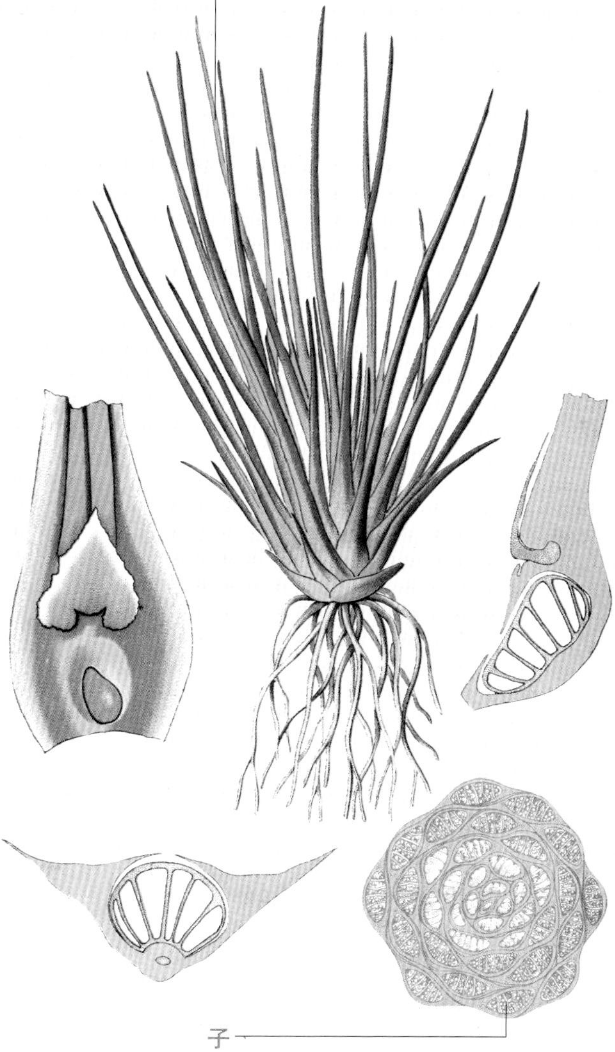

子
[性味]味辛、甘，性温，无毒。
[主治]主梦中遗精、小便白浊。

龙胆

释名
又名陵游。

归类
草部 / 山草类

功效
清热燥湿，泻肝定惊。

形态特征
多年生草本，暗绿色稍带紫色，圆柱状根，根稍肉质，土黄色或黄白色。

产地分布
多产于西南高山地区。

成品选鉴
蒴果内藏，长圆形，有柄。种子多数，褐色，有光泽，具网纹，两端具宽翅。

花 ————

[性味] 味苦、涩，性大寒，无毒。
[主治] 治小儿壮热骨热、时疾热黄、痈肿口疮。

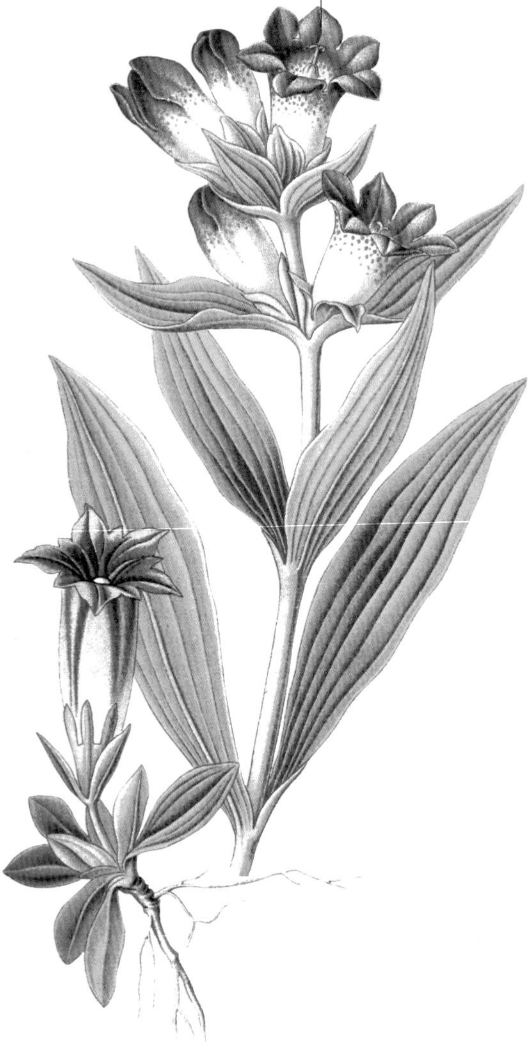

前胡

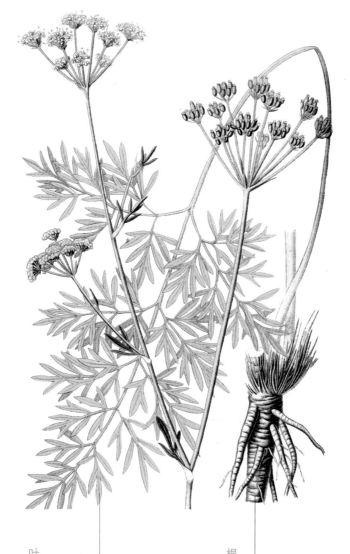

李时珍说：按孙恂《唐韵》中写成湔胡，名义不清楚。

释名

草部 / 山草类

归类

散风清热，降气化痰。

功效

根圆柱形或圆锥形，有少数支根，表面棕色至黑棕色，有浅直细纵皱纹。

形态特征

主产于安徽和江西。

产地分布

表面黑褐色或灰黄色，质较柔软，干者质硬，断面不整齐，淡黄白色，皮部散有多数棕黄色油点。

成品选鉴

叶

[性味] 味苦，性微寒，无毒。
[主治] 治一切气，破癥结，开胃下食，通五脏。

根

[性味] 味苦，性微寒，无毒。
[主治] 主痰满，疗胸胁痞塞、心腹气滞。

大蓟 小蓟

释名

又名虎蓟(大蓟)、猫蓟(小蓟)、马蓟、刺蓟、山牛蒡、鸡项草、千针草、野红花。

归类

草部 / 隰草类

功效

养精保血，治女子赤白带下，安胎，止吐血鼻出血，令人强健。

形态特征

花如发髻。但大蓟高3～4尺，叶皱；小蓟高1尺多，叶不皱，有尖毛。

产地分布

全国各地。

成品选鉴

褐棕色或绿褐色，质略硬而脆。断面灰白色，髓部疏松或中空。叶皱缩，多破碎，绿褐色，气微味淡。

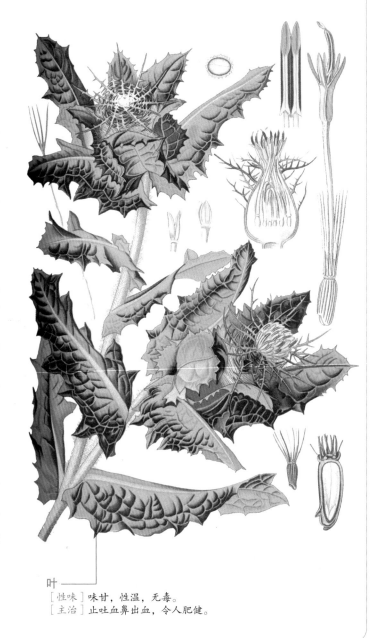

叶

[性味]味甘，性温，无毒。
[主治]止吐血鼻出血，令人肥健。

月季花

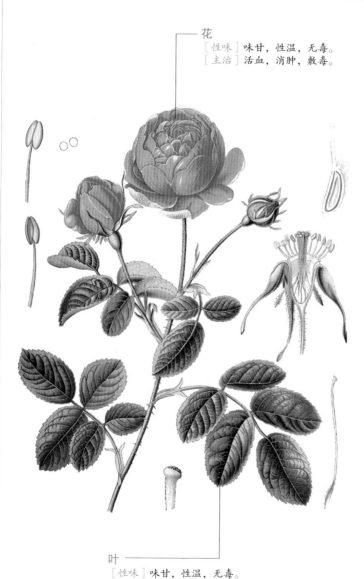

花
[性味] 味甘，性温，无毒。
[主治] 活血，消肿，敷毒。

叶
[性味] 味甘，性温，无毒。
[主治] 活血，消肿，敷毒。

释名

又名月月红、胜春、瘦客、斗雪红。

归类

草部／蔓草类

功效

活血消肿、消炎解毒。

形态特征

多数羽状复叶，小叶一般3~5片，椭圆或卵圆形，长2~6厘米，叶缘有锯齿，两面无毛，光滑，托叶与叶柄合生。花生于枝顶，花朵常簇生，稀单生，花色甚多。

产地分布

全国各地。

成品选鉴

花朵紫色或淡红色，脉纹明显。体轻，质脆，易碎。气清香，味微苦、涩。以完整、色紫红、半开放、气清香者为佳。

冬瓜

释名

又名白瓜、水芝、地芝。

归类

菜部 / 蓏菜类

功效

清热解毒、利水消痰、除烦止渴、祛湿解暑。

形态特征

大叶圆而有尖，茎叶都有刺毛。开黄色的花，结的瓜大，长三四尺。瓜嫩时绿色有毛，老熟后则为苍色，皮坚厚有粉，瓜肉肥白。瓜瓤叫做瓜练，白虚如絮。

产地分布

长江以南地区。

成品选鉴

外层果皮为不规则碎片，外表面灰绿色或黄白色，有的被有白霜，内表面较粗糙。体轻，质脆。无臭，味淡。

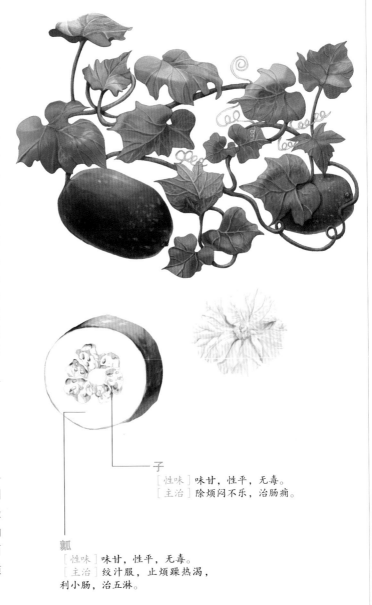

子

[性味] 味甘，性平，无毒。
[主治] 除烦闷不乐，治肠痈。

瓤

[性味] 味甘，性平，无毒。
[主治] 绞汁服，止烦躁热渴，利小肠，治五淋。

连翘

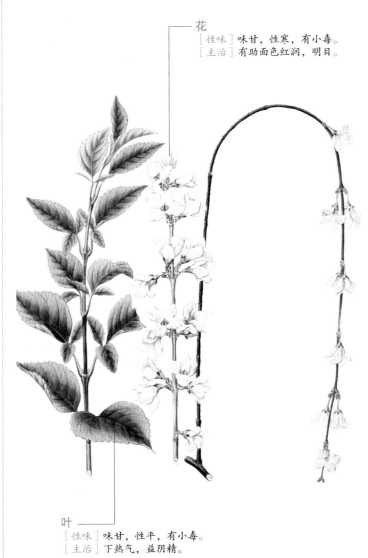

花
[性味] 味甘，性寒，有小毒。
[主治] 有助面色红润，明目。

叶
[性味] 味甘，性平，有小毒。
[主治] 下热气，益阴精。

又名异翘、旱莲子、兰华、三廉。

释名

草部 / 隰草类

归类

清热解毒，消肿散结，风热感冒。

功效

青叶狭长，茎赤色，高三四尺，独茎，梢间开黄色花，秋天结实像莲，内作房瓣。

形态特征

河北、山西、陕西、甘肃、山东、江苏、安徽、河南、湖北、四川等地。

产地分布

呈长卵形至卵形，稍扁，表面有不规则的纵皱纹；顶端锐尖；青翘多不开裂，表面绿褐色，质硬；种子多数，黄绿色，细长，一侧有翅。气微香，味苦。

成品选鉴

酸浆

释名

又名醋浆、苦葴、苦耽、灯笼草、皮弁草、天泡草、王母珠、洛神珠。

归类

草部 / 隰草类

功效

治阴虚内热及虚劳发热、体弱消瘦、胁痛热结。

形态特征

茎分地上茎和根状茎。地上茎直立，节间膨大，无毛或有细软毛，双权分枝。根状茎横走地下。叶片在下部互生，在上部假对生，长卵形。

产地分布

华北及南方地区。

成品选鉴

花白色，浆果圆球形，成熟时呈橙红色；宿存花萼厚膜质膨胀如灯笼，橙红色或深红色。种子多数，细小。

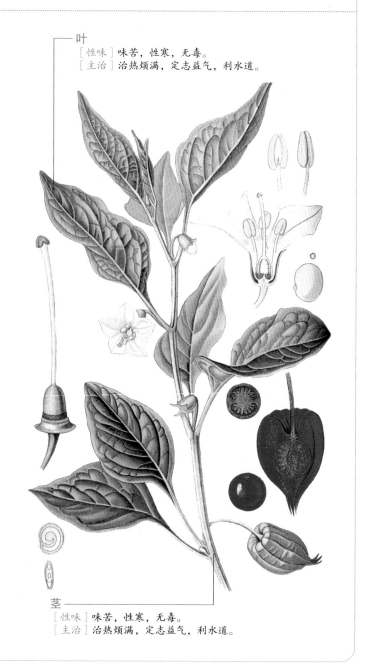

叶
[性味] 味苦，性寒，无毒。
[主治] 治热烦满，定志益气，利水道。

茎
[性味] 味苦，性寒，无毒。
[主治] 治热烦满，定志益气，利水道。

Chapter1
从零开始——了解中医药第一步

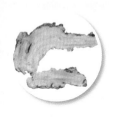 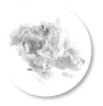 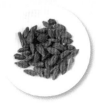 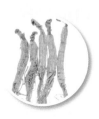 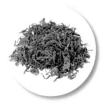

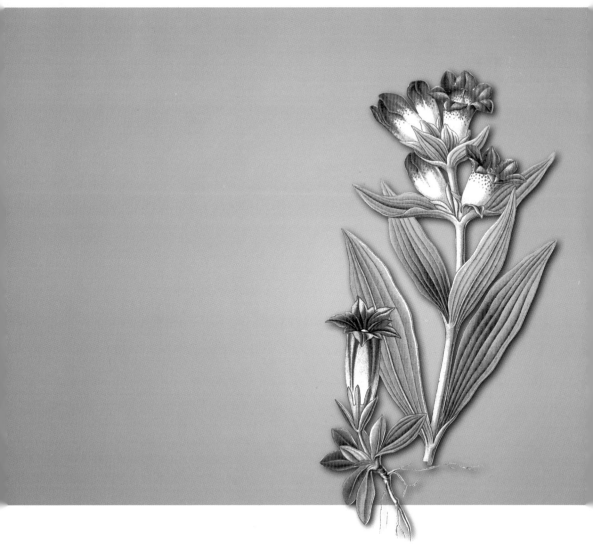

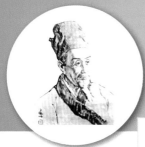

01 正本清源
李时珍与《本草纲目》

李时珍

李时珍（1518—1593），字东璧，湖北蕲州人。李时珍出生于一个行医世家，自幼好读书，非常博学，尤其喜欢读医书。经过多年的学习和实践，李时珍最终成为了中国历史上最著名的医学家、药学家和博物学家之一。他一生著述颇丰，除《本草纲目》外，还著有《奇经八脉考》《濒湖脉学》《五脏图论》等十部著作。

《本草纲目》书名的由来

1578年，年届六旬的李时珍已经完成了《本草纲目》的编撰，但尚未确定书名。一天，他出诊归来，坐在桌前，一眼看到案头上摆着昨天读过的《通鉴纲目》，突然心中一动，立即提笔蘸饱了墨汁，在书稿的封面上写下了"本草纲目"四个字。于是这部流传于世数百年的中药巨著就叫作《本草纲目》了。

《本草纲目》及作者李时珍

《本草纲目》是由明朝伟大的医药学家李时珍为修改古代医书中的错误而编撰的。他在阅读《神农本草经》的基础上，再仔细地阅读了南朝齐梁时期陶弘景著的《本草经集注》，唐代的《新修本草》，宋代的《开宝本草》《嘉佑本草》《经史证类备急本草》《本草衍义》等。他以毕生精力，亲历实践，广收博采，对本草学进行了全面的整理总结，历时29年才编成《本草纲目》一书，可以说，本书是其心血的结晶。

《本草纲目》共有52卷，约190万字，载有药物1892种，其中新药374种，收集药方11096个，书中还绘制了1160幅精美的插图。书中所有药物分为16部，60类。这已经体现了按自然演化的标准来进行分类的观点。体例上，每种药物分列释名（名称解释）、集解（叙述产地）、正误（更正过去文献的错误）、修治（炮制方法）、气味、主治、发明（此三项指分析药物的功能）、附方（收集民间流传的药方）等项。

全书收录植物药有881种，附录还载有61种，共942种，再加上具名未用植物153种，共计1095种，占全部药物总数的58%。李时珍把植物药分为草部、谷部、菜部、果部、木部五部，且又在这五部下各分几类，如把草部分为山草、芳草、隰草、毒草、蔓草、水草、石草、苔草等八类，是我国医药宝库中的一份珍贵遗产，是对16世纪以前中医药学的系统总结。

《本草纲目》的地位和影响

《本草纲目》在训诂、语言文字、历史、地理、动物、矿物、冶金学等方面也有突出成就。本书于17世纪末开始传播，先后有多种文字的译本，对世界自然科学也有举世公认的卓越贡献。其有关资料还曾被达尔文所引用。这本药典，不论从它严密的科学分类，还是从它包含药物的数量种类以及流畅生动的文笔来看，都远远超过古代任何一部本草著作，不愧为"东方药物巨典"。

《本草纲目》中的药物分类法

　　《本草纲目》在药物分类上改变了中医传统的上、中、下三品分类法，而采取了"析族区类，振纲分目"的近代科学分类法，把药物分为矿物药、植物药、动物药等三大类。这种分类方法比现代生物学分类还早了200余年。

矿物药	水部	又分为天水类、地水类等2类
	火部	
	土部	
	金部	又分为金类、玉类、石类、卤石类等4类
植物药	草部	又分为山草类、芳草类、隰草类、毒草类、蔓草类、水草类、石草类、苔类等8类
	谷部	又分为麻麦稻类、稷粟类、菽豆类、酿造类等4类
	菜部	又分为荤辛类、柔滑类、蓏菜类、水菜类、芝栭类等5类
	果部	又分为五果类、山果类、夷果类、味果类、蓏类、水果类等6类
	木部	又分为香木类、乔木类、灌木类、寓木类、苞木类等5类
动物药	鳞部	又分为龙类、蛇类、鱼类、无鳞鱼类等4类
	介部	又分为龟鳖类、蛤蚌类等2类
	禽部	又分为水禽类、原禽类、林禽类、山禽类等4类
	兽部	又分为畜类、兽类、鼠类、寓类、怪类等5类
	人部	

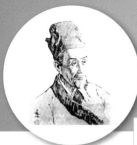

气味阴阳

指药物四气、五味和升降浮沉的阴阳属性。四气中的热、温属阳；寒、凉属阴。五味中的辛、甘、淡属阳；酸、苦、咸属阴。升、浮属阳；沉、降属阴。《素问·阴阳应象大论》："辛甘发散为阳，酸苦涌泄为阴。"

五味的宜忌

五味之气生成阴精，阴精又靠气化生成。五味太过会损伤形体，元气太过则耗损阴精。阴精能化生人体的元气，饮食五味太过又耗伤人体的元气。脏腑对五味的需求、适合性味、禁忌、过度食用所造成的不良影响等，可分为五欲、五宜、五禁、五走、五伤、五过来解释。

概述

中药的基本属性，是指与中药治疗作用有关的性质和功能。

药物防病治病的基本作用，不外乎祛邪去因，扶正固本，协调脏腑经络功能，从而纠正机体阴阳偏盛偏衰，使其恢复阴平阳秘。药物之所以能够针对病情发挥作用，是由于各种药物具有的若干特性和作用，也称之为药物的偏性，意思是说以药物的偏性纠正疾病所表现的阴阳偏盛或偏衰。

我国历代医家在长期医疗实践中，根据药物的治疗作用，在中医的阴阳、脏腑、经络等理论指导下总结、概括了药物复杂的性质与功能：主要有四气、五味、升降浮沉、补泻、归经、有毒无毒等方面。

气味阴阳是中药的基本属性

五味：药性的五味是指药物有酸、苦、甘、辛、咸五种不同的味道，因而具有不同的治疗作用。有些药物还具有淡味或涩味，实际上，药物的味道不止五种。但是，五味是最基本的，所以目前中医仍然称为五味。

四气：药性的四气是指药物具有寒、热、温、凉四种不同的药性。它是通过调节机体寒热变化来纠正人体阴阳盛衰的，是说明药物作用性质的重要药性理论。

升降浮沉：升降浮沉是指药物作用于人体的不同趋向，在于说明药物在体内的作用趋向性能。药物的作用趋向是与疾病所表现的趋向相对而言的。

五味与五脏、五行的关系

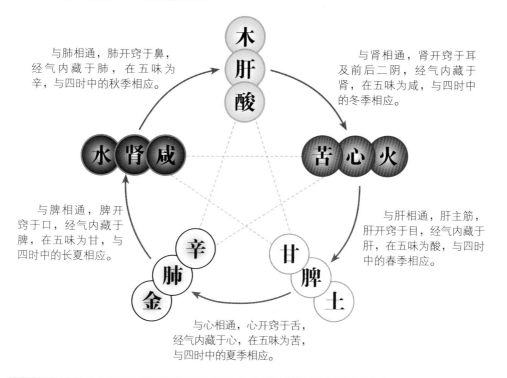

与肺相通，肺开窍于鼻，经气内藏于肺，在五味为辛，与四时中的秋季相应。

与肾相通，肾开窍于耳及前后二阴，经气内藏于肾，在五味为咸，与四时中的冬季相应。

与脾相通，脾开窍于口，经气内藏于脾，在五味为甘，与四时中的长夏相应。

与肝相通，肝主筋，肝开窍于目，经气内藏于肝，在五味为酸，与四时中的春季相应。

与心相通，心开窍于舌，经气内藏于心，在五味为苦，与四时中的夏季相应。

五味的五宜、五禁、五走、五伤、五过

五味	五宜	五禁	五走、五伤	五过
肝欲酸	青色宜酸，肝病宜食麻、犬、李、韭	脾病禁酸，宜食咸：大豆、栗	酸走筋，过酸伤筋，筋病不宜多食酸，酸令人小便不畅	味过于酸，肝气去滋养，脾气乃绝，因此肉坚厚、皱缩且唇裂
心欲苦	赤色宜苦，心病宜食麦、羊、杏	肺病禁苦，宜食甜：麦、羊、杏	苦走骨，过苦伤气，骨病不宜多食苦，多食令人呕吐	味过于苦，脾气不能润泽，胃气便胀满留滞，因此皮肤枯槁而毛发脱落
脾欲甘	黄色宜甘，脾病宜食粳、牛、枣	肾病禁甘，宜食辛：黄黍、鸡、桃	甘走肉，过甘伤肉，肉病不宜多食甘，多食令人心中烦闷	味过于甘，令心气喘满，脸色黑，肾气不平，胃痛而毛发脱落
肺欲辛 	白色宜辛，肺病宜食黄黍、鸡、桃	肝病禁辛，宜食甘：粳、牛、枣	辛走气，辛伤皮毛，气病不宜多食辛，多食令人辣心	味过于辛，筋脉阻绝，则精神耗伤，筋急而手足干枯
肾欲咸 	黑色宜咸，肾病宜食大豆、黄卷、栗	心病禁咸，宜食酸：麻、犬、李	咸走血，过咸伤血，血病不宜多食咸，多食令人渴	味过于咸，大骨之气劳伤，肌肉瘦削萎缩，心气抑郁不舒，血脉凝涩而变色

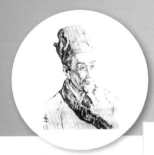

03 | 君臣佐使
中药方剂的配伍

方剂配伍原则出处

《素问·至真要大论》中写到："主病之谓君，佐君之谓臣，应臣之谓使。"李杲在《脾胃论》中也申明："君药分量最多，臣药次之，使药又次之。不可令臣过于君，君臣有序，相与宣摄，则可以御邪除病矣。"

中药搭配的注意事项

李时珍说："相须、相使同用的，此为用药的帝道；而相畏同用者，为用药的王道；相恶、相反同用者，是用药的霸道。"因此，在中药的临床应用中，只有配伍得当，才会出现积极的疗效。

方剂配伍的基本原则

所谓方剂，就是指治病的药方，其实质就是将几种药物组合起来，再经过一定的方法制成丸散膏丹等多种剂型。说到方剂组成的基本原则，一般由君药、臣药、佐使药等三种类型的药物组成，它们之间属于相互配合、彼此制约的关系。一般来说，一副方剂的配置：君药一味，臣药二味；或君药一味，臣药三味，佐药五味；也可以是君药一味，臣药二味，佐药九味。

何为君臣佐使

君臣佐使，是中医在药物学上的传统分类方法。所谓君，是指上药，共120种，这种药主养命以顺应上天，无毒，长期服用不伤人。要想轻身益气、延年益寿者，就该以服用上药为主。所谓臣，是指中药，也是120种，这种药主养性以顺应人事，有的无毒，有的有毒，须斟酌服用。要想遏病、滋补虚弱者，就该以中药为主。所谓佐使药，是指下药，共125种，这种药主治病以顺应土地，大多有毒，不能长期服用。想要除寒热邪气、破积聚、疗疾病者就该以下药为主。

方剂配伍的六种方法

单行：单味药即能发挥预期效果，不需其他药辅助。如独参汤，只用人参一味药就能治疗元气大脱症。相须：性能功效相类似的药物配合使用，这样疗效可以增强。如石膏配知母，其清热泻火的功效会更好。相使：在性能功效方面具有某种共性的药物配合使用，并形成主辅关系，这样能提高主药物的疗效。如黄芪与茯苓配合使用时，利水健脾的茯苓能增强黄芪补气利水的效果。相畏：一种药物的毒性或副作用，能被另一种药物减轻或消除。如生半夏畏生姜，即生姜能减轻或消除生半夏的毒性。相恶：一种药物能使另一种药物的功效降低，甚至丧失药效。如人参恶萝卜，萝卜能削弱人参的补气作用。相反：即两种药物合用能产生毒性或副作用。

方剂配伍中的君臣佐使

君

是不可缺少的药物，针对主病或主症起主要治疗作用的药物。

药力居方中之首，用量较大。

臣

一是辅助君药加强对主症治疗效果的药物。

二是针对兼病或兼症起治疗作用的药物。

药力小于君药，比君药用量小。

佐

一是佐助药，即协助君药和臣药加强治疗作用，或直接治疗兼证。

二是佐制药，即用以消除或减缓君药或臣药的烈性或毒性。

三是反佐药，能在治疗中起相成作用的与君药性味相反的药物。

佐药的药力比臣药更弱，一般用量较轻。

使

一是引经药，能引导方中诸药达到病灶的药物。

二是调和药，能够调和诸药作用的药物。

使药的药力较轻，用量也小。

药物的上中下三品

类别	品性	数量	举例		
君药	上药 主养命以顺应上天，无毒，长期服用不伤人。可轻身益气、延年益寿	120种	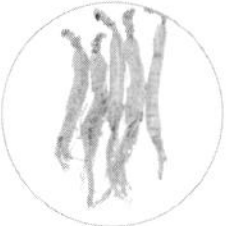 人参	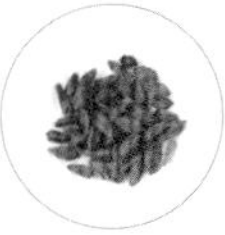 枸杞子	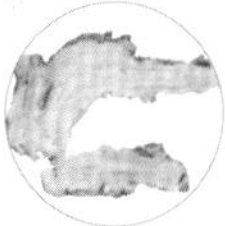 当归
臣药	中药 主养性以顺应人事，有的有毒，须斟酌服用。可遏病、滋补	120种	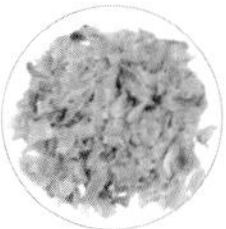 百合	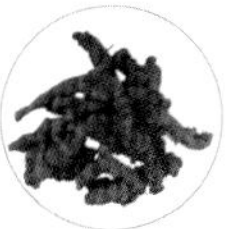 黄连	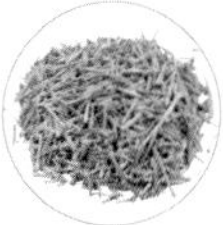 麻黄
佐使药	下药 主治病以顺应土地，大多有毒，不能长期服用。可除寒热邪气、破积聚、疗疾病	125种	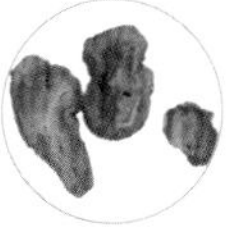 大黄	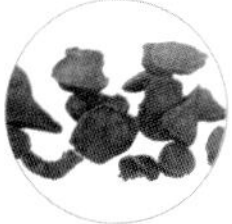 附子	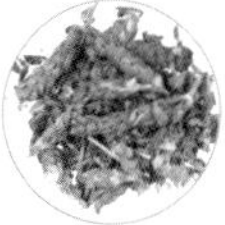 夏枯草

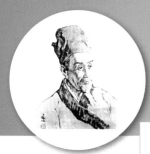

04 | 相生相克
中药使用禁忌

妊娠禁忌

乌头	附子	天雄
乌喙	侧子	野葛
茜根	茅根	南星
半夏	巴豆	大戟
芫花	藜芦	薏苡仁
薇衔	牛膝	皂荚
牵牛	厚朴	槐子
桃仁	干漆	牡丹皮
瞿麦	赤箭	茹
鬼箭	通草	草三棱
红花	苏木	葵子
常山	水银	代赭石
锡粉	硇砂	芒硝
硫黄	石蚕	雄黄
水蛭	虻虫	芫青
斑蝥	地胆	蜘蛛
蝼蛄	蜈蚣	衣鱼
蛇蜕	蜥蜴	樗鸡
蛴螬	兔肉	虫
狗肉	马肉	驴肉

中药禁忌

中药能治病，最关键的要看是否对症。药材种类、药量和配伍都是有一定标准和规律可循的。否则，不仅影响疗效，甚至可能引起副作用和中毒。所以，在服用中药时，特别要注意中药的配伍禁忌、服法用量和饮食禁忌等诸多方面的问题。

配伍禁忌

《神农本草经》上写到："勿用相恶、相反者。"意思是说某些药物因配伍后可发生相反、相恶的关系，不仅使彼此的药效降低，甚至还会引起毒副反应。相恶的情况是指可使药物某些方面的功效减弱，但并非绝对禁止。而"相反为害，深于相恶"，是指相反的药物一起使用极有可能会危害健康，甚至危及生命。故相反的药物应绝对禁止。

特定人群的用药禁忌

某些人群因独特的体质和自身恰好正处于特殊的身体状况时，在用药上也会有诸多与常人不同的禁忌。如某些药物具有损害胎元的副作用，所以应作为妊娠禁忌的药物。具体来说，根据药物对于胎元损害程度的不同，可分为慎用与禁用两大类：慎用的药物包括通经祛淤、行气破滞及辛热滑利之品，如大黄、枳实、附子、肉桂、干姜、木通、瞿麦等；禁用的药物是指毒性较强或药性猛烈的药物，如巴豆、大戟、商陆、麝香、三棱、水蛭、斑蝥、雄黄等。慎用的药物可以根据病情的需要斟酌使用，而禁用的药物则绝对不能使用。

用药期间饮食禁忌

在服药期间，一般应忌食生冷、油腻、腥膻、刺激性的食物。此外，根据病情的不同，饮食禁忌也有所区别。如胸痹患者应忌食肥肉、动物内脏及禁烟、酒等；黄疸胁痛应忌食动物脂肪及辛辣食物等。

中药禁忌"十八反"

某些中药配伍使用就会产生强烈的毒副作用,这被称为"相反",应极力避免。中医传统中有"十八反"的概念,并编成歌诀,以利牢记。

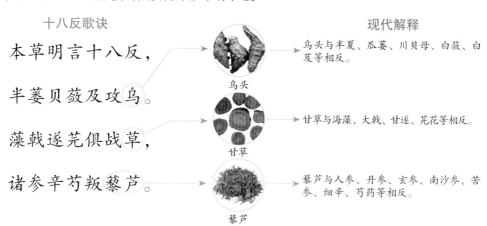

十八反歌诀

本草明言十八反,

半蒌贝蔹及攻乌。

藻戟遂芫俱战草,

诸参辛芍叛藜芦。

现代解释

乌头与半夏、瓜蒌、川贝母、白蔹、白芨等相反。

乌头

甘草与海藻、大戟、甘遂、芫花等相反。

甘草

藜芦与人参、丹参、玄参、南沙参、苦参、细辛、芍药等相反。

藜芦

服用中药期间的饮食禁忌

药材	禁忌	食物
甘草　黄连　桔梗　乌梅	✕	忌食猪肉
薄荷	✕	忌食鳖肉
鳖	✕	忌食苋菜
蜂蜜	✕	忌食生葱
天门冬	✕	忌食鲤鱼
荆芥	✕	忌食鱼、蟹、河豚、驴肉
白术	✕	忌食大蒜、桃、李
茯苓	✕	忌食醋

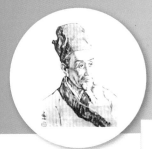

05 眼鼻手口
中药鉴别四法

具体鉴别实例

观其形

根类药材多为圆柱形或纺锤形。

皮类药材则多为卷筒状。

黄连颜色要黄，丹参颜色要红，玄参颜色偏黑。

黄芪的折断面纹理呈菊花心样；杜仲在折断时，则会出现胶状的黏稠细丝。

嗅其味

薄荷是香的，阿魏是臭的。

犀角熏蒸后有清香而不腥，水牛角则略有腥气。

鱼腥草揉搓后有腥味，细辛有清香味。

触其感

盐附子质软，黑附子则质地坚硬。

天仙子手捏有黏性，土茯苓手捏有弹性。

荆三棱坚实体重，泡三棱则体轻。

尝其味

山楂是酸的，黄连是苦的，甘草是甜的。

鉴别中药的重要性

现在市场上中药的质量可谓良莠不齐，有以假乱真的，也有以次充好的，究其缘由，还是牟取暴利为目的。但是，对于患者来说，这将会直接影响临床应用的效果，甚至生命安全。因此学会如何鉴别中药十分重要。

鉴别中药四法

观其形

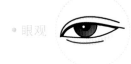

· 眼观

①外形：中药因用药部位的不同，外形会有所差别。②颜色：通过对中药颜色的观察，可以分辨出药材的品种、产地和品质优劣。③断面：许多药材的断面都有明显特征，可通过观察断面来辨别药材的真伪、好坏。

嗅其味

①直接鼻嗅法。将鼻子靠近药材来闻它的气味。②蒸汽鼻嗅法。将药材放在热水中浸泡，闻它透过蒸汽所散发出来的气味。③搓揉鼻嗅法。有些药材的气味微弱，在这种情况下，可以将其搓揉后再闻味道。

· 鼻嗅

触其感

①手摸法：以手感受药材的软硬。②手捏法：以手感受药材的干湿、黏附性等。③手掂法：以手感受药材的轻重、疏松或致密。

· 手触

尝其味

药材的味道分为辛、甘、酸、苦、咸五味，所以亦可以通过"味感"来鉴别。如直接放入口中，用舌头感觉其味道；或是咀嚼；或用水浸泡过后喝汁液。不过，用此法鉴别药材应特别小心，避免误尝有毒药材而中毒！

· 口尝

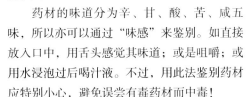

06 | 严格的讲究
煎煮中药小常识

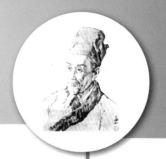

概述

中药在煎煮过程中会发生两种变化：一是药物有效成分的溶出；二是药物中各种生理活性成分进行化合反应。中药的合理煎煮可以充分地发挥药物的作用，对于防治疾病有重要意义。

煎煮的具体方法

清洗：中药在出售之前一般都进行了加工炮制，煎煮之前通常没有必要淘洗。如果的确觉得中药有些脏，可在浸泡前迅速用水漂洗一下，切勿浸泡冲洗，以防有效成分大量丢失，从而影响中药疗效。

器具：煎药器具以砂锅为好，也可选用搪瓷锅、不锈钢锅和玻璃煎器。铜、铁质煎器虽传热快但化学性质不稳定，易氧化，在煎煮时能与中药中的多种成分发生生化学反应从而影响药效。

浸泡：中药饮片煎前浸泡既有利于其有效成分的充分溶出，又可缩短煎煮时间。多数药物宜用冷水浸泡，时间为60分钟。夏天气温高，浸泡时间不宜过长，以免腐败变质，冬季可以长些。

用水：第一遍煎煮时为药材量的5~8倍，或将饮片适当加压后，液面淹没过饮片约2厘米为宜。第二遍用水量可少一些，加水至高出药平面约0.5~1厘米。一般如果药方中草、花、叶类药物较多，吸水量较大，煎煮前可以多放一点水。

时间：由于药性不同，煎煮的时间也不同。一般的药用文火煎30分钟左右就可以了。发汗药、挥发性药则只需要煎煮20分钟即可，避免药效挥发散去。有些有毒性的药物，煎煮的时间则要长些，以让它的毒性降低。

次数：中药汤剂，每剂一般需煎两次，第一次的药液称"头汁"，第二次称"二汁"。两次的药汁要去渣混合之后再平分，这样可以让药汁的浓度相同，保障药效。此外，针对较难煎出有效成分的药材，则需煎至三次才能析出有效成分。

火候：一般来说，先以大火煮沸之后，再转成中火或小火熬，这样可以让药物的有效成分慢慢析出，药性也不会被破坏。依据药性的不同，火候还要随之调整。如有芳香的药物，要用大火急煎；而质地厚重、不容易煮出汁的根茎类药物，则要用中火或小火久煎。

特殊煎法	
先煎	矿物、贝壳类，还有一些毒性较大的药物
后下	花、叶类以及一些气味芳香含挥发性成分多的药物
另煎	有些比较贵重的药物，可单独煎煮取汁，再兑入煎好的药液中同服
溶化	是指有些胶质性中药或黏性易溶的药物，需要另放入容器内隔水炖化，或以少量水煮化，注意要勤搅拌，再兑入其他药物同服，或直接用煎好的药液溶化后服用
包煎	将某种药物用纱布包起来，再和其他药一起煎。需要包煎的药物主要有四类：一是细小种子类药物，如车前子、葶苈子、青葙子等；二是容易溢出或沉淀的药物，如蒲黄、海金沙、灶心土、滑石等；三是有绒毛的药物，如辛夷、旋覆花、枇杷叶等；四是含淀粉、黏液质较多的药物，如山药等

草部·山草类

荠苨

产地分布：主产于四川、江苏、浙江等地。

成熟周期：2月、8月挖根。

形态特征：苗高1~2尺，茎色青白，叶微尖且背面是白色，边缘有叉牙。末梢开五瓣白色的碗子花。根形像野胡萝卜，很肥实，皮色灰黝，中间白色，味甜微寒。

功效：可解百药的毒性。

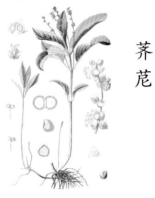

荠苨

赤箭天麻

产地分布：陈仓山谷、雍州及太山、少室山等地。

成熟周期：3月、4月、8月采根。

形态特征：天麻长圆扁稍弯，点状环纹十余圈，头顶茎基鹦哥嘴，底部疤痕似脐圆。

功效：定风补虚，平肝熄风。

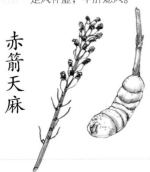

赤箭天麻

锁阳

产地分布：新疆、甘肃、青海、内蒙古、宁夏等地。

成熟周期：每年5~6月，锁阳开始露出地面，至7~8月开始成熟。

形态特征：多年生肉质寄生草本。地下茎粗短，具有多数瘤突吸收根。茎圆柱形，暗紫红色，大部埋于沙中，基部粗壮，具鳞片状叶。叶卵圆形、三角形或三角状卵形。

功效：补肾润肠，治阳痿、尿血症、血枯便秘、腰膝痿弱。

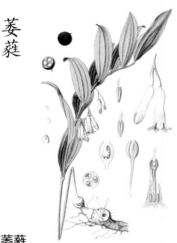

萎蕤

萎蕤

产地分布：山东泰山山谷以及丘陵地区。

成熟周期：3月开青色的花，结圆形的果实。立春后可采摘。

形态特征：其叶像竹叶，两两相对。其根横生，根黄而多须，色黄白，长1~2尺。

功效：滋阴解表。

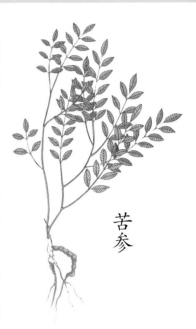

苦参

苦参

产地分布：全国各地。

成熟周期：3月、8月、10月采根。

形态特征：单数羽状复叶，小叶披针形至线状披针形，顶端渐尖，背面有平贴柔毛。

功效：清热燥湿，杀虫，利尿。

白及

产地分布：江苏，如连云港、南通、南京、句容、宜兴、溧阳等市以及上海等地。

成熟周期：花期4~5月。果期7~9月。

形态特征：白及是兰科白及属的一种。多年生草本，高20~50厘米，叶4~5枚，基部互相套叠成茎状，中央抽出花葶。总状花序具数朵花；花紫色或淡红色。

功效：有止血补肺、生肌止痛之效。

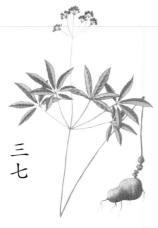

贯众

产地分布：广东、广西、湖南、江西、福建、浙江等地。

成熟周期：秋季采挖。

形态特征：陆生植物，株高1～2米；根状茎直立，粗大，木质，密被线形、暗褐色、有光泽的鳞片。叶簇生，叶柄坚硬。

功效：清热解毒，凉血止血，杀虫。

仙茅

产地分布：主产于广东、广西、福建、江西、四川等地。

成熟周期：2月、8月采根。

形态特征：叶青如茅而软，略微宽一些，叶面上有纵纹。又像初生的棕榈秧，高尺许。

功效：补暖腰脚，清安五脏。

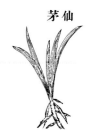

茅仙

三七

三七

产地分布：主产于云南、广西等地。

成熟周期：花期6～8月，果期8～10月。

形态特征：高达60厘米。根茎短，茎直立，光滑无毛，掌状复叶。

功效：外敷治跌打损伤、出血及淤血肿痛等症。

狗脊

产地分布：主产于常山山谷。

成熟周期：2月、8月采根。

形态特征：根长有很多分叉，形状像狗的脊骨，而肉呈青绿色。

功效：补肝肾，强筋骨，治风虚。

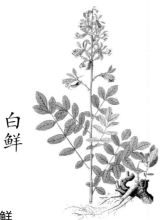

白鲜

白鲜

产地分布：主产于辽宁、河北、四川、江苏等地。

成熟周期：4～5月采根。

形态特征：根肉质，淡黄白色，羽状复叶，总状花序顶生，花大，白色或淡紫色。

功效：主治湿疹、疥癣、风湿热痹等症。

狗脊

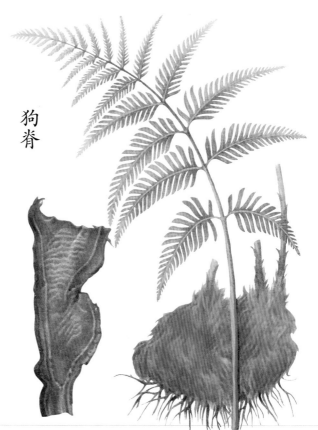

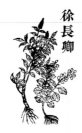

徐長卿

白茅

产地分布：主产于辽宁、河北、山西、山东、陕西、新疆等地。

成熟周期：3～4月开花，6月采根。

形态特征：多年生，有长根状茎。叶片条形或条状披针形。

功效：凉血止血。

龙胆

产地分布：多产于西南高山地区。

成熟周期：2月、8月、11月、12月采根阴干。

形态特征：多年生草本，暗绿色稍带紫色，圆柱状根，根稍肉质，土黄色或黄白色。

功效：清热燥湿，泻肝定惊。

徐长卿

产地分布：主产于山东。

成熟周期：3月采挖。

形态特征：表面淡黄白色至淡棕黄色，具微细的纵皱纹，并有纤维的须根。

功效：祛风化湿，止痛止痒。

茅白

山慈姑

产地分布：我国北部向南至长江流域各省。

成熟周期：3月结子，4月采挖其根。

形态特征：鳞茎卵圆形，有褐色膜质外皮和棕色长绒，内部为白色肉质鳞片。

功效：败毒抗癌，消肿散结。

山慈姑

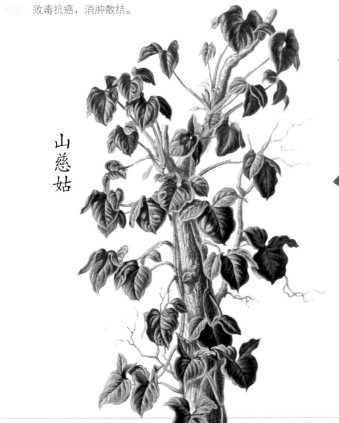

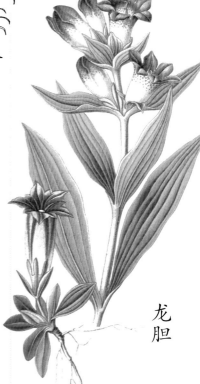

龙胆

石蒜

产地分布：长江流域及西南地区。

成熟周期：花期9～10月。

形态特征：多年生草本植物，地下鳞膜肥厚，广椭圆形，外被紫红色薄膜。

功效：消肿解毒，催吐杀虫。

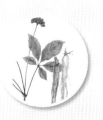
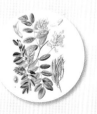
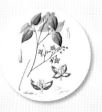
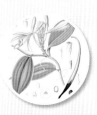
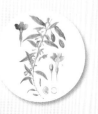

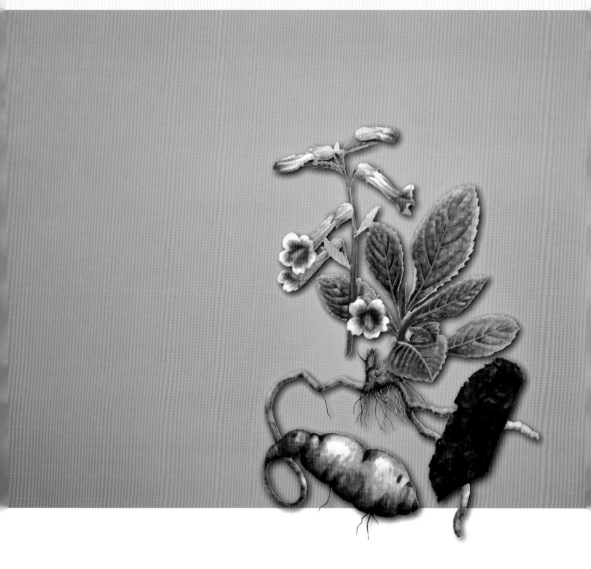

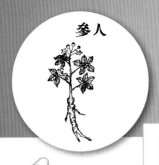

01 | 人参
能治一切虚证的"百草之王"

释名

又名人薓（音参）、黄参、血参、人衔、鬼盖、神草、土精、地精、海腴、皱面还丹。

李时珍说：人参生长时间长了，根会逐渐长成人形，有神，故称为人薓、神草。它为五参之一，色黄属土而补脾胃，生阴血，故有黄参、血参的叫法。它吸收了土地的精华，所以又有地精、土精的名字。

- 归类
  草部·山草类

- 功效
  大补元气，宁身益智，益气生津，补虚扶正，延年益寿。

- 形态特征
  主根肥大、肉质，呈圆柱形或纺锤形，长15～25厘米不等，表皮为黄白色。

- 产地分布
  主产于辽宁、吉林、黑龙江等地。

- 成品选鉴
  主根呈纺锤形或圆柱形，表面灰黄色，质较硬，香气特异，味微苦、甘。

集解
历代医家对药物的经典论述

《名医别录》载：人参生长在上党山谷及辽东等地。在二、四、八月上旬采根，用竹刀刮去泥土，然后晒干，不能风吹。

李时珍说：上党也就是如今的潞州。当地人认为人参会造成危害，不再去挖取。现在所用的大多是辽参。秋冬季采挖的人参坚实，春夏季采挖的虚软，这并不是说因产地不同而有虚实之分。辽参连皮的色黄润如防风，去皮的坚实色白如粉。沙参体虚无心而味淡，桔梗体实有心而味苦。人参则体实有心，味甘、微带苦味，余味无穷，俗名叫做金井玉阑。像人形的人参，叫孩儿参，伪品尤其多。苏颂《图经本草》所绘制的滁州参，为沙参的苗叶，沁州、兖州的，是荠苨的苗叶，江淮产的土人参也是荠苨，都没有详细审核。现有不道德的人把人参浸泡后取汁自饮，然后将它晒干再卖出，称为汤参，根本不能入药用。

修治
如何具体炮制药物

陶弘景说：人参易蛀，只要将它放在新器中密封好，可经年不坏。

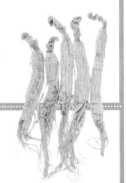

药用部分
各部分药用价值分步详解

根

[性味]味甘，性微寒，无毒。

[主治]补五脏，安精神，定魂魄，止惊悸，除邪气，明目益智。久服可轻身延年。（《神农本草经》）

主五劳七伤，虚损痰弱，止呕哕，补五脏六腑，保中守神。消胸中痰，治肺痿及痫疾、冷气逆上、伤寒不下食，凡体虚、梦多而杂乱者宜加用人参。（甄权）

性状图解
药物各部分性状、性味、主治详细图解

多年生宿根草本，高30～60厘米。主根肥厚，肉质黄白色，圆柱形或纺锤形。茎直立，圆柱形。复叶掌状，叶片椭圆形或微呈倒卵形，边缘有细锯齿。夏季开花，伞形花序，花瓣卵形，淡黄绿色。浆果扁圆形，成熟时鲜红色。

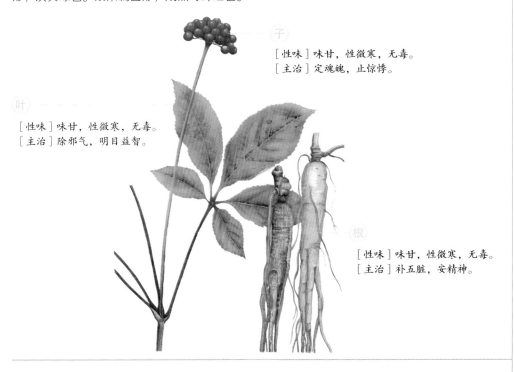

[性味] 味甘，性微寒，无毒。
[主治] 定魂魄，止惊悸。

[性味] 味甘，性微寒，无毒。
[主治] 除邪气，明目益智。

[性味] 味甘，性微寒，无毒。
[主治] 补五脏，安精神。

附方
集历代医家大成之实用妙方

名称	主治	药方配伍				
理中汤	胸痹，心中痞坚，结胸	人参 三两	白术 三两	干姜 三两	甘草 三两	水 八升
		煮取三升，每次服一升，每日三次				
人参半夏汤	食入即吐	人参 一两	半夏 一两五钱	生姜 十片	水 三升	白蜜 三合
		煮取一升半，分次服用				

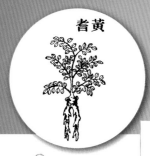

耆黃

02 | 黄芪
益血补气的补药之长

释名
又名黄耆、戴糁、戴椹、独椹、芰草、蜀脂、百本、王孙。
李时珍说：耆，长的意思。黄耆色黄，为补药之长，故名。今通称为黄芪。

- **归类**
  草部·山草类

- **功效**
  补气升阳，益卫固表，利水消肿，托疮生肌。

- **形态特征**
  呈圆柱形，略扭曲，长20～60厘米，条粗长、皱纹少、质坚而绵。

- **产地分布**
  主产于内蒙古、山西、黑龙江等地。

- **成品选鉴**
  表面淡棕黄色至淡棕褐色，有不规则纵皱纹及横长皮孔，栓皮易剥落而露出黄白色皮部，有的可见网状纤维束。质坚韧，断面强纤维性。气微，味微甜，有豆腥味。

集解
历代医家对药物的经典论述

苏颂说：今河东、陕西州郡多有生长。八月中旬采挖它的根，其皮柔韧折之如绵，叫做绵黄芪。黄芪有白水芪、赤水芪、木芪几种，功用都差不多，但以白水芪力强。木芪短且纹理横生。现在的人多用苜蓿根来充当黄芪，折皮也似绵，颇能乱真，但苜蓿根坚硬而脆，黄芪很柔韧，皮是微黄褐色，肉为白色。

李时珍说：黄芪叶似槐叶但稍微要尖小些，又似蒺藜叶但略微宽大些，青白色。开黄紫色的花，大小如槐花。结尖角样果实，长约一寸。根长二三尺，以紧实如箭杆的为好。嫩苗可食用。收取它的果实，在十月下种，就像种菜一样。

修治
如何具体炮制药物

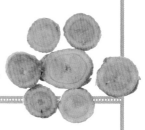

须去头上皱皮，蒸半天，掰细在槐砧上锉碎用。

药用部分
各部分药用价值分步详解

根

[性味]味甘，性微温，无毒。

[主治]主痈疽、烂疮日久，能排脓止痛。疗麻风病、痔疮、瘰疬，补虚，治小儿百病。（《神农本草经》）

治妇人子宫邪气，逐五脏间恶血，补男子虚损、五劳消瘦，止渴，治腹痛泻痢。可益气，利阴气。（《名医别录》）

治虚喘、肾虚耳聋，疗寒热，治痈疽发背、内补托毒。（甄权）

益气壮筋骨，生肌补血，破癥瘕。治瘰疬瘿瘤、肠风血崩、带下、赤白下痢、产前后一切病、月经不调、痰咳、头痛、热毒赤目。（《日华子诸家本草》）

治虚劳自汗，补肺气，泻肺火心火，固卫表，养胃气，去肌热及诸经疼痛。（张元素）

性状图解
药物各部分性状、性味、主治详细图解

　　多年生草本。茎直立，上部有分枝。奇数羽状复叶互生，小叶片广椭圆形或椭圆形，下面被柔毛。总状花序腋生，花萼钟状，密被短柔毛，花冠黄色。荚果膜质，半卵圆形，无毛。

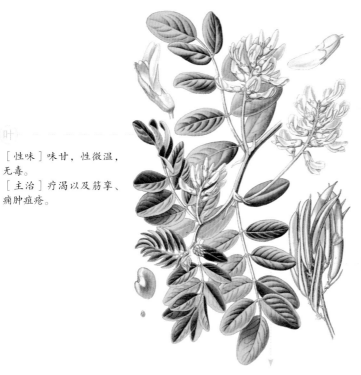

[叶]
[性味]味甘，性微温，无毒。
[主治]疗渴以及筋挛、痈肿疽疮。

[花]
[性味]味甘，性微温，无毒。
[主治]月经不调、痰咳、头痛、热毒赤目。

[根]
[性味]味甘，性微温，无毒。
[主治]主痈疽、烂疮日久，能排脓止痛。

附方
集历代医家大成之实用妙方

名称	主治	药方配伍			
未具名	气虚所致小便混浊	盐炒黄芪 半两	茯苓 一两	共研为细末，每服一钱，白开水送服	
未具名	胎动不安下黄水，腹中作痛	黄芪 一两	川芎 一两	糯米 一合	水 一升
		煎成半升，分次服用			

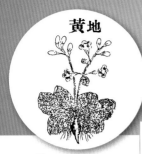

黄地

释名

又名芐（音户）、芑（音起）、地髓。《日华子诸家本草》载：生地黄可以用水浸的方法来检验，浮在水面的名天黄，半浮半沉的名人黄，沉的名地黄。入药用以沉的为佳，半沉的次之，浮的不堪用。

- **归类**
草部·隰草类
- **功效**
清热生津，凉血，止血。
- **形态特征**
多年生草本，全株有白色长柔毛和腺毛。叶倒卵状披针形，叶面皱缩，下面略带紫色。花茎由叶丛抽出，花冠钟形，紫红色，内面常有黄色带紫的条纹。蒴果球形或卵圆形，具宿萼和花柱。
- **产地分布**
主产北京、天津、山东、河北等地。
- **成品选鉴**
以块根肥大、软润、内外乌黑有光泽者为佳。

集解
历代医家对药物的经典论述

李时珍说：现在的人们只以怀庆产的地黄为上品，不过是因为各地随时代兴废不同罢了。它的嫩苗初生时贴地，叶如山白菜而毛涩，叶面深青色，又像小芥叶却要厚实些，不分丫杈。叶中撺茎，茎上有细毛，茎梢开小筒子花，红黄色。结的果实如小麦粒。根长四五寸，细如手指，皮赤黄色，像羊蹄根及胡萝卜根，晒干后成黑色。生食有土气味，俗称它的苗为婆婆奶。古人用种子播种，如今只栽植它的根。

修治
如何具体炮制药物

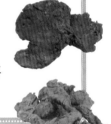

用生地黄一百斤，选择肥大的六十斤，洗净后晒至微皱。将剩下的四十斤地黄洗净，在木臼中捣烂绞干，然后加酒再捣。取捣出的汁拌前面留存的地黄，晒干，或用火焙干后使用。

药用部分
各部分药用价值分步详解

生地黄

　　[性味] 性大寒。

　　[主治] 妇人崩中血不止，产后血气上迫于心致闷绝，胎漏下血，堕坠骨折，淤血出血，鼻出血，吐血，都宜捣汁服用。（《名医别录》）

熟地黄

　　[性味] 味甘、微苦，性微温，无毒。

　　[主治] 填骨髓，长肌肉，生精补血，补益五脏内伤虚损不足，通血脉，利耳目，黑须发，治男子五劳七伤，女子伤中气、子宫出血、月经不调、产前产后百病。（李时珍）

叶

　　[主治] 主恶疮似癞，患此病十年者，先用盐水清洗，然后将地黄捣烂，每天涂抹患处。（《千金方》）

花

　　[主治] 研末食用，功同地黄。

▌性状图解

药物各部分性状、性味、主治详细图解

　　多年生草本，全株有白色长柔毛和腺毛。叶成丛，倒卵状披针形，边缘有不整齐钝齿，叶面皱缩，下面略带紫色。花茎由叶丛抽出，花冠钟形，唇状，紫红色，内面常有黄色带紫的条纹。蒴果球形或卵圆形，具宿萼和花柱。

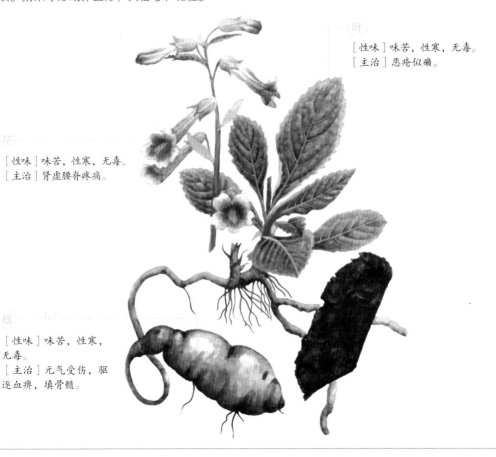

叶
[性味] 味苦，性寒，无毒。
[主治] 恶疮似癞。

花
[性味] 味苦，性寒，无毒。
[主治] 肾虚腰脊疼痛。

根
[性味] 味苦，性寒，无毒。
[主治] 元气受伤，驱逐血痹，填骨髓。

▌附方

集历代医家大成之实用妙方

名称	主治	药方配伍
地黄煎	补虚除热，疗吐血咳血，去痈疖	用生地黄取汁，装入瓦器中煮至剩一半汁，去渣煎成糖稀状，做成丸，每次用温酒送服一丸，一天两次
地黄粥	利血生精	地黄（切）二合，与米同放入罐中煮，待熟后用酥二合，蜜一合炒香，然后放入罐中再煮熟食用

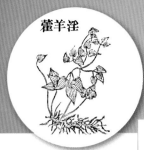

淫羊淫

04 淫羊藿
补肾壮阳，强筋健骨

- 归类
草部・山草类

- 功效
治阴痿绝伤、阴茎疼痛。能利小便，益气力，强志。

- 形态特征
茎像粟秆，叶青像杏，叶上有刺，根为紫色、有须。

- 产地分布
主产于陕西、辽宁、山西、湖北、四川等地。

- 成品选鉴
以梗少、叶多、色黄绿、不破碎者为佳。

集解
历代医家对药物的经典论述

苏恭说：各地都有淫羊藿。它的叶像豆叶而圆薄，茎细且坚硬，俗称仙灵脾。

苏颂说：江东、陕西、泰山、汉中、湖湘间都有淫羊藿。它的茎像粟秆，叶青像杏，叶上有刺，根为紫色、有须。四月开白花，也有开紫色花的。五月采叶晒干。湖湘生长的，叶像小豆，枝茎紧细，经冬不凋，根像黄连。关中称它为三枝九叶草，苗高一二尺，根、叶都可用。

李时珍说：此物生于大山中，一根多茎，茎粗像线，高一二尺。一茎上有三个分枝，一个分枝上有三片叶，叶长二三寸，像杏叶和豆藿，表面光滑背面色淡，很薄而有细齿，有小刺。

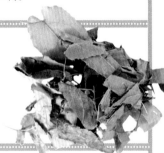

修治
如何具体炮制药物

用夹刀夹去叶四周的花枝，每斤用羊脂四两拌炒，等脂尽为度。

药用部分
各部分药用价值分步详解

叶

[性味]味辛，性寒，无毒。

[主治]治阴痿绝伤、阴茎疼痛。能利小便，益气力，强志。（《神农本草经》）

坚筋骨。消瘰疬赤痈，外洗杀虫疗阴部溃烂。男子久服，有子。（《名医别录》）

治男子亡阳不育，女子亡阴不孕，老人昏耄，中年健忘，一切冷风劳气，筋骨挛急，四肢麻木。能补腰膝，强心力。（《日华子诸家本草》）

性状图解
药物各部分性状、性味、主治详细图解

　　多年生草本，高30～40厘米。根茎长，横走，质硬。叶片薄革质，卵形至长卵圆形，边缘有细锯齿。总状花序，花大，黄白色或乳白色，花萼卵状披针形，花瓣近圆形，花柱长。果纺锤形，成熟时分裂。

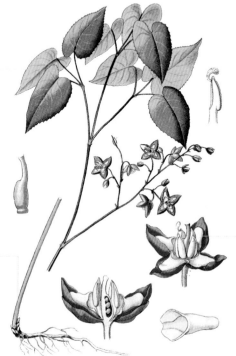

叶

[性味]味辛，性寒，无毒。
[主治]治阴痿绝伤、阴茎疼痛。

根

[性味]味辛，性寒，无毒。
[主治]治男子亡阳不育、女子亡阴不孕。

花

[性味]味辛，性寒，无毒。
[主治]能利小便，益气力，强志。

附方
集历代医家大成之实用妙方

名称	主治	药方配伍
仙灵脾酒	阳痿，腰膝冷以及半身不遂	淫羊藿一斤，用酒一斗浸泡，春、夏季泡三天，秋、冬季则泡五天，每天饮用，但不能大醉
未具名	三焦咳嗽，腹满不思饮食，气不顺	淫羊藿　覆盆子　五味子　共研为末，加蜜调和做成如梧桐子大的药丸。每次服二十丸，用姜茶送服 一两　一两　一两
未具名	日昏生翳	用淫羊藿、生王瓜（红色的小栝楼），等份研为末。每次用茶水送服一钱，一天两次

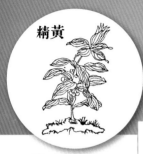

精黄

05 | 黄精
补气养阴，健脾润肺

释名

又名黄芝、戊己芝、菟竹、鹿竹、仙人余粮、救穷草、米铺、野生姜、重楼、鸡格、龙衔、垂珠。

李时珍说：黄精为服食要药，仙家认为它属于芝草一类，因吸取了坤土的精粹，故叫它黄精。

《五符经》说：黄精吸取了天地的淳精，所以名叫戊己芝。余粮、救穷是以作用命名，鹿竹、菟竹的名字，是因其叶似竹，而鹿、兔均食之，故有二名。

● 归类
草部·山草类

● 功效
滋肾润脾，补脾益气。

● 形态特征
根茎横生，肥大肉质，黄白色，略呈扁圆形。

● 产地分布
主产于河北、内蒙古、陕西等地。

● 成品选鉴
质硬脆或稍柔韧，易折断，断面黄白色，颗粒状。气微，味微甜。

集解
历代医家对药物的经典论述

《名医别录》载：黄精生长在山谷里，二月采根阴干用。

苏恭说：在肥沃土地中生长的黄精，如拳头般大；在贫瘠土地中生长的黄精，如拇指般大小。萎蕤的肥根，很像小的黄精，二者的肌理形色，大都相似。现在将鬼臼、黄连与黄精相比较，它们并不相像。黄精叶像柳，钩吻蔓生，叶像柿叶，二者并不相似。

苏颂说：黄精三月生苗，高一二尺。叶像竹叶而短，两两相对。茎梗柔脆，很像桃枝，下端为黄色而顶梢为赤色。四月开青白色的花，像小豆花。结的子色白像黍粒，也有不结子的。根像嫩生姜为黄色。二月采根，蒸过晒干后使用。现在人们到了八月便去采摘，当地人蒸九次晒九次后，当果实卖，黄黑色且味道甘美。它的苗刚长出来时，当地人多把它采来当菜吃。

修治
如何具体炮制药物

采黄精洗净后蒸，从上午九时蒸至夜半一时，取出切薄片晒干用。

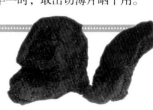

药用部分
各部分药用价值分步详解

根

[性味] 味甘，性平，无毒。

[主治] 补中益气，除风湿，安五脏。久服可轻身长寿，耐饥饿。（《名医别录》）

补各种虚损，止寒热，填精髓，杀虫。（李时珍）

【发明】李时珍说：黄精吸取了戊己的淳气，是补黄宫的上品。土为万物之母，母体得到补养，则水火相济，木金交合，各种邪气自然祛除，百病不生。

性状图解
药物各部分性状、性味、主治详细图解

　　多年生草本，根茎横走，圆柱状，结节膨大。叶轮生，叶片条状披针形。花腋生，下垂，成伞形花丛，花被筒状，白色至淡黄色，花丝短，四月开青白色小花。浆果球形，成熟时紫黑色。

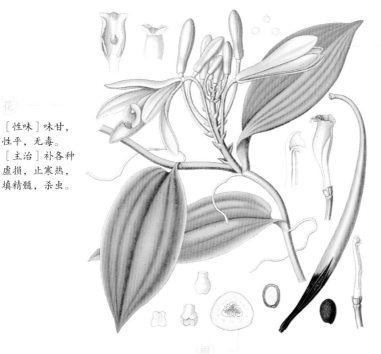

[叶]
［性味］味甘，性平，无毒。
［主治］补五劳七伤，强筋骨，耐寒暑，润心肺。

[花]
［性味］味甘，性平，无毒。
［主治］补各种虚损，止寒热，填精髓，杀虫。

[根]
［性味］味甘，性平，无毒。
［主治］补中益气，除风温，安五脏。

附方
集历代医家大成之实用妙方

名称	主治	药方配伍	
未具名	补肝明目	黄精 二斤 ＋ 蔓菁子 一斤	淘洗后一同九蒸九晒，研为细末。每次用米汤送服二钱，空腹服，一日两次。常服有延年益寿的作用
未具名	补益精气，用于脾胃虚弱，体倦乏力		用黄精、枸杞子等份，捣碎作饼，晒干研细，炼蜜调药成丸，如梧桐子大。每次米汤送服五十丸

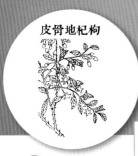

皮骨地杞枸

06 | 枸杞
全身是宝，药食两用

释名

也称枸棘、苦杞、天精、羊乳、地骨、甜菜、地辅、地仙、却暑、西王母杖、仙人杖。

- **归类**
  木部·灌木类

- **功效**
  补肾益精，养肝明目，补血安神，生津止渴，润肺止咳。

- **形态特征**
  落叶灌木。多分枝，枝细长，拱形，有条棱，常有刺。单叶互生或簇生，卵状披针形或卵状椭圆形，表面淡绿色。花紫色，漏斗状。浆果卵形或长圆形，深红色或橘红色。

- **产地分布**
  全国各地，主产于宁夏、河北、山东、江苏、浙江、江西、湖北、四川、云南、福建等地。

- **成品选鉴**
  以粒大、色红、肉厚、质柔润、子少、味甜者为佳。

集解
历代医家对药物的经典论述

苏颂说：枸杞现在到处都有生长，春天生苗叶，如石榴叶而且软薄可以吃。其茎干高三五尺，丛生状。六七月开小红紫花，随后便结红色的果实，形状微长如枣子的核。

李时珍说：古代的枸杞产于常山的为上品，其他丘陵阪岸的都可以用。后世只有陕西的为最好，而且又以甘州产的为绝品。其子圆如樱桃，暴干后果小而核少，干时也红润甘美，其味如葡萄，可以当作果品吃，与其他地方的不同。

药用部分
各部分药用价值分步详解

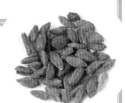

叶

[性味] 味苦，性寒。

[主治] 主除烦益志，补五劳七伤，壮心气，去皮肤骨节间风，消除热毒，散疮肿。和羊肉一起做羹吃，有益人的身体，除风明目。作为茶饮，止渴消热烦，壮阳解毒。但与乳酪相恶。

地骨皮

[性味] 味苦，性寒。

[主治] 细锉，拌面煮熟，去肾风，益精气。解骨蒸肌热，消渴，除风湿痹，坚筋骨，凉血。治在表无定之风邪，泻肾火，降肺中伏火，去胞中火，退热，补正气。治上膈吐血。煎汤漱口，治金疮神验。

子

[性味] 味苦，性寒。

[主治] 有壮筋骨，耐老，除风，去虚劳，补精气的作用。主治心病嗌干心痛，渴而引饮，肾病消中。又滋肾润肺。其子榨油点灯，有明目作用。

性状图解
药物各部分性状、性味、主治详细图解

　　落叶灌木。主茎粗壮，多分枝，枝细长，拱形，有条棱，常有刺。单叶互生或簇生，卵状披针形或卵状椭圆形，表面淡绿色。花紫色，漏斗状，粉红色或淡紫红色，具暗紫色脉纹。浆果卵形或长圆形，深红色或橘红色。种子棕黄色。

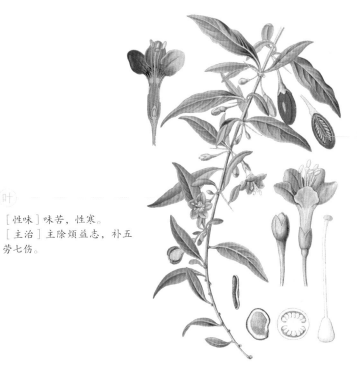

[子]
[性味]味苦，性寒。
[主治]壮筋骨，耐老，除风，去虚劳，补精气。

[叶]
[性味]味苦，性寒。
[主治]主除烦益志，补五劳七伤。

附方
集历代医家大成之实用妙方

名称	主治	药方配伍	
未具名	补精髓，壮筋骨	地骨皮 + 甘菊花 + 生地黄 一斤　一斤　一斤	合在一起捣碎，然后加水一石，煮取汤汁五斗，除去药渣，用药汁去煮糯米五斗，放入曲混合搅拌，酿酒，每日饮三碗
未具名	恶疮，脓血不止		适量地骨皮，洗净，刮去粗皮，取出细穰。以地骨皮煎汤洗，令脓血尽，以穰敷贴患处，很快见效
未具名	小便出血		用新地骨皮洗净，捣取自然汁。无汁则加水煎汁。每服一碗，加一点酒，饭前温服

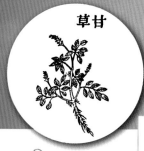

草甘

07 | 甘草
十方九草，调和诸药

释名

又名蜜甘、蜜草、美草、蕗草、灵通、国老。

陶弘景说：甘草最为众药之主，经方中很少有不用的，就像香中的沉香一样。国老即对黄帝的称呼，虽非君而为君所尊崇，是因为它能调和百药而解各种药毒的缘故。甄权说：诸药中甘草为君，治七十二种矿石毒，解一千二百种草木毒，调和众药有功，所以有国老之称。

- 归类
草部·山草类

- 功效
益气补中，清热解毒，祛痰止咳，缓急止痛，调和药性。

- 形态特征
枝叶像槐，叶端微尖而粗涩，似有白毛，子像小扁豆，非常坚硬。

- 产地分布
主产于内蒙古、新疆、甘肃等地。

- 成品选鉴
以外皮细紧、有皱沟、红棕色、质坚实、粉性足、断面黄白色者为佳。

集解
历代医家对药物的经典论述

陶弘景说：河西上郡现在已不通商贸易。现在的甘草出产于蜀汉中，多从汶山诸地而来。赤皮断理，看起来坚实的，是抱罕草，最佳。抱罕是西羌的地名。也有像火炙干的，理多虚疏。又有如鲤鱼肠的，被刀破，不复好。青州也有甘草，但是不好。又有紫甘草，细而实，没有的时候也可以用它来代替。

苏颂说：今陕西、河东等州郡都出产甘草。春天长出青苗，高一二尺，叶像槐叶，七月开紫色的花像奈冬，结的果实为角状，像毕豆。

李时珍说：甘草的枝叶像槐，高五六尺，但叶端微尖而粗涩，好似有白毛，结的果实与相思角相像，成熟时果实自然裂开，子像小扁豆，非常坚硬。现在的人只以粗大、结紧、断纹的为好，称为粉草。轻、空虚、细小的，其功用都不如粉草。

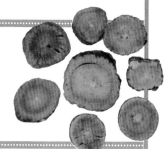

修治
如何具体炮制药物

炙甘草都是用长流水沾湿后炙，炙熟后刮去红皮，或用浆水炙熟。

药用部分
各部分药用价值分步详解

根

[性味] 味甘，性平，无毒。

[主治] 治五脏六腑寒热邪气，强筋骨，长肌肉，倍气力。生肌，解毒，疗金疮痛肿。久服可轻身延年益寿。（《神农本草经》）

梢

[主治] 生用治胸中积热、祛阴茎中痛，加酒煮玄胡索、苦楝子效果更好。（张元素）

花

[主治] 生用能行足厥阴、阳明二经的淤滞，消肿解毒。（朱震亨）

主痈肿，适宜与吐药配合使用。（李时珍）

性状图解
药物各部分性状、性味、主治详细图解

多年生草本，高约30~70厘米。主根长且粗大，外皮红褐色至暗褐色。茎直立，被白色短毛。叶片卵圆形、卵状椭圆形或偶近于圆形。花冠淡紫堇色。荚果线状长圆形，镰刀状或弯曲呈环状。种子扁圆形或肾形，黑色光滑。

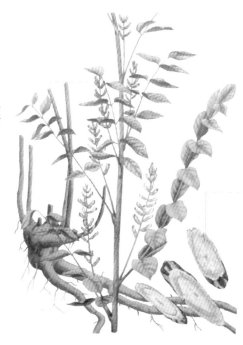

[花][主治]生用能行足厥阴、阳明二经的淤滞，消肿解毒。

[根][性味]味甘，性平，无毒。
[主治]治五脏六腑寒热邪气，长肌肉，倍气力。

附方
集历代医家大成之实用妙方

名称	主治	药方配伍
甘草汤	伤寒咽痛（少阴证）	取甘草二两，蜜水炙过，加水二升，煮成一升半，每服五合，每日两次
未具名	肺热喉痛（有痰热者）	炒甘草 二两 + 桔梗 一两 + 阿胶 半斤 + 水 一盏半 煎服，每服五钱
未具名	冻疮发裂	先用甘草煎汤洗过，然后用黄连、黄檗、黄芩共研为末，加水银粉、麻油调敷

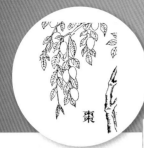

08 | 枣
药食同源，补脾养胃

集解
历代医家对药物的经典论述

　　苏颂说：华北地区都产枣，唯以青州出产的特佳。晋州、绛州的枣虽大，但不及青州的肉厚，江南的枣坚燥少脂。枣的种类也有很多。

　　李时珍说：枣树的木心是红色的，枝上有刺。枣树四月生小叶，尖亮光泽，五月开小花，色白微青。枣树各处都有栽种，只有青、晋所产的枣肥大甘美，入药为好。

药用部分
各部分药用价值分步详解

生枣

　　[性味] 味甘、辛，性热，无毒。多食令人寒热。凡体虚瘦弱的人不能吃。

　　孙思邈说：多食令人热渴膨胀，动脏腑，损脾元，助湿热。

大枣

　　吴瑞说：此即晒干的枣。味最良美，故宜入药。

　　[性味] 味甘，性平，无毒。

　　《日华子诸家本草》载：有齿病、疳病、蛔虫的人不宜吃，小儿尤其不宜吃。枣忌与葱同食，否则令人五脏不和。枣与鱼同食，令人腰腹痛。

　　李时珍说：现在的人蒸枣大多用糖、蜜拌过，这样长期吃最损脾，助湿热。另外，枣吃多了，令人齿黄生虫。

　　[主治] 主心腹邪气，安中，养脾气，平胃气，通九窍，助十二经、补少气、少津液、身体虚弱，疗大惊、四肢重，能调和百药。（《神农本草经》）

　　能补中益气，坚志强力，除烦闷，疗心下悬，除肠澼。（《名医别录》）

　　润心肺，止咳，补五脏，治虚损，除肠胃癖气。和光粉烧，治疳痢。（《日华子诸家本草》）

　　可杀乌头、附子、天雄毒。（徐之才）

　　和阴阳，调荣卫，生津液。（李杲）

叶

　　[性味] 味甘，性平，无毒。

　　[主治] 平胃气，通九窍。

释名

李时珍说：按陆佃《埤雅》所说，大的为枣，小的为棘。棘也就是酸枣。

- **归类**
果部·五果类

- **功效**
润心肺，止咳，补五脏，治虚损，除肠胃癖气。

- **形态特征**
小枝成"之"字形弯曲。有长枝（枣头）和短枝（枣股），长枝"之"字形曲折。叶长椭圆形状卵形，先端微尖或钝，基部歪斜。花小，黄绿色，8~9朵簇生于脱落性枝（枣吊）的叶腋，成聚伞花序。核果长椭圆形，暗红色。

- **产地分布**
主产于山东、河北、山西、陕西、甘肃等地。

- **成品选鉴**
椭圆形或球形，表面暗红色，略带光泽，有不规则皱纹，外果皮薄，中果皮棕黄色或淡褐色，肉质，柔软，富糖性而油润。

性状图解
药物各部分性状、性味、主治详细图解

小枝成"之"字形弯曲。有长枝（枣头）和短枝（枣股），长枝"之"字形曲折。叶长椭圆形状卵形，先端微尖或钝，基部歪斜。花小，黄绿色，8~9朵簇生于脱落性枝（枣吊）的叶腋，成聚伞花序。核果长椭圆形，暗红色。

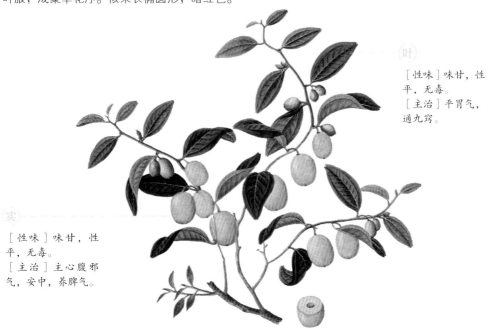

（叶）
[性味]味甘，性平，无毒。
[主治]平胃气，通九窍。

（实）
[性味]味甘，性平，无毒。
[主治]主心腹邪气，安中，养脾气。

附方
集历代医家大成之实用妙方

名称	主治	药方配伍			
未具名	调和胃气	干枣去核，用缓火烤燥，研为末，加少量生姜末，白开水送服			
大枣汤	妇女脏燥，悲伤欲哭	大枣 十枚	小麦 一升	甘草 二两	诸药合并后每次取一两，水煎服
未具名	烦闷不眠	大枣 十四枚	葱白 七根	水 三升	煮成一升，一次服下

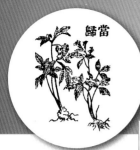

09 当归

调经止痛，润燥滑肠

- **归类**
  草部·芳草类
- **功效**
  泻肺降气，下痰止嗽。
- **形态特征**
  茎带紫色。基生叶及茎下部叶卵形，密生细柔毛。双悬果椭圆形，侧棱有翅。
- **产地分布**
  甘肃、云南、四川等地。
- **成品选鉴**
  以主根根粗长、油润、外皮色共同棕、肉质饱满、断面色黄白、气浓香者为佳。

集解

历代医家对药物的经典论述

《名医别录》载：当归生长在陕西的川谷中，二月、八月采根阴干用。

苏颂说：现在川蜀、陕西各郡及江宁府、滁州都产当归，以川蜀出产的最佳。当归春天生苗，绿叶有三瓣。七八月开浅紫色花，花像莳萝，根呈黑黄色，以肉厚而不干枯的为好。

李时珍说：当归以秦州陇西产的头圆尾多、色紫气香肥润的，质量最佳，名马尾归。头大尾粗色白坚枯的，是镵头归，只适合入发散药中使用。

韩悉说：四川产的当归力刚而善攻，秦州产的当归力柔而善补，正是如此。

修治

如何具体炮制药物

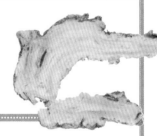

用水洗净。治上用酒浸，治外用酒洗过，用火焙干或晒干，入药。

药用部分

各部分药用价值分步详解

根

[性味] 味甘，性温，无毒。

[主治] 主咳逆上气、温疟寒热，妇人漏下、不孕不育，各种恶疮疡金疮，宜煮汁饮服。（《神农本草经》）

能温中止痛，除客血内塞，中风汗不出，湿痹中恶，客气虚冷，还可补五脏，生肌肉。（《名医别录》）

能止呕逆，治虚劳寒热、下痢、腹痛、齿痛、女人沥血腰痛及崩漏，可补各种虚损。（甄权）

治头痛，心腹诸痛，能润肠胃筋骨皮肤，还可治痈疽，排脓止痛，和血补血。（李时珍）

性状图解
药物各部分性状、性味、主治详细图解

多年生草本，高0.4～1米。根圆柱状，多肉质须根，黄棕色，香气深郁。茎直立，有纵深沟纹，光滑无毛。叶呈羽状分裂，裂片卵形或卵状披针形，边缘有缺刻锯齿。复伞形花序顶生，花瓣长卵形。果实椭圆形至卵形，侧棱有薄翅。

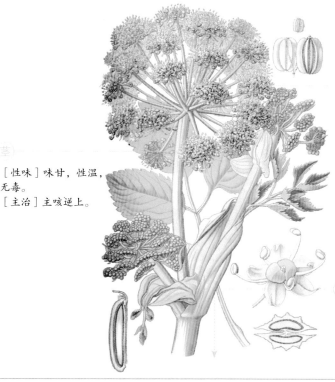

[花]
［性味］味甘，性温，无毒。
［主治］主妇人漏下、不孕不育。

[茎]
［性味］味甘，性温，无毒。
［主治］主咳逆上。

[根]
［性味］味甘，性温，无毒。
［主治］主咳逆上气、温疟寒热，治妇人漏下、不孕不育，以及各种恶疮疡金疮。

附方
集历代医家大成之实用妙方

名称	主治	药方配伍
当归补血汤	血虚发热	当归 二钱 ＋ 绵黄芪 一两 ＋ 水 二盏　煎至一盏，作一次空腹温服，一日两次
六一丸	视物昏花	取当归（生晒）六两，附子（炮）一两，共研末，炼蜜为丸如梧桐子大，每次服三十丸，温酒送下
胜金丸	久痢不止	取当归二两，吴茱萸一两，共炒香后去掉吴茱萸，只将当归研末，炼蜜做丸如梧桐子大，每次用米汤送服三十丸

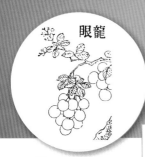

10 | 龙眼
健脑益智，抗老防衰

释名

又名龙目、圆眼、益智、亚荔枝、荔枝奴、骊珠、燕卵、蜜脾、鲛泪、川弹子。

李时珍说：龙眼、龙目，都是因外形而得名。

马志说：甘味归脾，能益人智，故名益智，并不是如今所说的益智子。

苏颂说：荔枝才过，龙眼即熟，所以南方人称龙眼为荔枝奴，又名木弹。

● 归类
果部·夷果类

● 功效
壮阳益气，补益心脾，养血安神，润肤美容。

● 形态特征
树体高大。小叶对生或互生；圆锥花序顶生或腋生；果球形，种子黑色，有光泽。

● 产地分布
广西、广东、福建、台湾等地。

● 成品选鉴
以片大而厚、色黄棕、半透明、甜味浓者为佳。

集解
历代医家对药物的经典论述

苏颂说：今闽、广、蜀地出荔枝的地方都有龙眼。龙眼树高二三丈，像荔枝而枝叶微小，冬季不凋。春末夏初，开细白花。七月果实成熟，壳为青黄色，有鳞甲样的纹理，圆形，大如弹丸，核像木梡子但不坚，肉薄于荔枝，白而有浆，甘甜如蜜。龙眼树结果实非常多，每枝结二三十颗，成穗状。

李时珍说：龙眼为正圆形。龙眼树性畏寒，白露后才可采摘，可晒焙成龙眼干。

药用部分
各部分药用价值分步详解

果实

[性味] 味甘，性平，无毒。

[主治] 主五脏邪气，能安志，治厌食。（《神农本草经》）

【发明】李时珍说：食品以荔枝为贵，而补益则以龙眼为良。因为荔枝性热，而龙眼性平和。严用和《济生方》治思虑过度伤心脾有归脾汤。

叶

[性味] 性平，味甘，无毒。

[主治] 能开胃健脾，补虚长智。

考证

龙眼原产我国南方，栽培历史可追溯到二千多年前的汉代。北魏贾思勰《齐民要术》云："龙眼一名益智，一名比目。"因其成熟于桂树飘香时节，俗称桂元。古时列为重要贡品。宋代，龙眼已在泉州普遍种植。北宋，泉州府同安县人苏颂《图经本草》载："龙眼生南海山谷中，今闽、广、蜀道出荔枝之处皆有之。南宋，泉州郡守王十朋赞颂龙眼："绝品轻红扫地无，纷纷万木以龙呼，实如益智本非药，味比荔枝真是奴。"

性状图解
药物各部分性状、性味、主治详细图解

　　常绿乔木，高10米左右。小枝粗壮，被微柔毛。叶片薄革质，长圆状椭圆形至长圆状披针形，有光泽。花序顶生和近枝腋生，花瓣乳白色，披针形。果近球形，核果状，不开裂，黄褐色或灰黄色，外面稍粗糙。种子茶褐色，有光亮。

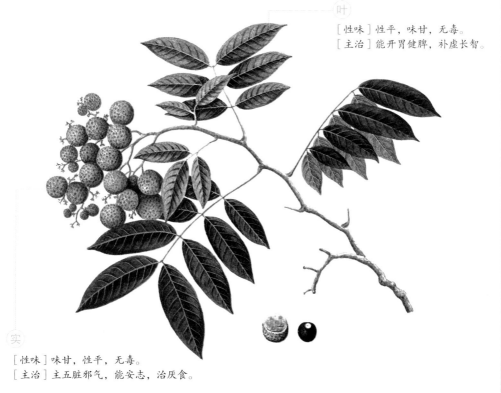

叶

[性味] 性平，味甘，无毒。
[主治] 能开胃健脾，补虚长智。

实

[性味] 味甘，性平，无毒。
[主治] 主五脏邪气，能安志，治厌食。

附方
集历代医家大成之实用妙方

名称	主治	药方配伍				
归脾汤	思虑过度，劳伤心脾，健忘怔忡，虚烦不眠，自汗惊悸	龙眼肉 一两	酸枣仁 一两	黄芪 一两	白术 一两	茯神 一两
		木香 半两	人参 半两	炙甘草 二钱半	以上材料切细。每次取五钱，加姜三片、枣一枚、水二盏煎成一盏，温服	

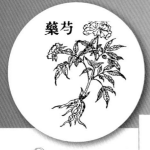

11 | 芍药
散淤活血，通经利尿

集解
历代医家对药物的经典论述

《名医别录》载：芍药生长在中岳川谷及丘陵，二月、八月采根晒干。

马志说：芍药有赤、白两种，其花也有赤、白两种颜色。

李时珍说：古人言洛阳牡丹、扬州芍药甲天下。如今药方中所用的，也绝大多数取扬州所产的芍药。芍药十月生芽，到春天才长，三月开花。其品种多达三十多种，有千叶、单叶、楼子等不同。入药宜用单叶的根，气味全厚。根的颜色与花的赤、白颜色相应。

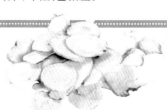

药用部分
各部分药用价值分步详解

根

[性味] 味苦，性平，无毒。

李时珍说：与白术同用，补脾；与川芎同用，泻肝；与人参同用，补气；与当归同用，补血；用酒炒，补阴；与甘草同用，止腹痛；与黄连同用，止泻痢；与防风同用，发痘疹；与生姜、大枣同用，温经散湿。

[主治] 主邪气腹痛，除血痹，破坚积，疗寒热疝气，止痛，利小便，益气。（《神农本草经》）

可通利血脉，缓中，散恶血，逐贼血，去水汽，利膀胱大小肠，消痈肿，治感受时行病邪之恶寒发热，中恶腹痛腰痛。（《名医别录》）

治脏腑壅滞，能强五脏，补肾气，治时疾骨蒸潮热，妇人经闭，能蚀脓。（甄权）

主女人一切病，胎前产后诸疾，治风补劳，退热除烦益气，惊狂头痛，目赤明目，肠风泻血痔瘘，发背疮疥。（《日华子诸家本草》）

花

[性味] 味苦，性平，无毒。

[主治] 可通利血脉，缓中，散恶血，逐贼血。

叶

[性味] 味苦，性平，无毒。

[主治] 主邪气腹痛，除血痹，破坚积。

性状图解
药物各部分性状、性味、主治详细图解

　　多年生草本，高40~70厘米。根肥大，呈圆柱形或纺锤形，外皮棕红色。茎直立，光滑无毛。顶生叶片较大，倒卵形或阔卵形，侧生叶片稍小，椭圆状倒卵形或卵形。花瓣倒卵形，粉红色。果长圆形，表面粗糙。种子近球形，蓝黑色。

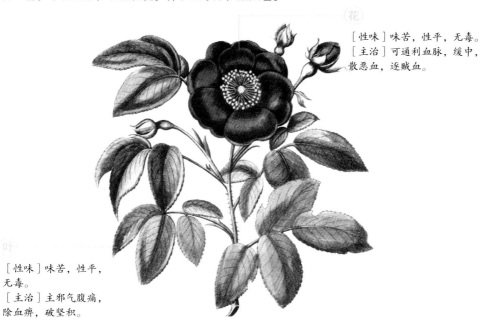

[花]
[性味]味苦，性平，无毒。
[主治]可通利血脉，缓中，散恶血，逐贼血。

[叶]
[性味]味苦，性平，无毒。
[主治]主邪气腹痛，除血痹，破坚积。

附方
集历代医家大成之实用妙方

名称	主治	药方配伍		
未具名	腹中虚痛	白芍药 三钱	炙甘草 一钱	水 二盏	煎取一盏，温服。夏季加黄芩五分，恶寒加肉桂一钱，冬季大寒加肉桂一钱
未具名	月经不停	白芍药 一钱半	香附子 一钱半	熟艾叶 一钱半	水煎服
如神散	血崩带下	赤芍药、香附等份，共研末。每次取二钱，加盐一撮，水一盏，煎成七分，温服。一日二服，十服见效			

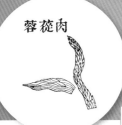
蓰蓉肉

12 肉苁蓉
有"沙漠人参"之称的补肾壮阳药

释名

又名肉松容、黑司命。李时珍说：此物补而不峻猛，所以有从容之号。从容，和缓的样子。

- **归类**
草部·山草类

- **功效**
补肾阳，益精血，润肠通便。

- **形态特征**
扁圆柱形，稍弯曲。表面棕褐色或灰棕色，密被覆瓦状排列的肉质鳞片。

- **产地分布**
主产于内蒙古、甘肃、新疆、青海等地。

- **成品选鉴**
以条粗壮、密生鳞叶、质柔润者为佳。

集解
历代医家对药物的经典论述

吴普说：肉苁蓉生河西山阴地，呈丛生状，二至八月采挖。

陶弘景说：生时像肉，用来做羊肉羹补虚乏非常好，也可以生吃。河南有很多，现在以陇西生长的为最好，形扁柔润，多花而味甘；其次是北方生长的，形短而少花；巴东、建平一带也有，但不好。

陈嘉谟说：如今的人将嫩松梢用盐润后来假冒肉苁蓉，不能不辨别。

修治
如何具体炮制药物

须先用清酒浸一夜，到天明的时候用棕刷去沙土浮甲，从中心劈开，去掉一重像竹丝草样的白膜后，放入甑中从午时蒸至酉时，取出又用酥炙就好了。

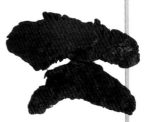

药用部分
各部分药用价值分步详解

茎

[性味]味甘，性微温，无毒。

[主治]主五劳七伤，补中，除阴茎寒热痛，养五脏，强阴益精气，增强生育能力。

治妇女腹内积块，久服则轻身益髓。（《神农本草经》）

除膀胱邪气及腰痛，止痢。（《名医别录》）

能益髓，使面色红润，延年益寿。大补，有壮阳之功，并疗女子血崩。（甄权）

治男子阳衰不育；女子阴衰不孕。能滋五脏，生肌肉，暖腰膝。疗男子遗精遗尿，女子带下阴痛。（《日华子诸家本草》）

【发明】王好古说：命门相火不足的人，用肉苁蓉补之，因其为肾经血分药。凡是服用肉苁蓉来治肾，必妨心。

性状图解
药物各部分性状、性味、主治详细图解

多年生寄生草本，茎肉质，叶成螺旋状排列，淡黄白色，穗状花序，花萼钟状，花冠筒状钟形，近半圆形，花黄白色、淡紫色，干后变棕褐色，花柱细长，顶端内折，柱头近球形。蒴果卵形，褐色。种子小而多，椭圆状卵形，表面网状，有光泽。

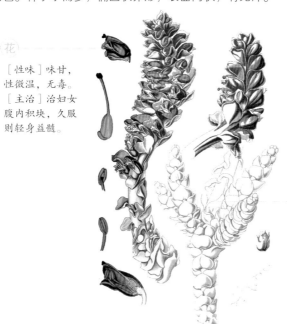

〔花〕

[性味]味甘，性微温，无毒。
[主治]治妇女腹内积块，久服则轻身益髓。

〔茎〕

[性味]味甘，性微温，无毒。
[主治]主五劳七伤，补中，除阴茎寒热痛。

附方
集历代医家大成之实用妙方

名称	主治	药方配伍
未具名	补益劳伤，精败面黑	用肉苁蓉四两，水煮烂后切薄片研末，放入羊肉与米，煮成粥空腹食用
未具名	食入即吐	肉苁蓉 等份 + 鹿茸 等份 + 山药 等份 + 白茯苓 等份 研为末，加米糊调和做成梧桐子大的丸子，每次用枣汤送服三十丸
未具名	汗多便秘，年老或体虚	肉苁蓉二两（酒浸焙干）、沉香末一两，研成末，加麻子仁汁打糊做丸如梧桐子大，每次白开水送服七十丸

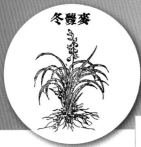

冬繫麥

13 | 麦门冬
养阴生津，润肺清心

- **归类**
草部·隰草类

- **功效**
润肺下气，消痰止咳。

- **形态特征**
多年生草本。茎直立，上部疏生短毛，基生叶丛生，长椭圆形，基部渐狭成翼状柄，边缘具锯齿，叶柄长，花期枯萎；茎生叶互生，卵形或长椭圆形，渐上无柄。头状花序排成伞房状，有长梗，密被短毛。

- **产地分布**
主产于河北、安徽、内蒙古及东北等地。

- **成品选鉴**
呈纺锤形，两头钝尖，中部肥满，微弯曲，表面黄白色，半透明，有不规则的纵皱纹。未干透时，质较柔韧，干后质坚硬。

集解
历代医家对药物的经典论述

《名医别录》载：麦门冬叶像韭叶，冬夏均生长。生于山谷及堤坡肥土石间久废处。二月、三月、八月、十月采根，阴干。

苏颂说：处处都有。叶青似莎草，长及尺余，四季不凋。根黄白色有须，根如连珠形。四月开淡红花，如红蓼花。实碧而圆如珠。江南出者叶大，有的说吴地产者尤佳。

李时珍说：古时只有野生的，现多用栽种的，在四月初采根，种于肥沃的黑沙地，每年的六月、九月、十一月上三次肥、耕耘，于夏至前一天挖根，洗净晒干后收藏。种子也能种，只是生长期长。浙江所产的叶片像韭叶有纵纹且坚韧的其好。

修治
如何具体炮制药物

入汤液中使用，以滚水润湿，少顷抽去心，或以瓦焙软，乘热去心。如入丸散剂使用，须用瓦焙热后，立即于风中吹冷，如此三四次。用来滋补，则用酒浸后擂之。

药用部分
各部分药用价值分步详解

根

[性味]味甘，性平，无毒。

李杲说：主降，入手太阴经气分。

[主治]心腹结气，伤中伤饱，胃络脉绝，羸瘦短气。久服轻身不老不饥。（《神农本草经》）

疗身重目黄，胃脘部胀满，虚劳客热，口干燥渴，止呕吐，愈痿蹶。强阴益精，助消化，调养脾胃，安神，定肺气，安五脏，令人肥健，美颜色，有子。（《名医别录》）

去心热，止烦热，寒热体劳，下痰饮。（陈藏器）

治五劳七伤，安魂定魄，止嗽，治肺痿吐脓，时行病发热、狂躁、头痛。（《日华子诸家本草》）

性状图解
药物各部分性状、性味、主治详细图解

　　多年生草本。茎直立，上部疏生短毛，基生叶丛生，长椭圆形，基部渐狭成翼状柄，边缘具锯齿，两面疏生糙毛，叶柄长，花期枯萎。茎生叶互生，卵形或长椭圆形，渐上无柄。头状花序排成伞房状，有长梗，密被短毛。

[叶]
[性味]味甘，性平，无毒。
[主治]去心热，止烦热，寒热体劳。

[根]
[性味]味甘，性平，无毒。
[主治]心腹结气，伤中伤饱，胃络脉绝。

附方
集历代医家大成之实用妙方

名称	主治	药方配伍
未具名	吐血、鼻血	用麦门冬（去心）一斤，捣烂取汁，加蜜二合，调匀，分两次服下
未具名	咽喉生疮	麦门冬 一两 ＋ 黄连 半两 共研为末，加炼蜜做成丸子，如梧桐子大。每服二十丸，麦门冬煎汤送下
未具名	下痢口渴	麦门冬 三两 ＋ 乌梅肉 二十个 锉细，加水一升，煮成七合，细细饮下，有效

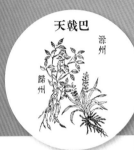

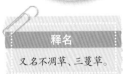

14 | 巴戟天

补肾助阳，祛风除湿

释名

又名不凋草、三蔓草。

- **归类**
  草部·山草类

- **功效**
  补肾阳，强筋骨，祛风湿。

- **形态特征**
  根呈扁圆柱形，略弯曲。表面灰黄色或暗灰色，具纵纹及横裂纹。

- **产地分布**
  主产于广东、广西等地。

- **成品选鉴**
  扁圆柱形式圆柱形，表面灰黄色或灰黄棕色，有的微带紫色，具纵皱及深陷的横纹，质坚韧，折断面不平，淡紫色，气微，味苦，略涩。

集解

历代医家对药物的经典论述

《名医别录》载：巴戟天长在巴郡以及下邳的山谷中，二月、八月采根阴干用。

陶弘景说：现在也用建平、宜都所产的，根形如牡丹而细，外红里黑，用时打去心。

苏恭说：巴戟天的苗俗称三蔓草。叶似茗，冬天也不枯萎。根如连珠，老根为青色，嫩根为白紫色，一样使用，以连珠多肉厚的为好。

修治

如何具体炮制药物

雷敩说：凡使用巴戟天，必须先用枸杞子汤浸泡一夜，泡软后滤出，再用酒浸泡一伏时，滤出，同菊花熬至焦黄，去掉菊花，用布拭干用。

李时珍说：现在的制法是用酒浸泡一夜，锉碎焙干后入药。如果急用，只用温水浸软去心也可。

药用部分

各部分药用价值分步详解

根

[性味]味辛、甘，性微温，无毒。

徐之才说：与覆盆子相使，恶雷丸、丹参、朝生。

[主治]治麻风病、阳痿不举。能强筋骨，安五脏，补中增志益气。（《神农本草经》）

疗头面游风、小腹及阴部疼痛。能补五劳，益精，助阳利男子。（《名医别录》）

治男子梦遗滑精，强阴下气，疗麻风。（甄权）

治一切风证，疗水肿。（《日华子诸家本草》）

《仙经》中用巴戟天来治脚气，去风疾，补血海。（李时珍）

【发明】王好古说：巴戟天，是肾经血分药。

甄权说：病人虚损，宜加量使用巴戟天。

性状图解
药物各部分性状、性味、主治详细图解

　　根肉质肥厚，圆柱形，呈念珠状。茎有细纵条棱，叶片长椭圆形，花白色，种子近卵形或倒卵形。

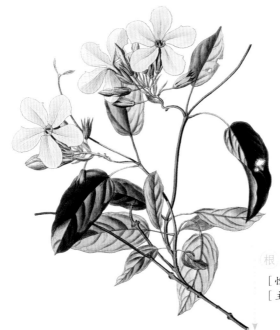

根

[性味] 味辛、甘，性微温，无毒。
[主治] 治麻风病、阳痿不举。

附方
集历代医家大成之实用妙方

名称	主治	药方配伍					
未具名	虚羸阳道不举，五劳七伤百病	巴戟天、生牛膝各3斤。以酒五斗浸之，去渣温服，常令酒气相及，勿至醉吐					
人参半夏汤	老人衰弱，足膝痿软，步履困难	巴戟天 三钱	熟地黄 三钱	人参 一钱	菟丝子 二钱	补骨脂 二钱	小茴香 半钱
		水煎服，每日1剂					
未具名	遗尿、小便不禁	巴戟天 三钱半	益智仁 三钱	覆盆子 三钱半	水煎服，每日1剂		

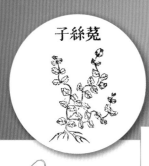

菟丝子

15 | 菟丝子

补肾益精，养肝明目

- 归类

草部·蔓草类

- 功效

补肾益精，养肝明目，固胎止泄。

- 形态特征

初生有根，攀附到其他草木上时，其根自断。它没有叶但有花，白色微红，香气袭人。结的果实像秕豆而细，色黄。

- 产地分布

全国大部分地区均有分布，以北方地区为主。

- 成品选鉴

类圆形或卵圆形，表面灰棕色或黄棕色，微粗糙，种皮坚硬，不易破碎，用沸水浸泡，表面有黏性，煮沸至种皮破裂，露出黄白色细长卷旋状的胚，称吐丝。气微，味微苦、涩。

集解

历代医家对药物的经典论述

《名医别录》载：菟丝子生长在朝鲜的川泽田野，蔓延于草木之上。九月采实，晒干。色黄而细的为赤网，色浅而大的为菟丝，功用相同。

苏颂说：现在附近路边也有菟丝子，以出自冤句的为好。夏天生苗，初如细丝，遍地生长但不能独立向上。攀援于其他草梗则缠绕而生，其根渐渐离开地面而寄生于其他植物上。

李时珍说：菟丝子为阳草，多生长在荒园古道。其子入地，初生有根，攀附到其他草木上时，其根自断。它没有叶但有花，白色微红，香气袭人。结的果实像秕豆而细，色黄，生于梗上的尤佳，惟怀孟林中多有，入药更良。

药用部分

各部分药用价值分步详解

子

[性味] 味辛、甘，性平，无毒。

徐之才说：菟丝子得酒良，与薯蓣、松脂相使。

[主治] 续绝伤，补不足，益气力。（《神农本草经》）

养肌强阴，坚筋骨，主茎中寒，疗滑精、小便余沥不尽、口苦燥渴、血寒淤积。（《名医别录》）

治男女虚冷，能添精益髓，去腰疼膝冷，消渴热中。久服去面斑，悦颜色。（甄权）

补五劳七伤，治鬼交泄精、尿血，润心肺。（《日华子诸家本草》）

补肝脏风虚。（王好古）

花

[性味] 味辛、甘，性平，无毒。

[主治] 养肌强阴，坚筋骨。

性状图解
药物各部分性状、性味、主治详细图解

　　一年生全寄生草本，茎丝线状，橙黄色，叶退化成鳞片。花簇生，外有膜质苞片。蒴果近球形，成熟时被花冠全部包围。种子淡褐色。

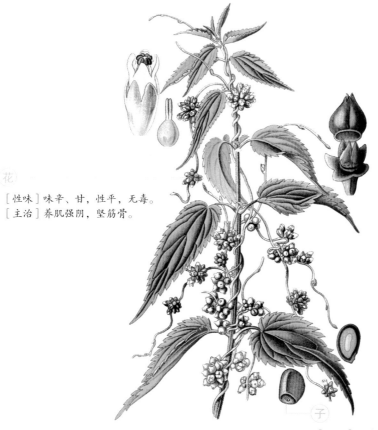

[性味]味辛、甘，性平，无毒。
[主治]养肌强阴，坚筋骨。

[性味]味辛、甘，性平，无毒。
[主治]续绝伤，补不足，益气力。

附方
集历代医家大成之实用妙方

名称	主治	药方配伍
未具名	小便淋沥	菟丝子煮汁饮服
未具名	肝伤目暗	菟丝子三两，用酒浸三天，晒干研为末，用鸡蛋白调和成梧桐子大的丸子，每次空腹用温酒送服三十丸

草部·芳草类

藁本

产地分布：主产于浙江、安徽等地。

成熟周期：8月采挖。

形态特征：多年生草本。根茎匍匐。茎直立，下部木质化。单叶对生，具短柄。

功效：泻肺降气，下痰止嗽。

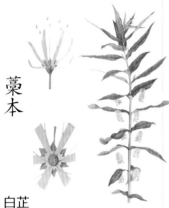

藁本

白芷

产地分布：黑龙江、吉林、辽宁等地。

成熟周期：花期6～7月，果期7～9月。

形态特征：根茎粗大，近于圆柱形，通常呈紫红色，基部光滑无毛，近花序处有短柔毛。

功效：祛风散寒，通窍止痛，消肿排脓，燥湿止带。

高良姜

产地分布：台湾、海南、广东、广西、云南等地。

成熟周期：夏末秋初，挖起4～6年的根茎。

形态特征：根茎圆柱形，横生，棕红色，具节，节上有环形膜质鳞片，节上生根。

功效：温中散寒，理气止痛。

山柰

产地分布：主产于广东、广西、云南等地。

成熟周期：8～9月开花。

形态特征：根状茎块状，淡绿色，芳香；根从根状茎上生出，粗壮，多数。叶通常2枚，相对而生，质薄，圆形或宽卵形，先端急尖，基部圆形或心形，下延成鞘，表面绿色，背面淡绿色，有时叶缘及先端染有紫色。

功效：暖中，除瘴疠恶气。治受凉引起的心腹痛，寒湿霍乱，风虫牙痛。

牡丹

产地分布：四川、贵州、湖南、江西、浙江、安徽及东北等地。

成熟周期：2月、8月采根。

形态特征：具纺锤形的块根，初出叶红色，茎基部常有鳞片状变形叶，中部复叶二回三出，小叶矩形或披针形，枝梢的渐小或成单叶。花瓣白、粉、红、紫或红色。

功效：治时疾骨蒸潮热，妇人经闭，能蚀脓。

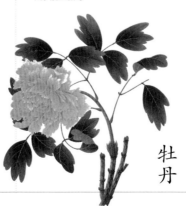

牡丹

白豆蔻

产地分布：主产于越南、泰国，我国广东、广西、云南等地亦有栽培。

成熟周期：10～12月果实呈黄绿色尚未开裂时采收。

形态特征：多年生草本。根茎粗大有节。茎直立，圆柱。叶2列，线状披针形、披针形或倒披针形，叶舌长达7毫米，被长硬毛。穗状花序生于根茎上。

功效：化湿，行气，温中，止呕。

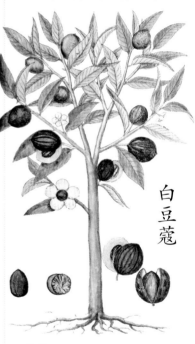

白豆蔻

荜茇

产地分布：云南、福建、广东、广西等地。

成熟周期：9月果穗由绿变黑时采收，除去杂质，晒干。

形态特征：根状茎直立，多分枝。茎下部匍匐，枝横卧，质柔软，有纵纹和沟槽。

功效：温中散寒，下气止痛。

缩砂蓉

产地分布　云南、广东、海南、广西等地。

成熟周期　7～8月采实。

形态特征　苗茎像高良姜，高3～4尺；叶为青色，长8～9寸，宽半寸。它在3～4月开花，花在根下；5～6月结果实，50～70枚成一穗，外形像益智而圆，皮紧厚而皱，有粟纹，外表有细刺，为黄赤色。皮里包的小子，一团8隔，大约有40多粒，大小如大黍米，外表微黑色，里面白色而有香味，像白豆蔻仁。

功效　和中行气，补肺醒脾，养胃益肾。

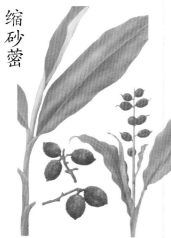

缩砂蓉

郁金

产地分布　四川、广东、广西、云南、福建、台湾、江西等地。

成熟周期　花期4～6月。

形态特征　根茎肉质，肥大，黄色；根末端膨大成长卵形块根。叶基生，叶片长圆形，先端尾尖，基部渐狭，叶背被短柔毛。

功效　行气化淤，清心郁，利胆退黄。

蒟酱

产地分布　分布于云南、广东、广西、台湾等地。

成熟周期　花期5～7月，秋后采摘。

形态特征　常绿攀援藤本，高达10米，叶互生，大而厚，卵状长圆形，基部常偏斜。浆果肉质，绿黄色，互相联合成一圆柱状体。

功效　温中下气，散结消痰。治心腹冷痛，吐泻，虫痛，咳逆上气。

蓬莪茂

产地分布　主产于浙江。

成熟周期　9月采收。

形态特征　开花成穗，呈黄色，头微紫。它的根如生姜，而茂在根下，像鸭蛋，大小不等。

功效　治一切气，能开胃消分，通月经，消淤血，止跌打损伤出血及内损血。

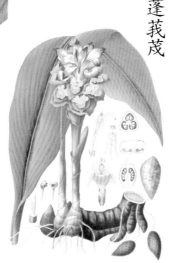

蓬莪茂

补骨脂

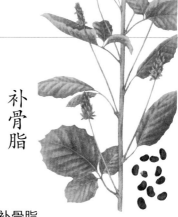

补骨脂

产地分布　山西、陕西、安徽、浙江、江西、河南、湖北、广东、四川、贵州、云南。

成熟周期　秋季采挖。

形态特征　茎高3～4尺，叶小像薄荷，花为微紫色，结的实像麻子，圆扁而黑。

功效　补肾助阳，纳气平喘，温脾止泻。

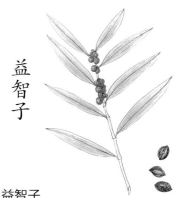

益智子

益智子

产地分布　主产于海南。

成熟周期　花期4～6月，果期6～8月。

形态特征　果实椭圆形，两端略尖，表面棕色或灰棕色，有纵向凹凸不平的突起棱线13～20条。果实薄而较韧，与种子团紧贴。种子团被隔膜分为三瓣，每瓣有种子6～11粒。

功效　温脾止泻，摄唾涎，暖肾，固精缩尿。

荆三棱

产地分布：主产于东北及河北、山西、内蒙古、新疆、江苏、江西、浙江、台湾等地。

成熟周期：秋季采挖。

形态特征：多年生草本，根状茎横走，通常单一，间或有分枝，常膨大，末端具块茎。

功效：破血行气，消积止痛。

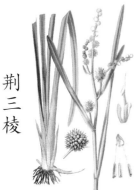

藿香

产地分布：主产于四川、江苏、浙江、湖南等地。

成熟周期：花期6~7月，果期10~11月。

形态特征：多年生草本，高达1米，有香气。茎方形，略带红色，上部微被柔毛。叶对生，心状卵形或长圆状披针形，边缘有不整齐钝锯齿，下面有短柔毛和腺点。轮伞花序组成顶生的假穗状花序。

功效：芳香化浊，开胃止呕，发表解暑。

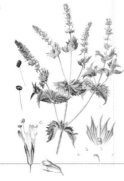

假苏

产地分布：主产于河北、江苏、浙江、江西、湖北、湖南等地。

成熟周期：花果期6~9月。

形态特征：一年生草本，有香气。茎方形，被短柔毛，基部略带紫色，上部多分枝。叶对生，3~5羽状深裂，裂片条形或披针形，两面被柔毛，下面具腺点。

功效：散瘀，止血，安神。

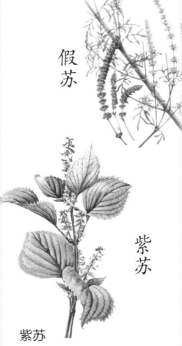

紫苏

产地分布：华北、华中、华南、西南及台湾省。

成熟周期：6~9月可陆续采收。

形态特征：紫苏为一年生草本植物，具有特异芳香，茎直立断面四棱，株多分枝，密生细柔毛，绿色或紫色。叶两面全绿或全紫，或叶面绿色，叶背紫色。

功效：下气消痰，润肺，宽肠。

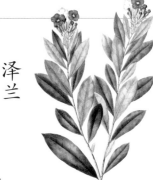

泽兰

产地分布：主产于江苏、浙江、安徽等地。

成熟周期：夏、秋季茎叶茂盛时采割，晒干。

形态特征：先端常膨大成纺锤状肉质块茎。沿棱及节上密生白色。有短柄或玩柄先端渐尖，基部楔形，边缘具锐锯，有缘毛，上面密被刚毛状硬毛，下面脉上被刚毛状硬毛及腺点。

功效：活血化瘀，行水消肿。

荠苎

产地分布：主产于江苏、浙江、福建、山东及东北等地。

成熟周期：花期秋季。

形态特征：为一年生草本，高20~50厘米。茎4棱形，上部及花序中轴除节外均无毛，或疏生白长毛。叶对生；叶片卵形、阔卵形或菱状卵形。

功效：除蚊瘘，主冷气泄痢；可为生菜，除胃间酸水。

零陵香

产地分布：主产于湖北、湖南等地。

成熟周期：3月采挖。

形态特征：叶如麻，两两相对，茎方，常在7月中旬开花，非常芳香。

功效：主恶气疰，心腹痛满。

Chapter3
润肠通便，消化食积

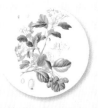
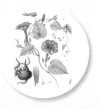
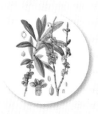
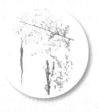

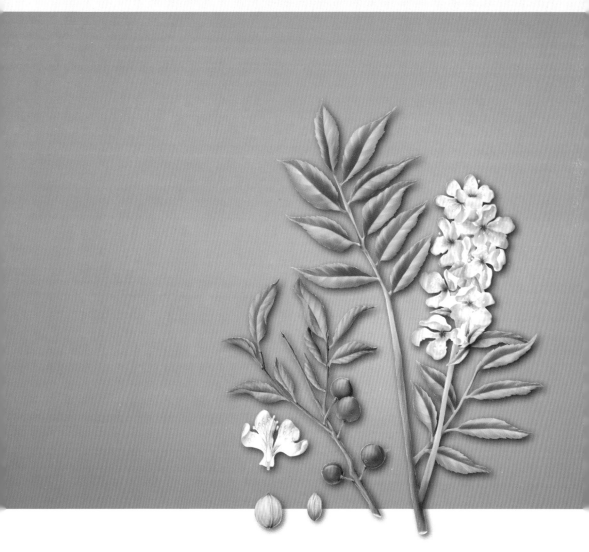

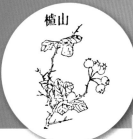

山楂

01 | 山楂
强心降压，调节血脂

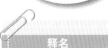

释名

又名赤爪子、鼠楂、猴楂、茅楂、杭（音求）子、羊梂子、棠梂子、山里果。

● 归类
果部·山果类

● 功效
有扩张血管及降压作用，能增强心肌功能、抗心律不齐、调节血脂及胆固醇含量。

● 形态特征
落叶灌木。枝密生，有细刺，幼枝有柔毛。叶倒卵形，先端常3裂，基部狭楔形下延至柄，边缘有尖锐重锯齿。伞房花序，总花梗和花梗均有柔毛，花白色。梨果球形或梨形，红色或黄色，宿萼较大，反折。

● 产地分布
主产于江苏、浙江、云南、四川等地。

● 成品选鉴
圆形片，皱缩不平。外皮红色，具皱纹，有灰白色小斑点。果肉深黄色至浅棕色。气微清香，味酸、微甜。

集解
历代医家对药物的经典论述

李时珍说：赤爪、棠梂、山楂是一种植物。古方中很少用山楂，所以《新修本草》虽载有赤爪，后人不知那就是山楂。从朱丹溪开始著山楂的功效后，它才成为重要的药物。山楂有两种，都生长在山中。一种小的，人们叫它棠梂子、茅楂、猴楂，可以入药用。树高数尺，叶有五尖，桠间有刺。三月开五瓣小白花。果实有红、黄两种颜色，大的像小林檎，小的如指头，九月才成熟，小孩采来卖。闽人将熟山楂去掉皮、核后，与糖、蜜同捣，做成山楂糕。它的核像牵牛子，黑色，很坚硬。另一种大的，山里人称它羊梂子。树高丈余，花叶都与小的相同，但果实稍大而颜色为黄绿色，皮涩肉虚，这与小的不同。初时味特别酸涩，经霜后才可以吃。它们两者的功效应该是相同的，但采药的不收这种。

药用部分
各部分药用价值分步详解

果实

[性味]味酸，性冷，无毒。

李时珍说：味酸、甘，性微温。生吃使人烦躁易饥，损齿。有龋齿的人尤其不宜吃。

[主治]煮汁服，止水痢。洗头浴身，治疮痒。（《新修本草》）

煮汁洗漆疮，多愈。（陶弘景）

治腰痛有效。（苏颂）

能消食积，补脾，治小肠疝气，发小儿疮疹。（吴瑞）

健胃，行结气。煎水加砂糖服，治妇人产后枕痛，恶露不尽。（朱震亨）

化饮食，消肉积，治痰饮痞满吞酸，滞血痛胀。（李时珍）

化血块气块，活血。（宁源）

【发明】朱震亨说：山楂能消化饮食。如果胃中没有食积，脾虚不能运化，没有食欲者，多吃山楂，反而会克伐脾胃生发之气。

性状图解
药物各部分性状、性味、主治详细图解

　　落叶灌木。枝密生，有细刺，幼枝有柔毛。叶倒卵形，先端常3裂，基部狭楔形下延至柄，边缘有尖锐重锯齿。伞房花序，总花梗和花梗均有柔毛，花白色。梨果球形或梨形，红色或黄色，宿萼较大，反折。

叶

[性味]性冷，味酸，无毒。
[主治]化血块气块，活血。

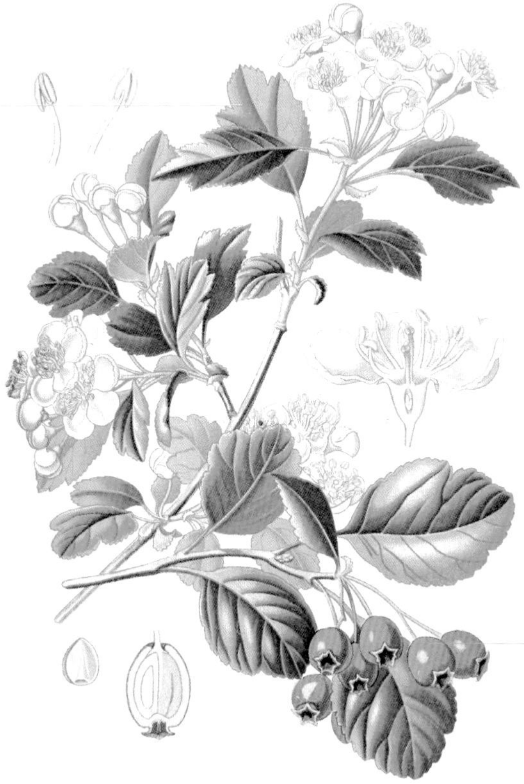

果

[性味]味酸，性冷，无毒。
[主治]煮汁服，止水痢。

附方
集历代医家大成之实用妙方

名称	主治	药方配伍		
未具名	偏坠疝气	山楂肉 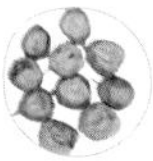 一两	茴香（炒） 一两	同研末，调糊做成梧桐子大的丸子，每次空腹服一百丸，白开水送下
未具名	肠风下血	干山楂研为末，用艾汤调下		

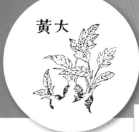

黄大

02 | 大黄
清热泻火，祛淤解毒

释名

又名：黄良、将军、火参、肤如。

陶弘景说：大黄，是因其颜色而得名。称它为将军，是说它的作用骏快。

李杲说：大黄能推陈致新，就像平定祸乱致太平的将军，所以得将军之名。

● 归类
草部·毒草类

● 功效
攻积滞，清湿热，泻火，凉血，祛淤，解毒。

● 形态特征
多年生高大草本，根茎粗壮，根状茎及根供药用。

● 产地分布
甘肃、青海、四川等地。

● 成品选鉴
外皮者表面黄棕色，质坚实，有的中心稍松软，断面淡红棕色或黄棕色，显颗粒性。气清香，味苦而微涩，嚼之黏牙，有砂粒感。

集解
历代医家对药物的经典论述

吴普说：大黄生长在蜀郡北部或陇西。二月叶子卷曲生长，黄赤色，叶片四四相当，茎高三尺多。它三月开黄色花，五月结实黑色，八月采根。根有黄汁，切片阴干。

苏恭说：大黄的叶、子、茎都像羊蹄，但茎高达六七尺而且脆，味酸，叶粗长而厚。根细的像宿羊蹄，大的有碗大，长二尺。其性湿润而易蛀坏，烘干就好。

陈藏器说：用的时候应当区分，如果取深沉、能攻病的，可用蜀中像牛舌片紧硬的大黄；如果取泻泄迅速、除积滞去热的，当用河西所产有锦纹的大黄。

修治
如何具体炮制药物

大黄有蒸的、生的、熟的，不能一概用之。

药用部分
各部分药用价值分步详解

根

［性味］味苦，性寒，无毒。

张元素说：大黄味苦性寒，气味俱厚，沉而降，属阴。用之须酒浸煨熟，是寒因热用。大黄酒浸入太阳经，酒洗入阳明经，其余经不用酒。

李杲说：大黄苦峻下走，用于下部疾患，必须生用。如果邪气在上，非酒不能到达病处，必须用酒浸引上至高处，驱热而下。

李时珍说：凡是病在气分以及胃寒血虚和妊娠产后，不要轻易使用。因大黄性苦寒，能伤元气、耗阴血。

［主治］能下淤血，除寒热，破肿块，去留饮宿食，荡涤肠胃，排出肠道积滞，通利水谷，调中化食，安和五脏。（《神农本草经》）

可平胃下气，除痰实，肠间积热，心腹胀满，女子寒血闭胀，小腹痛，各种陈久淤血凝结。（《名医别录》）

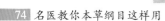

性状图解
药物各部分性状、性味、主治详细图解

　　高1.5米左右。茎直立，疏被短柔毛。根生叶有长柄，叶片圆形至卵圆形，掌状浅裂，先端锐尖。圆锥花序，花小成簇，淡绿色或黄白色。瘦果三角形，有翅，顶端下凹，呈红色。花果期6～7月。

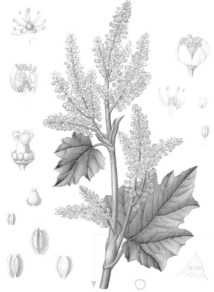

根

[性味] 味苦，性寒，无毒。
[主治] 补五脏，安精神。

附方
集历代医家大成之实用妙方

名称	主治	药方配伍
泻心汤	心气不足，吐血衄血	大黄 二两 + 黄连 一两 + 黄芩 一两 + 水 三升 煮取一升，热服取利
大黄黄连泻心汤	伤寒痞满，病发于阴分，而误用下法治疗后，心下满而不痛，按之柔软	大黄 二两 + 黄连 一两 泡入麻沸汤二升中，过一会，绞渣取汁，分两次温服
鸡鸣散	损伤淤血	大黄 一两 + 杏仁 三至七粒 共研细，加酒一碗，煎成六分，鸡鸣时服。有淤血排下为有效

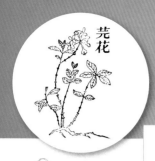

芫花

03 | 芫花
祛咳止痰，泻水逐饮

集解
历代医家对药物的经典论述

吴普说：芫花二月生，叶青色，加厚则黑。花有紫、赤、白的。三月实落尽，才生叶。三月采花，五月采叶，八月、九月采根，阴干。

苏颂说：芫花各处都有。宿根旧枝茎紫，长一二尺。根入土深三五寸，为白色，像榆根。春天生苗叶，小而尖，像杨柳枝叶。二月开紫花，很像紫荆而作穗，又像藤花而细。

修治
如何具体炮制药物

李时珍说：芫花以留数年陈久的为好。用的时候以好醋煮沸十数次，去醋，以水浸一夜，晒干用，则毒灭。或用醋炒，较前者为次。

药用部分
各部分药用价值分步详解

花

[性味]味辛，性温，有小毒。

徐之才说：与决明相使。反甘草。

[主治]咳逆上气，喉鸣喘，咽肿短气，蛊毒鬼疟，疝瘕痈肿。杀虫鱼。（《神农本草经》）

消胸中痰水，喜唾，水肿，五水在五脏皮肤及腰痛，下寒毒肉毒。（《名医别录》）

治心腹胀满，去水气寒痰、涕唾如胶，通利血脉，治恶疮风痹湿，一切毒风，四肢挛急，不能行步。（甄权）

治水饮痰澼，胁下痛。（李时珍）

【发明】李时珍说：杨士瀛《直指方》上说，破癖须用芫花，行水后便养胃。

子

[性味]味辛，性温，有小毒。

[主治]治心腹胀满，去水气寒痰。

性状图解
药物各部分性状、性味、主治详细图解

　　落叶灌木，茎多分枝，幼枝有淡黄色绢状柔毛，老枝褐色或带紫红色，无毛或有疏柔毛。叶对生，长椭圆形或椭圆形，背面有长绢状柔毛；花紫色或粉红色，簇生于叶腋。

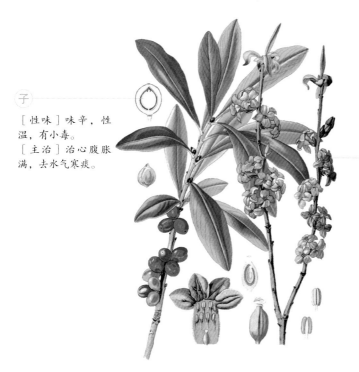

子
［性味］味辛，性温，有小毒。
［主治］治心腹胀满，去水气寒痰。

花
［性味］味辛，性温，有小毒。
［主治］咳逆上气，喉鸣喘，咽肿短气。

附方
集历代医家大成之实用妙方

名称	主治	药方配伍
未具名	咳嗽有痰	芫花（炒）一两 ＋ 水一升　煮沸四次，去渣，再加入白糖半斤。每服约一个枣子大的分量。忌食酸咸物
十枣汤	干呕胁痛，伤寒有时头痛，心下痞满，痛引两胁，干呕短气	芫花等份 ＋ 甘遂等份 ＋ 大戟等份 ＋ 大枣十枚 ＋ 水一升　煮成八合后，去渣纳药。体壮者服一钱，弱者服半钱，清晨服下，能下泻则病除，否则次晨再服药

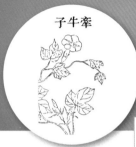

牵牛子

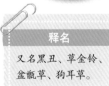

释名

又名黑丑、草金铃、盆甑草、狗耳草。

- **归类**
  草部·蔓草类

- **功效**
  泻水通便，消痰涤饮，杀虫攻积。

- **形态特征**
  全株密被白色长毛。叶互生，阔心形，全缘；叶柄与总花梗近等长。花序有花1～3朵；萼片5深裂，裂片卵状披针形，先端尾尖；花冠白色、蓝紫色或紫红色。

- **产地分布**
  全国各地。

- **成品选鉴**
  种子似橘瓣状，略有3棱，表面灰黑色或淡黄白色。质坚硬，以颗粒饱满、无果皮等杂质者为佳。

04 | 牵牛子
泻水通便，消痰涤饮

集解
历代医家对药物的经典论述

苏颂说：牵牛到处都有生长。三月生苗，作藤蔓绕篱墙，高的有二三丈。它的叶为青色，有三尖角。七月开花，微红带碧色，像鼓子花但大些。八月结实，外有白皮色裹成球状，每球内有子四五枚，大如荞麦，有三棱。牵牛子有黑白两种，九月后采收。

李时珍说：牵牛有黑白两种，黑的到处都有，多为野生。其藤蔓有白毛，折断后有白汁流出。叶子有三尖，像枫叶。花不作瓣，像旋花但较大些。其果实有蒂包裹着，生时青色，枯老时则泛白色。其核与棠棣子核一样，只是颜色为深黑色。白的多是人工种植。其藤蔓微红无毛，有柔刺，掐断有浓汁。叶子圆形，有斜尖，像山药的茎叶。其花比黑牵牛花小，色浅碧带红色。其果实蒂长约一寸，生时青色，干枯时呈白色。其核为白色，稍粗。人们也采摘嫩果实用蜜糖煎制成果品食用，叫做天茄。那是因为它的蒂像茄子。

药用部分
各部分药用价值分步详解

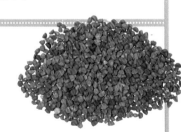

子

[性味] 味苦，性寒，有毒。

[主治] 主下气，疗脚满水肿，除风毒，利小便。（《名医别录》）

治腹部肿块气结，利大小便，除虚肿，落胎。（甄权）

治腰痛，下寒性脓液，为泻蛊毒药，疗一切气壅滞。（《日华子诸家本草》）

与山茱萸同服，去水病。（孟诜）

除气分湿热，三焦壅结。（李杲）

能祛痰消饮，通大肠气秘风秘，杀虫，达命门。（李时珍）

叶

[性味] 味苦，性寒，有毒。

[主治] 治腹部肿块气结，利大小便，除虚肿，落胎。

性状图解
药物各部分性状、性味、主治详细图解

　　全株密被白色长毛。叶互生，阔心形，全缘；叶柄与总花梗近等长。花序有花1~3朵；萼片5深裂，裂片卵状披针形，先端尾尖；花冠白色、蓝紫色或紫红色。

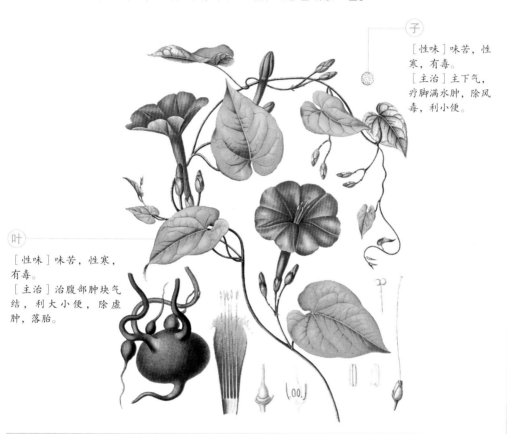

子
[性味] 味苦，性寒，有毒。
[主治] 主下气，疗脚满水肿，除风毒，利小便。

叶
[性味] 味苦，性寒，有毒。
[主治] 治腹部肿块气结，利大小便，除虚肿，落胎。

附方
集历代医家大成之实用妙方

名称	主治	药方配伍
未具名	水肿尿涩	牵牛子研为末，每服一匙，以小便通利为度
未具名	湿气中满，足胫微肿，小便不利，气急咳嗽	牵牛子 一两 + 厚朴 半两　同研为末，每次用姜汤送服二钱

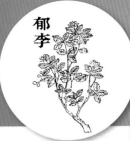

05 | 郁李
润肠缓下，利尿消肿

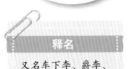

释名

又名车下李、爵李、雀梅、常棣。

- 归类
木部·灌木类

- 功效
润肠缓下，利尿消肿。

- 形态特征
小枝纤细而柔，叶卵形或宽卵形，少有披针形卵形，先端长尾状，基部圆形，边缘有锐重锯齿；托叶条形，边缘具腺齿，早落。花瓣粉红色或近白色；核果近球形，暗红色，光滑而有光泽。

- 产地分布
华北、东北、华中、华南等地。

- 成品选鉴
种子卵形或圆球形，种皮淡黄白色至浅棕色。先端尖，基部钝圆。气微，味微苦。

集解
历代医家对药物的经典论述

《别录》说：生于高山川谷及丘陵上，五六月采根。

陶弘景说：山野到处都有。子熟赤色，可食。

寇宗奭说：郁李子红熟可食，微涩，可蜜煎，陕西甚多。

药用部分
各部分药用价值分步详解

仁

[性味] 酸，平，无毒。

张元素说：辛、苦，阴中之阳，乃脾经气分药。

[主治] 主大腹水肿、面目四肢浮肿，利小便水道。肠中结气，关格不通。通泄五脏膀胱急痛，宣腰胯冷脓，消宿食下气。破癖气，下四肢水。酒服四十九粒，可泻结气。破血润燥，专治大肠气滞，燥涩不通。研和龙脑，点赤眼。

【发明】李时珍说：郁李仁甘苦而润，性主降，能下气利水。

根

[性味] 酸，凉，无毒。

[主治] 牙龈痛，龋齿。去白虫。治风虫牙痛，浓煎含漱。治小儿身热，作汤浴之。

叶

[性味] 平，无毒。

[主治] 治大肠气滞，燥涩不通。

花

[性味] 酸，平，无毒。

[主治] 破癖气，下四肢水。

注意：本品用量不宜过大，过量易导致部分患者出现恶心、呕吐、心悸等不良反应，饭后服用可减少不良反应的发生。孕妇应慎用或忌用。本品在常规剂量时毒性较小，预防中毒的关键是勿超大剂量用药。

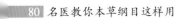

性状图解

药物各部分性状、性味、主治详细图解

叶卵形或宽卵形，边缘有锐重锯齿。花瓣粉白色，核果近球形，暗红色，光滑而有光泽。

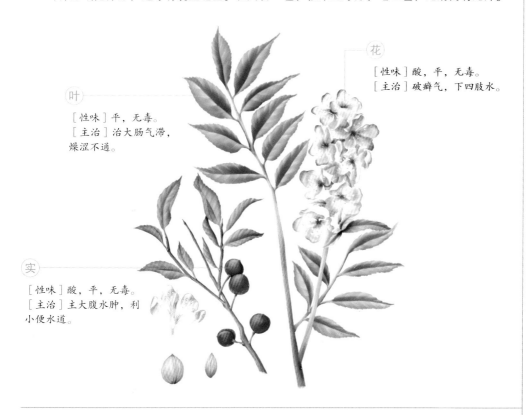

花
[性味] 酸，平，无毒。
[主治] 破癖气，下四肢水。

叶
[性味] 平，无毒。
[主治] 治大肠气滞，
燥涩不通。

实
[性味] 酸，平，无毒。
[主治] 主大腹水肿，利
小便水道。

附方

集历代医家大成之实用妙方

名称	主治	药方配伍		
未具名	小儿惊热痰实，大小便不通	大黄 一钱	郁李仁 一钱	滑石末 一两
		一起捣和成如黍米大的丸子。二岁小儿服三丸，其他儿童根据情况加减，开水送服		
未具名	肿满气急，睡卧不得	用郁李仁一合，捣末，和面做饼吃，吃下即可通便，气泄出后即愈		
未具名	心腹胀满，二便不通，气急喘息，脚气浮肿	捣烂，水磨取汁，薏苡三合，捣如粟大。一同煮粥吃		

草部·隰草类

野菊

产地分布　全国各地。

成熟周期　花期6~11月。

形态特征　多年生草本，高0.25~1米，有地下长或短匍匐茎。茎直立或铺散，茎枝被稀疏的毛，上部及花序枝上的毛稍多或较多。基生叶和下部叶花期脱落。中部茎叶卵形、长卵形或椭圆状卵形。

功效　有消炎、杀菌的作用。

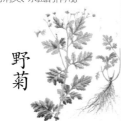

野菊

鸡冠

产地分布　安徽、北京、福建、甘肃、广东、广西、贵州、海南等地。

成熟周期　花期6~7月。

形态特征　一年生草本，茎直立粗壮，叶互生，长卵形或卵状披针形，肉穗状花序顶生，呈扇形、肾形、扁球形等，自然花期夏、秋至霜降。

功效　主治疮痔及血病。

蠡实

产地分布　以草原区分布较为普遍。

成熟周期　花期5~6月，果期6~9月。

形态特征　多年生密丛草本。根状茎粗壮，木质，斜伸，外包有大量致密的红紫色折断的老叶残留叶鞘及毛发状的纤维；须根粗而长，黄白色，少分枝。叶基生。

功效　有清热、止血、解毒的作用。

木贼

产地分布　东北、西北及四川等地。

成熟周期　夏季采收。

形态特征　多年生草本蕨类植物。枝端产生孢子叶球，矩形，顶端尖，形如毛笔头。地上茎单一枝不分枝，中空，有纵列的脊，脊上有疣状突起；两行，极粗糙。叶成鞘状，紧包节上，顶部及基部各有一黑圈，鞘上的齿极易脱落。

功效　散风热，退目翳。用于风热目赤、迎风流泪、目生云翳。

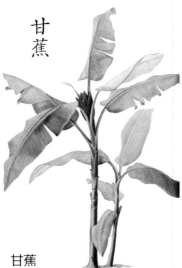

甘蕉

甘蕉

产地分布　东亚热带地区。

成熟周期　果期6~10月。

形态特征　常绿大型多年生草木。不分枝，丛生。叶大，呈长椭圆形，有粗大的主脉，两侧具有平行脉，叶表面浅绿色，叶背粉白色。

功效　治各种肿毒。

青葙

产地分布　秦岭以南各省。

成熟周期　花期6~9月，果期8~10月。

形态特征　全株无毛。叶互生，披针形或椭圆状披针形，顶端长尖，基部渐狭成柄。穗状花序顶生；子房长圆形，花柱红色，柱头2裂。胞果球形；种子扁圆形，黑色，有光泽。

功效　燥湿清热，杀虫，止血。治风瘙身痒，疮疥，痔疮，金疮出血。

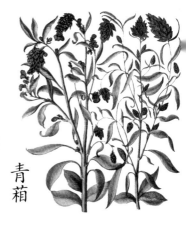

青葙

天名精

产地分布　全国各地。

成熟周期　花果期6~10月。

形态特征　茎直立，有细软毛，嫩时较多，老时渐脱落，上部多分枝。基部叶宽椭圆形，花后凋落，下部叶互生，稍有柄，顶端尖或钝，全缘或有不规则的锯齿，表面绿色较深，光滑或略粗糙，背面有细软毛和腺点，上部叶长椭圆形，无柄，向上逐渐变小。

功效　吐痰止疟，治牙痛口紧喉痹。

大青

产地分布：江西、湖南等地。

成熟周期：花、果期6月至翌年2月。

形态特征：灌木或小乔木，高1～10米。幼枝黄褐色，被短柔毛，髓坚实，白色。单叶对生；叶柄长1.5～8厘米；叶片纸质，长圆状披针形、长圆形、卵状椭圆形或椭圆形。

功效：主治外感热病、热盛烦渴、咽喉肿痛、口疮、黄疸、热毒痢、急性肠炎、痈疽肿毒、衄血、血淋、外伤出血。

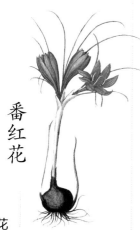

番红花

产地分布：主产于北京、上海、浙江、江苏等地。

成熟周期：10～11月中下旬采收。

形态特征：多年生草本。鳞茎扁球形，外被褐色膜质鳞叶。基部为3～5片广阔鳞片乌黑叶线形，边缘反卷，具细毛。花顶生；花被裂片6，倒卵圆形，淡紫色，花筒细管状；伸出花被筒外而下垂，深红色。蒴果长圆形，具三钝棱。种子多数，球形。

功效：活血化淤，凉血解毒，解郁安神。

续断

产地分布：主产于四川、湖北、湖南、贵州等地。

成熟周期：3月以后生苗，4月开花，8～10月采挖。

形态特征：多年生草本。根圆锥形，有数条并生，外皮黄褐色。茎直立，多分枝，生细柔毛，棱上有疏刺毛。叶对生。头状花序近球形。瘦果椭圆楔形，通常外被萼片，有4棱，浅褐色。

功效：补肝肾，强筋骨，续折伤，止崩漏。

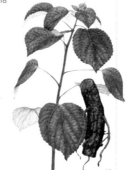

苎麻

产地分布：主产于河南、山东及陕西以南各地。

成熟周期：春、夏、秋季均可采收。

形态特征：多年生半灌木，青褐色，密生粗长毛。叶互生；叶片宽卵形或卵形，先端渐尖或近尾状，基部宽楔形或截形，边缘密生齿牙，上面绿色，粗糙，并散生疏毛，下面密生交织的白色柔毛，基出脉三条。花单性，雌雄通常同株。

功效：凉血止血，散淤消肿，解毒。

茵陈蒿

产地分布：主产于陕西、山西、安徽等地。此外，山东、江苏、湖北、河南、河北、福建等地也有分布。

成熟周期：春季幼苗高约3寸时采收。

形态特征：表面有纵条纹，紫色，多分枝，老枝光滑，幼嫩枝被有灰白色细柔毛。花枝上的叶无柄，羽状全裂，裂片呈线形或毛管状。头状花序多数，密集成圆锥状。

功效：清热利湿。治湿热黄疸，小便不利，风痒疮疥。

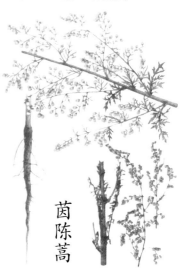

刘寄奴草

产地分布：河南、四川、安徽等地。

成熟周期：6～7月采苗及花子通用。

形态特征：茎似艾蒿，长3～4尺，叶似山兰草而尖长，一茎直上有穗，叶互生，其子似稗而细。

功效：主治经闭症瘕、胸腹胀痛、产后血淤、跌打损伤、金疮出血、痈毒焮肿。

淡竹叶

产地分布：主产于长江流域和我国南方各省。

成熟周期：8～9月抽茎，结小长穗。

形态特征：多年生草本，根状茎粗短，坚硬。须根稀疏，其近顶端或中部常肥厚成纺锤状的块根。秆纤弱，多少木质化。叶互生，先端渐尖或短尖，全缘，基部近圆形或换形而渐狭缩成柄状或无柄。

功效：止消渴、压丹石毒、消痰、治热狂烦闷。

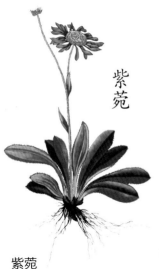

紫菀

紫菀

产地分布：主产于河北、安徽、内蒙古及东北等地。

成熟周期：花期7～8月，果期8～10月。

形态特征：多年生草本。茎直立，上部疏生短毛，基生叶丛生，长椭圆形，基部渐狭成翼状柄，边缘具锯齿，两面疏生糙毛，叶柄长，花期枯萎；茎生叶互生，卵形或长椭圆形，渐上无柄。头状花序排成伞房状，有长梗，密被短毛。

功效：润肺下气，消痰止咳。

鸭跖草

产地分布：主产于我国东南地区。

成熟周期：花期5～9月，果期6～11月。

形态特征：具有黏液细胞或黏液道。茎直立或匍匐，节显著。叶互生，具叶鞘。通常为蝎尾状聚伞花序，或花序短缩而花簇生或呈头状，或伸长，组成圆锥花序，少单生。花两性，极少单性。

功效：清热解毒，利水消肿。

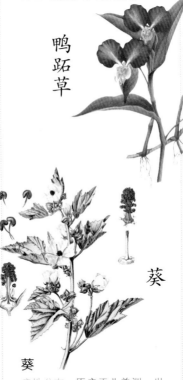

鸭跖草

葵

葵

产地分布：原产于北美洲，世界各地均有栽培。

成熟周期：秋季。

形态特征：一年生草本，高1～3米。茎直立，粗壮，圆形多棱角，被白色粗硬毛。叶通常互生，心状卵形或卵圆形。

功效：平肝祛风，清湿热，消滞气。

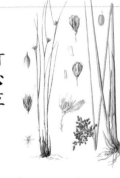

灯心草

灯心草

产地分布：江苏、四川、云南、浙江、福建、贵州等地。

成熟周期：花期5～6月，果期6～7月。

形态特征：多年生草本，根茎横走，密生须根。茎簇生。低出叶鞘状，红褐色或淡黄色，叶片退化呈刺芒状。花序假侧生，聚伞状，多花，密集或疏散。种子褐色。

功效：清心降火，利尿通淋。

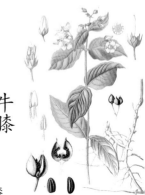

牛膝

牛膝

产地分布：主产于河南。

成熟周期：花期8～9月，果期10～11月。

形态特征：多年生草本。茎直立，方形，有疏柔毛，茎节膨大。叶对生，椭圆形成阔披针形，顶端锐尖，基部楔形，全缘，幼时密生毛，成长后两面疏被毛。穗状花序顶生和腋生。

功效：补肝肾，强筋骨，逐淤通经，引血下行。

Chapter4
化痰消痰，止咳平喘

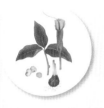 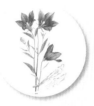 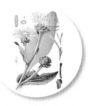 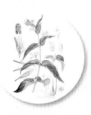 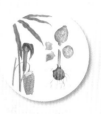

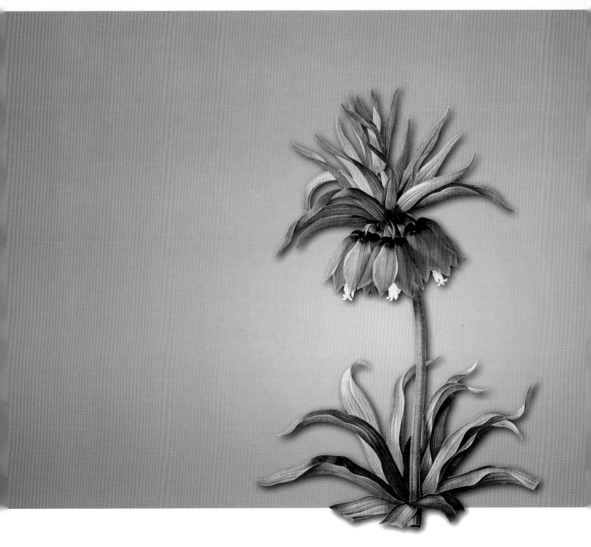

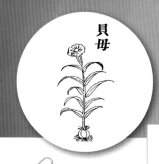

貝母

01 | 贝母
清热润肺，化痰止咳

释名

又名勤母、苦菜、苦花、空草、药实。
陶弘景说：此草外形像聚贝子，所以名贝母。
李时珍说：苦菜、药实与野苦荬、黄药子同名。

- **归类**
  草部·山草类

- **功效**
  清热润肺，化痰止咳。

- **形态特征**
  鳞茎圆锥形或心脏形。表面类白色，较光滑。外层2枚鳞叶，大小悬殊，大鳞叶紧裹小鳞叶，小鳞叶露出部分呈新月形，习称"怀中抱月"。

- **产地分布**
  主产于四川、青海、甘肃等地。

- **成品选鉴**
  类圆锥形或心脏形，表面类白色。顶端较尖，中间微凹入，光滑。质硬而脆，断面白色，粉性。气微，味微苦。

集解
历代医家对药物的经典论述

《名医别录》载：贝母生于晋地，十月采根晒干。

苏颂说：现在河中、江陵府、郢、寿、随、郑、蔡、润、滁州都有贝母。它二月长苗，茎细，色青。叶青像荞麦叶，随苗长出。七月开碧绿色花，形如鼓子花。八月采根，根有瓣子，为黄白色，像聚贝子。

药用部分
各部分药用价值分步详解

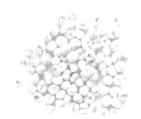

根

[性味] 味辛，性平，无毒。

徐之才说：屯厚朴、白微相使，恶桃花，畏秦艽、莽草，反乌头。

[主治] 主伤寒烦热、小便淋沥、邪气疝瘕、喉痹乳难、破伤风。（《神农本草经》）

疗腹中结实、心下满，洗邪恶风寒，治目眩项直、咳嗽，能止烦热渴，发汗，安五脏，利骨髓。《名医别录》

能消痰，润心肺。将其研末与砂糖做成丸，含服，能止咳。烧灰用油调敷，疗人畜恶疮，有敛疮口的作用。（《日华子诸家本草》）

主胸胁逆气、时疾黄疸。研成末用来点眼，可去翳障。用七枚贝母研末用酒送服，治难产及胞衣不出。与连翘同服，主项下瘤瘿。（甄权）

王好古说：贝母是肺经气分之药。张仲景治疗寒实结胸、外无热证的患者，用三物小陷胸汤，也可以用泻白散，因其方中有贝母。成无己说过，辛味散而苦味泄，桔梗、贝母都有苦辛之味，用来下气。

花

[性味] 味辛，性平，无毒。

[主治] 主喉痹乳难，破伤风。

叶

[性味] 味辛，性平，无毒。

[主治] 主伤寒烦热，邪气疝瘕。

性状图解
药物各部分性状、性味、主治详细图解

　　多年生草本，鳞茎球形或圆锥形，茎直立，单一，无毛。叶条形或条状披针形，先端急尖，不卷曲。花单生于茎顶，深黄色，有黄褐色小方格。蒴果长圆形，具6棱，棱上的翅很窄。

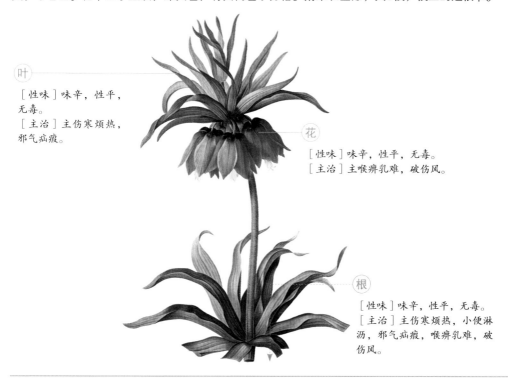

叶
[性味]味辛，性平，无毒。
[主治]主伤寒烦热，邪气疝瘕。

花
[性味]味辛，性平，无毒。
[主治]主喉痹乳难，破伤风。

根
[性味]味辛，性平，无毒。
[主治]主伤寒烦热，小便淋沥，邪气疝瘕，喉痹乳难，破伤风。

附方
集历代医家大成之实用妙方

名称	主治	药方配伍
未具名	化痰降气，止咳解郁，消食除胀	贝母去心一两，姜制厚朴半两，蜜调做成如梧桐子大的丸子，每次用白开水送服五十丸
未具名	小儿百日咳	贝母 五钱 + 甘草 二钱　研为末，加砂糖做成芡子大的丸子，每次用米汤化服一丸
二母散	乳汁不通	贝母 等份 + 知母 等份 + 牡蛎 等份　研为细末，每次用猪蹄汤调服二钱

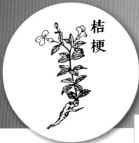

桔梗

02 桔梗
宣肺利咽，祛痰排脓

释名

又名白药、梗草。
李时珍说：此草之
根结实而梗直，所
以叫桔梗。

- 归类
草部·山草类

- 功效
宣肺，利咽，祛痰，
排脓。

- 形态特征
根长纺锤形，长6～20
厘米，表面淡黄白色，
有扭转纵沟及横长皮孔
斑痕。

- 产地分布
主产于安徽、江苏、湖
北、河南等地。

- 成品选鉴
外皮表面黄棕色，具纵
扭皱沟。质脆，断面不
平坦，木部淡黄白色。
无臭，味微甜后苦。

集解
历代医家对药物的经典论述

《名医别录》载：桔梗长于嵩高山谷及宛句，二月、八月采根晒干用。

陶弘景说：附近各地都有桔梗，二三月长苗，可煮来食用。桔梗治疗蛊毒的效果明显，俗方中用本品叫荠苨。现在还有一种荠苨，能解药毒，与人参很相似，可以假乱真。荠苨叶和桔梗叶很像，但荠苨叶下光滑润泽无毛，且不像人参叶那样对生。这是它们相区别的地方。

苏颂说：现在到处都有桔梗。它的根像小指般大小，黄白色，春季长苗，茎高尺多，叶像杏叶，呈长椭圆形，四叶对生，嫩时也可煮来食用。夏天开紫碧色小花，很像牵牛花，秋后结子。八月采根，根为实心。如果无心的是荠苨。关中产的桔梗，根是黄皮，像蜀葵根；茎细，色青；叶小，青色，像菊叶。

修治
如何具体炮制药物

李时珍说：现在只刮去桔梗根表面的浮皮，用米泔水浸一夜，切片微炒后入药用。

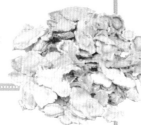

药用部分
各部分药用价值分步详解

根

[性味]味辛，性微温，有小毒。

[主治]主胸胁疼痛如刀刺，腹满肠鸣，惊恐悸气。（《神农本草经》）

利五脏肠胃，补血气，除寒热风痹，温中消谷，疗咽喉痛，除蛊毒。（《名医别录》）

利窍，除肺部风热，清利头目，利咽喉。治疗胸膈滞气及疼痛。除鼻塞。（张元素）

芦头

[主治]上膈风热痰实，取生芦头研成末，白开水调服一二钱，探吐。（李时珍）

性状图解
药物各部分性状、性味、主治详细图解

　　多年生草本，全株光滑无毛。茎直立，折断有汁液；叶片长卵形；根粗大肉质，圆锥形或有分叉，外皮黄褐色。开蓝紫色或蓝白色花。蒴果卵形，熟时顶端开裂。

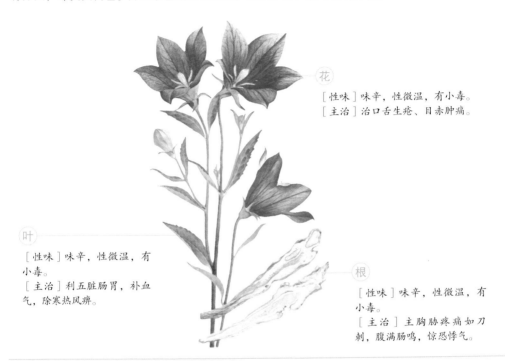

花
[性味]味辛，性微温，有小毒。
[主治]治口舌生疮、目赤肿痛。

叶
[性味]味辛，性微温，有小毒。
[主治]利五脏肠胃，补血气，除寒热风痹。

根
[性味]味辛，性微温，有小毒。
[主治]主胸胁疼痛如刀刺，腹满肠鸣，惊恐悸气。

附方
集历代医家大成之实用妙方

名称	主治	药方配伍
桔梗半夏汤	阴阳不和所致伤寒腹胀	桔梗 三钱 + 半夏 三钱 + 陈皮 三钱 + 生姜 五片 + 水 二盏　煎取一盏服用
桔梗汤	胸满振寒，脉数咽干，痰浊腥臭	桔梗 一两 + 甘草 二两 + 水 三升　煮成一升，分次温服。吐出脓血时，是病渐愈的表现
桔梗丸	肝风盛致眼睛痛，眼发黑	取桔梗一斤、黑牵牛头末三两，共研成末，加蜜做成梧桐子大的丸子。每次用温水送服四十丸，一天两次

03 | 旋覆花
降气消痰，行水止呕

- **归类**
  草部·隰草类

- **功效**
  降气消痰，行水止呕。

- **形态特征**
  茎直立，不分枝。基生叶长于椭圆形，稍呈莲座丛状，茎生叶互生，无柄，叶片披针形、长椭圆状披针形或长椭圆形，茎上部叶半包茎，边缘有细齿，两面均有毛。

- **产地分布**
  我国北部、东北部、中部、东部各省。

- **成品选鉴**
  以朵大、金黄色、有白绒毛、无枝梗者为佳。

集解
历代医家对药物的经典论述

《名医别录》载：旋覆生长在平泽川谷。五月采花，晒干，二十天成。

韩保昇说：旋覆的叶像水苏，花黄如菊，六月至九月采花。

李时珍说：此草的花像金钱菊。生长在水泽边的，花小瓣单；人们栽种的，花大蕊簇，这大概是土壤的贫瘠与肥沃造成的。它的根细白。

修治
如何具体炮制药物

雷敩说：采得花，去蕊并壳皮及蒂子，蒸后晒干用。

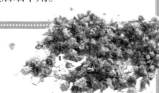

药用部分
各部分药用价值分步详解

花

[性味] 味咸，性温，有小毒。

[主治] 主结气胁下满，惊悸，除水，去五脏间寒热，补中下气。（《神农本草经》）

消胸上痰结，唾如胶漆，心胁痰水；膀胱留饮，风气湿痹，皮间死肉，利大肠，通血脉，益色泽。（《名医别录》）

主水肿，逐大腹，开胃，止呕逆不下食。（甄权）

行痰水，去头目风。（寇宗奭）

【发明】李时珍说：旋覆是手太阴肺、手阳明大肠经之药。它所治的各种病，功用不外乎行水下气，通血脉。李卫公说闻其花能损目。

叶

[主治] 傅金疮，止血。（《日华子诸家本草》）

治疗疮肿毒。（李时珍）

根

[主治] 风湿。（《名医别录》）

性状图解
药物各部分性状、性味、主治详细图解

多年生草本，高30～80厘米。根状茎短，茎单生或簇生，绿色或紫色。基部叶花期枯萎，中部叶长圆形或长圆状披针形，全缘或有疏齿。头状花序，舌状花黄色。瘦果圆柱形，被疏短毛。

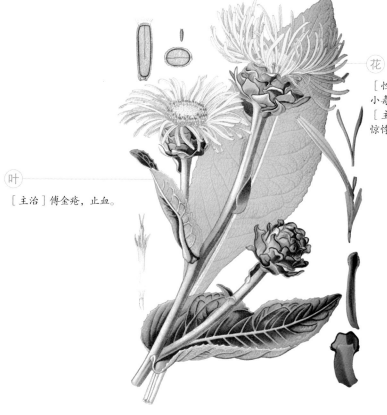

花

[性味] 味咸，性温，有小毒。
[主治] 主结气胁下满，惊悸，除水。

叶

[主治] 傅金疮，止血。

附方
集历代医家大成之实用妙方

名称	主治	药方配伍
未具名	中风壅滞	旋覆花洗净，焙过，研细，加炼蜜和成梧桐子大的丸子，睡前用茶汤送下五至十丸
未具名	小儿眉癣，小儿眉毛眼睫，因生癣后不复生	旋覆花 + 天麻苗 + 防风 等份 等份 等份　同研末，洗净患处，用油调涂

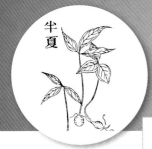

04 半夏
燥湿化痰，消痞散结

释名

又名守田、水玉、地文、和姑。

李时珍说：《礼记·月令》中说，五月半夏生。正值夏天过半，故名。守田是会意，水玉是因外形而得名。

● 归类

草部·毒草类

● 功效

燥湿化痰，降逆止呕，消痞散结。

● 形态特征

地下块茎球形，叶基生，叶片掌状三出，在叶柄或小叶分枝处着生珠芽，可作繁殖材料，由块茎生出的植株可抽出花茎，肉穗花序，外具有佛焰苞，浆果，嫩时绿色，熟时红色。

● 产地分布

主产于南方各省，东北、华北、长江流域诸省均有栽培。

● 成品选鉴

略呈五角状扁球形，表面暗黄绿色至褐色，粗糙，内有5颗种子。质硬而脆，气芳香浓郁，味辛辣而苦。

集解
历代医家对药物的经典论述

陶弘景说：半夏以肉白的为好，不论陈久。

苏颂说：半夏各地都有，二月生苗一茎，茎端长三叶，浅绿色，很像竹叶，而生长在江南的像芍药叶。根下相重，上大下小，皮黄肉白。五月、八月采根，以灰裹二日，汤洗晒干。

修治
如何具体炮制药物

李时珍说：将半夏洗去皮垢，用汤泡浸七日，每天换汤，晾干切片，用姜汁拌焙入药。或研为末，以姜汁入汤浸澄三日，沥去涎水，晒干用，称半夏粉。或研末以姜汁和成饼，晒干用，叫做半夏饼。

药用部分
各部分药用价值分步详解

根

[性味] 味辛，性平，有毒。

[主治] 主伤寒寒热，心下坚，胸胀咳逆，头眩，咽喉肿痛，肠鸣，能下气止汗。（《神农本草经》）

消心腹胸膈，痰热满结，咳嗽上气，心下急痛坚痞，时气呕逆，消痈肿，疗痿黄，悦泽面目，堕胎。（《名医别录》）

消痰，下肺气，开胃健脾，止呕吐，去胸中痰满。生半夏：摩痈肿，除瘤瘿气。（甄权）

治吐食反胃，霍乱转筋，肠腹冷，痰疟。（《日华子诸家本草》）

治寒痰，及形寒饮冷伤肺而咳，消胸中痞，膈上痰，除胸寒，和胃气，燥脾湿，治痰厥头痛，消肿散结。（张元素）

治眉棱骨痛。（朱震亨）

补肝风虚。（王好古）

除腹胀，疗目不得瞑，白浊梦遗带下。（李时珍）

性状图解
药物各部分性状、性味、主治详细图解

地下块茎球形，叶基生，叶片掌状三出，在叶柄或小叶分枝处着生珠芽，可作繁殖材料，由块茎生出的植株可抽出花茎，肉穗花序，外具有佛焰苞，浆果，嫩时绿色，熟时红色。

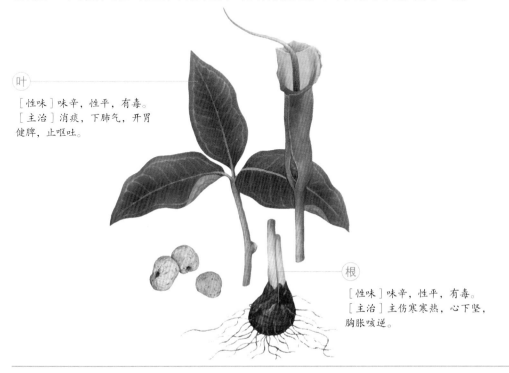

叶
[性味] 味辛，性平，有毒。
[主治] 消痰，下肺气，开胃健脾，止呕吐。

根
[性味] 味辛，性平，有毒。
[主治] 主伤寒寒热，心下坚，胸胀咳逆。

附方
集历代医家大成之实用妙方

名称	主治	药方配伍
青壶丸	风痰湿痰	半夏一斤，天南星半两，分别泡汤，晒干研为末，用姜汁和成饼，焙干，再加入神曲半两，白术末四两，枳实末二两，用姜汁、面调末糊成梧桐子大的丸子。每服五十丸，姜汤下
小陷胸汤	小结胸痛，正在心下，按之则痛，脉浮滑	大栝楼实一个，加水六升，煮取三升，去滓，再加入半夏半升，黄连一两，煮成二升，分作三次服
大半夏汤	呕吐反胃	半夏 + 人参 + 白蜜 + 水　煮成三升半，温服一升，一天两次 三升　三两　一升　一斗二升

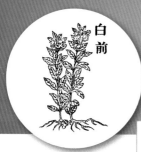

白
前

释名

又名石蓝、嗽药。
李时珍说：白前名
义不详。

- 归类
  草部·山草类
- 功效
  泻肺降气，下痰止嗽。
- 形态特征
  多年生草本。根茎匍
  匐。茎直立，下部木
  质化。单叶对生，具
  短柄。
- 产地分布
  主产于浙江、安徽等地。
- 成品选鉴
  圆柱形，有分枝，表面
  黄白色至黄棕色，具
  细纵皱纹，节明显，顶
  端有数个残茎，质脆
  易断，断面中空或有
  膜质髓，质脆，断面白
  色。气微味苦。

05 | 白前
泻肺降气，下痰止嗽

集解
历代医家对药物的经典论述

　　陶弘景说：白前的根像细辛，但大些，白色，不柔韧易折断，咳嗽方中多用。

　　马志说：白前的根像白薇、牛膝等，二月、八月采根，阴干用。

　　陈嘉谟说：像牛膝粗长坚硬且直，易折断的是白前；像牛膝短小柔软能弯曲的是白薇。两者在外形颜色上都很相似，从上述来区别不会出错。

药用部分
各部分药用价值分步详解

白前根

　　[性味] 味甘，性微温，无毒。

　　[主治] 治胸胁满闷、咳嗽上气、呼吸欲绝。（《名医别录》）
治一切气分疾病，肺气烦闷，贲豚肾气。（《日华子诸家本草》）
能降气祛痰。（李时珍）

　　【发明】李时珍说：白前色白而味微辛甘，为手太阴经之药。它长于降气，肺气壅塞有痰的人适宜使用。如果是肺虚而长叹气者，不可用。

白前的由来

　　华佗在河南白家庄行医。一天，正赶上下起瓢泼大雨，于是他就住在村里一家白姓老板开的客店里。这天晚上华佗被一阵孩子的哭声惊醒，仔细听听，那孩子还咳嗽。华佗猛地爬起来，叫醒客店老板，并赶快为这个孩子把脉治病。华佗在村子的前前后后到处寻找能治疗孩子疾病的草药，最后，在客店门前一条小河沟的土坡上找到了。华佗把它挖回来，切下根，用水洗干净，让人煎药给孩子喝；又把那药草的叶子留下来，让店家天亮后再挖一些，让孩子多吃几剂，病就根除了。孩子的父亲按照华佗留下的叶子去找，又挖了些药草回来煎给孩子喝，不久，孩子的病全好了。白家庄的人从此都认识了那味止咳的药草，不过，就是不知道它的名字。后来大家一想：这药草第一次是在白老板门前挖到的，就给它起了个名，叫"白前"。

性状图解
药物各部分性状、性味、主治详细图解

多年生草本。根茎匍匐。茎直立，下部木质化。单叶对生，具短柄。

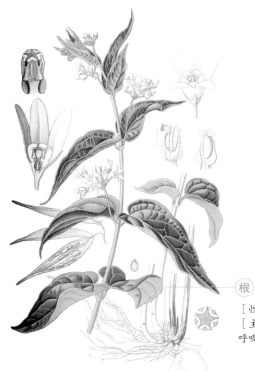

根

[性味] 味甘，性微温，无毒。
[主治] 治胸胁满闷、咳嗽上气、呼吸欲绝。

附方
集历代医家大成之实用妙方

名称	主治	药方配伍				
未具名	久嗽咳血	白前 一两	桔梗 一两五钱	桑白皮 十片	灸甘草 三升	水 六升
		煮成一升，分三次服。忌食猪肉、白菜				
白前汤	久咳上气，表现为体肿、短气胀满、喉中呼吸有声，不能平卧	白前 二两	紫菀 三两	半夏 三两	大戟 七合	水 一斗
		浸渍一夜，煮取三升，分数次服。忌食羊肉、饴糖				

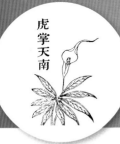

虎掌天南

- **归类**
草部·毒草类

- **功效**
祛风止痉，化痰散结。

- **形态特征**
多年生草本植物，株高40～90厘米，块茎扁球形，外皮黄褐色。扁球形的块茎直径2～4厘米，顶部扁平，周围生根，常有若干侧生芽眼。

- **产地分布**
华北、华东等地。

- **成品选鉴**
呈扁平而不规则的类圆形，表面淡黄色或淡棕色，每一块茎中心都有一茎痕，周围有点状须根痕。质坚实而重，断面不平坦，色白，粉性。气微，味辣，有麻舌感。

集解
历代医家对药物的经典论述

苏颂说：现在河北州郡也有虎掌。初生时，根如豆大，渐长大像半夏而扁，年久者根圆，一寸左右，大的有鸡蛋大小。周匝生圆牙三四枚或五六枚。它三四月生苗，高一尺多。独茎上有叶如爪，五六出分布，尖而圆。一窠生七八茎，有时也一茎作穗，直上如鼠尾。中间生一叶如匙，裹茎作房，旁开一口，上下尖。中有花，微青褐色。结实如麻子大，熟后即变为白色，自己落下，一子生一窠。九月苗残取根。

修治
如何具体炮制药物

李时珍说：天南星须用一两以上的为好。治风痰，有生用的，须用温汤洗净，以白矾汤，或皂角汁，浸三天三夜，天天换水，晒干用。若熟用，须在黄土地上掘一小坑，深五六寸，用炭火烧赤，以好酒浇。然后将南星放在里面，用瓦盆盖好，灰泥封回一夜取出用。

药用部分
各部分药用价值分步详解

根

[性味] 味苦，性温，有大毒。

《日华子诸家本草》载：畏附子、干姜、生姜。

李时珍说：虎掌得防风则不麻，得牛胆则不燥，得火炮则不毒。生能伏雄黄、丹砂、焰消。

[主治] 治心痛，寒热结气，积聚伏梁，伤筋痿拘缓，能利水道。（《神农本草经》）

除阴部湿，止风眩。（《名医别录》）

主疝气肿块、肠痛，伤寒时疾，能强阴。（甄权）

主中风麻痹，能除痰下气，利胸膈，攻坚积，消痈肿，散血堕胎。（《开宝本草》）

刀枪伤、跌打损伤淤血，取南星捣烂敷。（陈藏器）

性状图解
药物各部分性状、性味、主治详细图解

　　根如豆大，一茎作穗，直上如鼠尾，中间生一叶如匙，裹茎作房，旁开一口，中有花，微青褐色，结实如麻子大，熟后即变为白色。

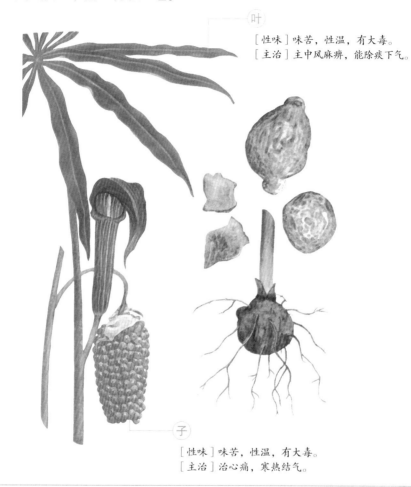

叶
[性味]味苦，性温，有大毒。
[主治]主中风麻痹，能除痰下气。

子
[性味]味苦，性温，有大毒。
[主治]治心痛，寒热结气。

附方
集历代医家大成之实用妙方

名称	主治	药方配伍
未具名	口眼歪斜	天南星（生）研为末，用自然姜汁调匀。病在左侧，敷右侧；病在右侧，敷左侧
未具名	风痰咳嗽	大天南星一枚，炮裂研成末。每取一钱，加水一盏，姜三片，煎成五分，温服，早、中、晚各一次

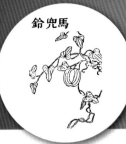

铃兜马

07 | 马兜铃
清肺降气，止咳平喘

- 归类
  草部·蔓草类

- 功效
  清肺降气，止咳平喘，清肠消痔。

- 形态特征
  长达1米余，全株无毛。根细长，圆柱形，外皮黄褐色，有香气，断面有油点。茎有棱，捻揉有特殊臭气。种子扁平三角形。

- 产地分布
  黄河以南至长江流域，南至广西等地。

- 成品选鉴
  表面黄绿色、灰绿色或棕褐色，轻而脆，内表面平滑而带光泽，有密的横向脉纹。

集解
历代医家对药物的经典论述

马兜铃始载于《雷公炮炙论》。《新修本草》载有独行根，曰："蔓生，叶似萝摩，其子如桃李，枯则头四开，悬草木上。其根扁，长尺许，作葛根气，亦似汉防己。生古堤城旁，山南名为土青木香，疗丁肿大效。一名兜零根。"

《本草图经》曰："马兜铃生关中，今河东、河北、江、淮、夔、浙州郡皆有之。春生苗，如藤蔓。叶如山芋叶而厚大，背白。六月开黄紫花，颇类枸杞花。七月结实枣许大，如铃，作四五瓣。"

《本草衍义》曰："马兜铃蔓生，附木而上，叶脱时铃尚垂之，其状如马项铃，故得名。然熟时则自拆，拆开有子。全者采得时须八九月间。"据以上所述形性、产地分析，此当为马兜铃科植物马兜铃或其近缘植物北马兜铃。《植物名实图考》则进一步指出前代本草对马兜铃花的错误记述，曰："唯花作筩，似角上弯，又似喇叭，色紫黑，与《图经》花如枸杞花殊戾。"其附图三果枝则与马兜铃极似。

修治
如何具体炮制药物

《博济方》载，微炒用。

现行，取净马兜铃碎片，置锅内，用文火加热炒至表面色变棕黄色，偶有焦斑，取出放凉。

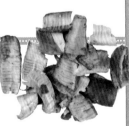

药用部分
各部分药用价值分步详解

果实

[性味] 味苦，性寒，无毒。

[主治] 主肺热咳嗽，痰结喘促，血痔瘘疮。（《开宝本草》）

治肺气上急，坐息不得，咳嗽连连不止。（甄权）

清肺气，补肺，去肺中湿热。（张元素）

性状图解
药物各部分性状、性味、主治详细图解

全株无毛。茎有棱，缠绕成团。叶片三角状心形，种子多数，扁平三角形，周围有宽翅。

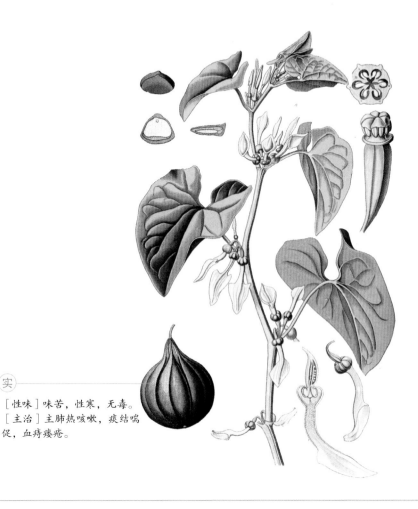

实

[性味] 味苦，性寒，无毒。
[主治] 主肺热咳嗽，痰结喘促，血痔瘘疮。

附方
集历代医家大成之实用妙方

名称	主治	药方配伍
未具名	水肿腹大喘急	用马兜铃煎汤，每日服
未具名	肺气喘急	马兜铃二两，去壳及膜，加酥油半两，拌匀后用慢火炒干，再加炙甘草一两，同研成末。每次取一钱，加水一盏，煎至六成，温服，或噙口中咽服

草部·隰草类

败酱

产地分布　全国各地。

成熟周期　花期7~8月。

形态特征　根状茎横走，有陈腐气味；地上茎下部有脱落性倒生粗毛，茎上部近无毛或有一排硬毛。基部叶簇生，卵形或长卵形，有长柄，不裂或羽状分裂，边缘有粗齿，花时枯萎。

功效　清热利湿，解毒排脓，活血去淤。

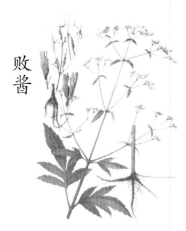

迎春花

产地分布　华南和西南的亚热带地区，华北以及安徽、河南等地。

成熟周期　花期3~5月。

形态特征　枝条细长，呈拱形下垂生长，植株较高，可达5米，侧枝健壮，四棱形，绿色。三出复叶对生，长2~3厘米，小叶卵状椭圆形。

功效　主治发热头痛、小便热痛，解热发汗、利尿。

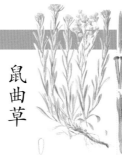

鼠曲草

鼠曲草

产地分布　主产于台湾、华东、华南、华中、华北、西北及西南各省区。

成熟周期　花期4~6月，果期8~9月。

形态特征　茎直立，簇生，密被白色绵毛。叶互柄；基部和花期时枯萎，下部和中部叶片倒披针形或匙形，长2~7厘米，宽4~12毫米，先端具小尖，基渐渐狭，下延，全缘，两面被灰白色绵毛。头状花序多数，通常在茎端密集成伞房状。

功效　祛痰止咳，平喘，祛风湿。

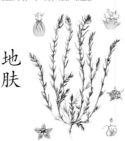

地肤

地肤

产地分布　全国各地。

成熟周期　花期7~9月，果期8~10月。

形态特征　茎直立，多分枝；分枝与小枝散射或斜升，淡绿色或浅红色，幼时有软毛，后变光滑。叶片线形或披针形，两端均渐狭细，全缘，无毛或有短柔毛；无柄。花无梗；花被5裂，下部联合，结果后，背部各生1横翅。胞果扁球形，包在草质花被内。

功效　主膀胱热，能利小便，补中益精气。

瞿麦

产地分布　主产于河北、四川、湖北、湖南、浙江、江苏等地。

成熟周期　夏、秋季花果期采割。

形态特征　茎丛生，直立，上部二歧分枝，节膨大。叶对生，线形至线状披针形，顶端渐尖，基部成短鞘状抱茎，全缘，两面粉绿色。种子扁平，黑色，边缘有宽于种子的翅。

功效　利尿通淋，破血通经。

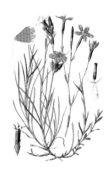

瞿麦

葶苈

产地分布　东北、华北、西北、华东、西南等地。

成熟周期　翌年4月底5月上旬采收。

形态特征　茎直立，或自基部具多数分枝，被白色微小头状毛。基生叶有柄；叶片狭匙形或倒披针形，一回羽状浅裂或深裂，先端短尖，边缘有稀疏缺刻状锯齿，基部渐狭；茎生叶披针形或长圆形。

功效　泻肺降气，祛痰平喘，利水消肿，泄逐邪。

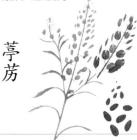

葶苈

马鞭草

产地分布：山西、陕西、甘肃、新疆、江苏、安徽、浙江、江西、福建等地。

成熟周期：6~8月花开时采收。

形态特征：茎四方形，节及枝上有硬毛。叶片卵圆形、倒卵形至长圆状披针形，基生叶的边缘通常有粗锯齿及缺刻；茎生叶多为3深裂，裂片边缘有不整齐锯齿，两面均被硬毛。

功效：清热解毒，活血通经，利水消肿，截疟。

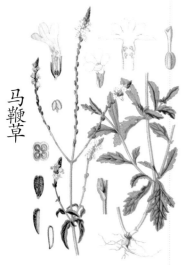

马鞭草

海金沙

产地分布：华东、中南、西南地区及陕西、甘肃等地。

成熟周期：立秋前后采收。

形态特征：根茎细而匍匐，被细柔毛。茎细弱、呈干草色，有白色微毛。叶为1~2回羽状复叶，纸质，两面均被细柔毛；能育羽片卵状三角形，小叶卵状披针形，边缘有温齿或不规则分裂，上部小叶无柄，羽状或载形，下部小叶有柄。

功效：清热解毒，利水通淋。

青黛

产地分布：河北、山西、陕西、甘肃、山东、江苏、安徽、河南、湖北、四川等地。

成熟周期：8月采摘。

形态特征：青叶狭长，茎赤色，高3~4尺，独茎，梢间开黄色花，秋天结实像莲，内作房瓣。

功效：清热解毒，消肿散结，风热感冒。

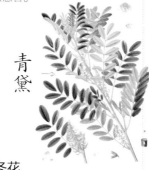

青黛

款冬花

产地分布：主产于河南、甘肃、山西等地。

成熟周期：12月或地冻前当花尚未出土时采挖。

形态特征：本品呈长圆棒状。单生或2~3个基部连生。上端较粗，下端渐细或带有短梗，外面被有多数鱼鳞状苞片。苞片外表面紫红色或淡红色，内表面密被白色絮状绒毛。体轻，撕开后可见白色绒毛。气香，味微苦而辛。

功效：润肺下气，止咳化痰。

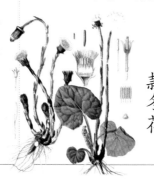

款冬花

蓼

产地分布：全国各地。

成熟周期：花期7~8月。

形态特征：一年生或多年生草本，节常膨大。托叶鞘状，抱茎。花小，白色或浅红色，穗状花序或头状花序。生长在水边或水中。

功效：行滞化湿，散淤止血。

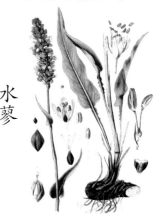

水蓼

水蓼

产地分布：全国各地。

成熟周期：花期7~8月。

形态特征：一年生草本，高20~80厘米，直立或下部伏地。茎红紫色，无毛，节常膨大，且具须根。叶互生，披针形成椭圆状披针形。

功效：行滞化湿，散淤止血，祛风止痒，解毒。

甘蓝

产地分布：全国各地。

成熟周期：花期4月，果期5月。

形态特征：二年生草本，高30~90厘米，全体具白粉。基生叶广大，肉质而厚，倒卵形或长圆形，长15~40厘米。

功效：清利湿热，散结止痛，益肾补虚。

萹蓄

产地分布：全国各地。

成熟周期：花期4~8月，果期
6~9月。

形态特征：植物体有白色粉
霜。茎平卧地上或斜上伸展，
基部分枝，绿色，具明显沟
纹，无毛，基部圆柱形，幼校
具棱角。叶片窄长椭圆形或披
针形，先端钝或急尖，基部楔
形，两面均无毛，侧脉明显。

功效：利水通淋，杀虫止痒。

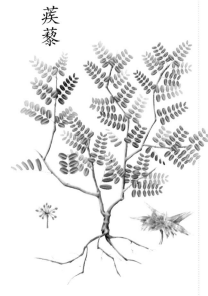

蕨藜

蕨藜

产地分布：海南、云南等地。

成熟周期：5~8月采收。

形态特征：全株被绢丝状柔
毛。托叶披针形，叶为偶数羽
状复叶；先端尖或钝，表面无
毛或仅沿中脉有丝状毛，背面
被以白色伏生的丝状毛。果实
为离果，五角形或球形，由5个
呈星状排列的果瓣组成，背面
有短硬毛及瘤状突起。

功效：祛风和血。

谷精草

产地分布：华东、西南及湖
南、台湾等地。

成熟周期：秋季采收。

形态特征：丛生，叶像嫩谷
秧。抽细茎，高4~5寸，茎头
有小白花，点点如乱星。

功效：祛风散热，明目退翳。

鳢肠

产地分布：全国各地。

成熟周期：春、秋季采收。

形态特征：全株光滑无毛。根
有时块状。叶互生；着生于叶
片近中心处；叶盾状近圆形，
由叶柄着生处向四方发出，边
缘有波状钝角，下面通常被毛
或有乳凸点。

功效：清热解毒，凉血止血。

半边莲

产地分布：长江以南地区。

成熟周期：多于夏季采收。

形态特征：贴着地面蔓生，梗
细，节节生细叶。开淡红紫色的
小花，只有半边，如莲花状。

功效：清热解毒，利水消肿。

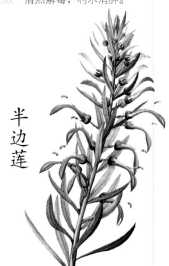

半边莲

虎杖

产地分布：山东、河南、湖
北、江西、福建、台湾、云
南、四川等地。

成熟周期：春、秋二季采挖。

形态特征：根状茎横走，木质
化，外皮黄褐色。茎直立，丛
生，中空，表面散生红色或紫
红色斑点。叶片宽卵状椭圆形
或卵形，顶端急尖，基部圆形
或阔楔形；托叶鞘褐色，早
落。花单性，雌雄异株，圆锥
花序腋生，瘦果椭圆形，有3
棱，黑褐色，光亮。

功效：祛风利湿，散淤定痛，
止咳化痰。

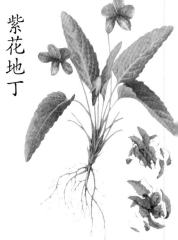

紫花地丁

紫花地丁

产地分布：东北、华北等地。

成熟周期：花期4~5月。

形态特征：叶基生，狭披针形
或卵状披针形，边缘具圆齿，
叶柄具狭翅，托叶钻状三角
形，有睫毛。花有卡柄，萼片
卵状披针形，花瓣紫堇色，具
细管状，直或稍上弯。

功效：清热解毒。

止血凉血，通利血脉

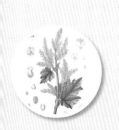 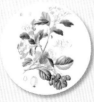 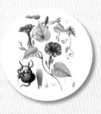 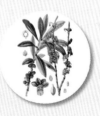 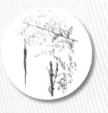

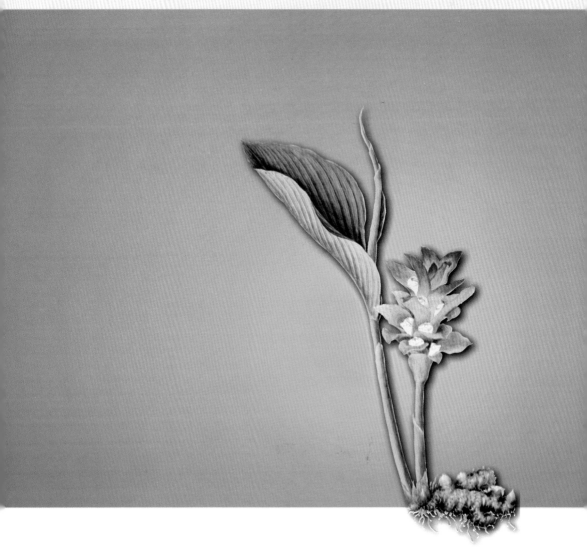

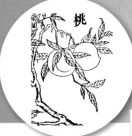

01 | 桃

补中益气，养阴生津

集解
历代医家对药物的经典论述

陶弘景说：桃树现在到处都有。用桃核仁入药，应当取自然裂开的种核最好，山桃仁不能用。

李时珍说：桃的品种很多，易于栽种，而且结实也早。桃树栽种五年后应当用刀割树皮，以流出脂液，则桃树可多活几年。桃花有红、紫、白、千叶、二色的区别；桃子有红桃、绯桃、碧桃、细桃、白桃、乌桃、金桃、银桃、胭脂桃，都是以颜色命名。有绵桃、油桃、御桃、方桃、匾桃、偏核桃、脱核桃，都是以外形命名。有五月早桃、十月冬桃、秋桃、霜桃，都是以时令命名。这些桃子都能食用，只有山中毛桃，即《尔雅》中所说的榹桃，小而多毛，核黏味差。但它的仁饱满多脂，可入药用，这大概是外不足而内有余吧。

修治
如何具体炮制药物

李时珍说：桃仁行血，宜连皮、尖生用。润燥活血，宜汤浸去皮、尖炒黄用。双仁的有毒，不能食用。

药用部分
各部分药用价值分步详解

实

[性味] 味辛、酸、甘，性热，微毒。多食令人生热。

李时珍说：生桃吃多了，会令人膨胀，生痈疖，有损无益。五果中将桃列为下品就是由此而来。

[主治] 制成果脯食用，益于养颜。（《日华子诸家本草》）

仁

[性味] 味苦、甘，性平，无毒。

[主治] 主淤血血闭，腹内积块，杀小虫。（《神农本草经》）

花

[性味] 味苦，性平，无毒。

[主治] 使人面色润泽。（《神农本草经》）

释名

李时珍说：桃树开花早，易种植且子多，故字从木、兆。十亿称兆，是多的意思。

● 归类
果部·五果类

● 功效
补中益气，养阴生津，润肠通便。

● 形态特征
叶卵状披针形或圆状披针形，边缘具细密锯齿，两边无毛或下面脉腋间有鬓毛；花单生，先叶开放，近无柄，萼筒钟，有短绒毛，裂叶卵形；花瓣粉红色，倒卵形或矩圆状卵形；果球形或卵形，径 5～7 厘米，表面被短毛，白绿色。

● 产地分布
主产于辽宁、吉林、黑龙江等地。

● 成品选鉴
黄色或黄棕色，壁一边略厚，层纹细密；表面观类圆形、圆多角形或类方形，底部壁上纹孔大而较密。

性状图解
药物各部分性状、性味、主治详细图解

叶卵状披针形或圆状披针形，边缘具细密锯齿，两边无毛或下面脉腋间有鬓毛；花单生，先叶开放，近无柄；萼筒钟，有短绒毛，裂叶卵形；花瓣粉红色，倒卵形或矩圆状卵形；果球形或卵形，径5～7厘米，表面被短毛，白绿色。

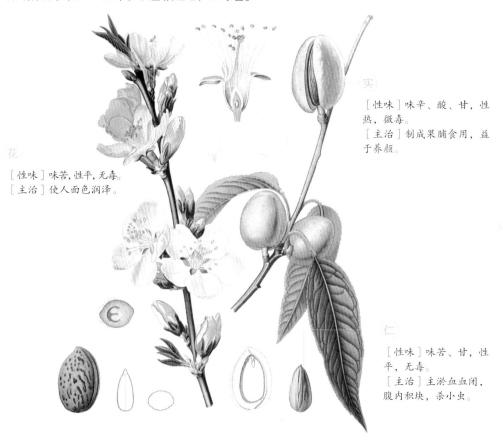

［性味］味辛、酸、甘，性热，微毒。
［主治］制成果脯食用，益于养颜。

［性味］味苦，性平，无毒。
［主治］使人面色润泽。

［性味］味苦、甘，性平，无毒。
［主治］主淤血血闭，腹内积块，杀小虫。

附方
集历代医家大成之实用妙方

名称	主治	药方配伍
未具名	上气咳嗽，胸满气喘	桃仁 三两 + 水 一升 + 粳米 二合 煮粥食用
未具名	崩中漏下	桃核烧存性，研为末，用酒送服一匙，一天三次

索胡延

02 | 延胡索
活血利气，止痛通络

释名

又名 玄胡索。
王好古说：此草名
玄胡索，因避宋真宗
讳，故改玄为延。

● 归类
草部·山草类

● 功效
活血利气，止痛通络。

● 形态特征
块茎不规则扁球形或
倒圆锥形，表面灰黄
色或黄棕色，有网状
细皱纹，上端有略凹
的茎痕，底部中央略
凹呈脐状，有圆锥状
小突起。

● 产地分布
主产于浙江、江苏、
山东、河北等地。

● 成品选鉴
表面黄色或褐黄色，质
坚硬而脆，断面黄色，
角质，有蜡样光泽。无
臭，味苦。以个大、饱
满、质坚、色黄、内色
黄亮者为佳。

集解
历代医家对药物的经典论述

陈藏器说：延胡索生长在奚地，从安东道运来，根像半夏，色黄。

李时珍说：奚也就是东北夷地。现在二茅山西上龙洞有栽种。每
年寒露后栽种，立春后生苗，叶如竹叶样，三月长三寸高，根丛生像
芋卵，立夏后挖取。

药用部分
各部分药用价值分步详解

根

［性味］味辛，性温，无毒。

王好古说：味苦、辛，性温，纯阳，浮，入手、足太阴经。

［主治］能破血，疗妇人月经不调，腹中结块，崩漏，产后各种血病，
血运，暴血冲上，因损下血。将其煮酒或用酒磨服。（《开宝本草》）

能除风治气，暖腰膝，止暴腰痛，破癥瘕，治跌打损伤淤血，能
落胎。（《日华子诸家本草》）

治心气小腹痛，有神。（王好古）

能活血利气，止痛，通小便。（李时珍）

茎

［性味］味辛，性温，无毒。

［主治］能治腹中结块，崩漏。

延胡索的故事

唐末年间，在浙江东阳有座青山叫做西门岩。有一天，一位老人
上山采药时，不慎失足翻落下山，昏迷不醒。儿孙们闻讯赶到，只见
他鼻青眼肿，身上青一块、紫一块的。当老人苏醒过来，自觉遍身疼
痛，动弹不得。他让后辈挖出身旁野草的球茎，嚼食，并煎水服。过
了几天，疼痛即止，红肿亦消，行走也自如了。儿孙们见此药的功效
如此神速，便问老人它叫什么药，答曰："延胡索。"从此，延胡索
就在这一带应用开来，并逐渐传至其他地方。

性状图解
药物各部分性状、性味、主治详细图解

　　块茎扁球形，上部略凹陷，下部生须根，有时纵裂成数瓣，断面深黄色。茎直立或倾斜。叶宽三角形，花冠淡紫红色，葫果条形，数粒，细小，扁长圆形，黑色，有光泽，表面密布小凹点。

茎
[性味]味辛，性温，无毒。
[主治]能治腹中结块，崩漏。

根
[性味]味辛，性温，无毒。
[主治]能破血，疗妇人月经不调。

附方
集历代医家大成之实用妙方

名称	主治	药方配伍		
未具名	老少咳嗽	延胡索 一两	枯矾 二钱半	共研为末。每次取二钱，用软糖一块和药含咽
未具名	尿血	延胡索 一两	朴硝 七钱半	研末，每次服四钱，用水煎服
未具名	妇女气血淤滞引起的腹中刺痛、月经不调	延胡索去皮醋炒，当归酒浸炒各一两，橘红二两，共研为末，酒煮米糊和药做成丸子，如梧桐子大，每次空腹用艾醋汤送服一百丸		

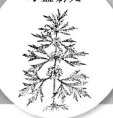

母益蔚芜

集解
历代医家对药物的经典论述

李时珍说：芜蔚在近水湿处生长繁茂。初春生苗，像嫩蒿，到夏天长至三四尺高，茎是方的，像麻黄茎。它的叶子像艾叶，但叶背为青色，一梗有三叶，叶子有尖尖的分叉。此草一寸左右长一节，节节生穗，从簇抱茎。四五月间，穗内开小花，花为红紫色，也有淡白色的。每个花萼内有细子四粒，大小像茼蒿子，有三棱，为褐色。其草生长期间有臭气，夏至后即枯萎，根为白色。

修治
如何具体炮制药物

凡用，微炒香，也可以蒸熟，放烈日下晒干，舂簸去壳，取仁使用。

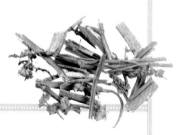

药用部分
各部分药用价值分步详解

子

[性味] 味辛、甘，性微温，无毒。

[主治] 主明目益精，除水汽，久服轻身。（《神农本草经》）

治风解热，顺气活血，养肝益心，安魂定魄，调妇女经脉，治非经期大出血或出血不断、产后胎前各种病。长期服用令妇女有孕。（李时珍）

茎、苗、叶、根

[性味] 陈藏器说：性寒。

[主治] 治瘼麻疹，可作汤洗浴。（《神农本草经》）

捣汁服用，治浮肿，能利水。消恶毒疔肿、乳痈丹游等毒，都可用益母草茎叶外敷。另外，服汁可下死胎，疗产后血胀闷。将汁滴入耳内，治聤耳。捣碎外敷可治蛇虫毒。（苏恭）

活血破血，调经解毒。治流产及难产，胎盘不下，产后大出血、血分湿热、血痛，非经期大出血或出血不断，尿血、泄血，疳痢痔疾，跌打后内伤淤血，大小便不通。（李时珍）

- 归类
  草部·隰草类

- 功效
  活血调经，清肝明目。

- 形态特征
  本品呈三棱形。表面灰棕色至灰褐色，有深色斑点，果皮薄，子叶类白色，富油性。无臭，味苦。

- 产地分布
  全国各地。

- 成品选鉴
  茎表面灰绿色或黄绿色；体轻，质韧，断面中部有髓。叶片灰绿色，多皱缩，易脱落。

性状图解

药物各部分性状、性味、主治详细图解

　　茎上部多分枝，表面青绿色，断面中部有髓。叶交互对生，有柄；叶片青绿色，质鲜嫩，揉之有汁；下部茎生叶掌状3裂，上部叶羽状裂成3片，少数有锯齿。气微，味微苦。

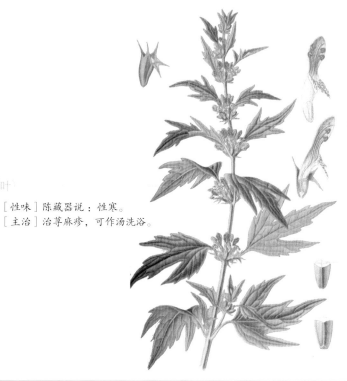

[性味] 陈藏器说：性寒。
[主治] 治荨麻疹，可作汤洗浴。

[性味] 陈藏器说：性寒。
[主治] 治荨麻疹，可作汤洗浴。

[性味] 味辛、甘，性微温，无毒。
[主治] 主明目益精，除水汽，久服轻身。

附方

集历代医家大成之实用妙方

名称	主治	药方配伍
益母膏	产妇诸疾及内伤淤血	益母草全草洗净，摊晒干后用竹刀切为小段，不要用铁刀。切好后将其放在大锅中，加水至浸过益母草二三寸，煮至草烂水余三分之一，去草取汁，得五六斗。将取得的汁放盆中澄清半日后，滤去浊渣，以清汁在慢火上煎取一斗，状如糖稀，收存瓶中。每取一杯，用温酒和服，一天两次
二灵散	赤白杂痢	益母草　　陈盐梅　　研为末，每次服三钱，白痢用干姜汤送服，赤痢用甘草汤送服 等份　　　等份

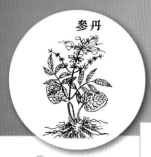

参丹

04 丹参
活血通络，止烦益气

释名

又名赤参、山参、郄蝉草、木羊乳、逐马、奔马草。

李时珍说：五参五色配五脏。故人参入脾名黄参，沙参入肺名白参，玄参入肾名黑参，牡蒙入肝名紫参，丹参入心名赤参。

萧炳说：丹参治风湿脚软，用药后可追奔跑的马，所以叫奔马草，我曾经用此药治过病人，确实有效。

- 归类
草部·山草类

- 功效
活血，通心包络，治疝气痛。

- 形态特征
叶如野苏而尖，青色有皱毛。小花成穗像蛾形，中间有细子，根皮红而肉色紫。

- 产地分布
四川、安徽、江苏、河南、山西等地。

- 成品选鉴
表面棕褐色，具纵皱纹及须根痕；质坚硬，易折断，断面纤维性。木部黄白色，导管放射状排列。

集解
历代医家对药物的经典论述

《名医别录》载：丹参生于桐柏山川谷及泰山，五月采根晒干用。

苏颂说：现在陕西、河东州郡及随州都有，二月生苗，高一尺多。茎方有棱，为青色。它的叶不对生，如薄荷而有毛，三至九月开花成穗，花为紫红色，像苏花。根红色，如手指般大，长一尺多，一苗多根。

苏恭说：丹参冬季采挖的好，夏季采挖的虚恶。

李时珍说：丹参各处山中都有。一枝上长五叶，叶如野苏而尖，青色有皱毛。小花成穗像蛾形，中间有细子，根皮红而肉色紫。

药用部分
各部分药用价值分步详解

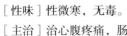

根

[性味] 味苦，性微寒，无毒。

徐之才说：畏咸水，反藜芦。

[主治] 治心腹疼痛，肠鸣，寒热积聚，能破癥除瘕，止烦满，益气。（《神农本草经》）

养血，除心腹痼疾结气，能强腰脊治脚痹，除风邪留热。久服对人体有益。（《名医别录》）

泡酒饮用，疗风痹脚软。（陶弘景）

主治各种邪气所致的脘腹胀痛、腹中雷鸣，能定精。（甄权）

养神定志，通利关节血脉，治冷热劳，骨节疼痛，四肢不遂，头痛赤眼，热温狂闷，破淤血，生新血，安生胎，堕死胎，止血崩带下。治妇人月经不调，血邪心烦，疗恶疮疥癣，瘿瘤肿毒丹毒，排脓止痛，生肌长肉。（《日华子诸家本草》）

活血，通心包络，治疝气痛。（李时珍）

叶

[性味] 性微寒，无毒。

[主治] 治心腹疼痛，肠鸣。

性状图解
药物各部分性状、性味、主治详细图解

　　叶如野苏而尖，青色有皱毛。茎有长柔毛，小叶椭圆卵形，组成顶生或腋生假总状花序，小花成穗像蛾形，中间有细子，根皮红而肉色紫。小坚果黑色，椭圆形。

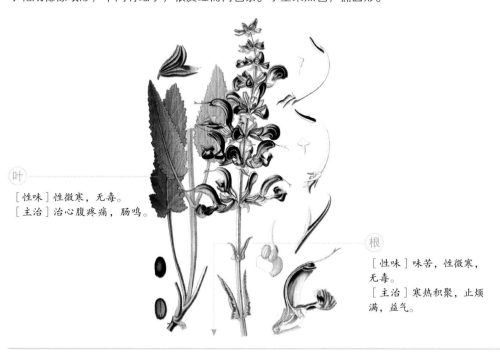

叶
[性味]性微寒，无毒。
[主治]治心腹疼痛，肠鸣。

根
[性味]味苦，性微寒，无毒。
[主治]寒热积聚，止烦满，益气。

附方
集历代医家大成之实用妙方

名称	主治	药方配伍
丹参散	月经不调，胎动不安，产后恶露不净，兼治冷热劳，腰脊痛，骨节烦疼等	取丹参洗净切片，晒干研细。每次用温酒送服二钱
参摩膏	小儿惊痫发热	丹参（半两） + 雷丸（半两） + 猪油（二两）　同煎沸，滤去渣，取汁收存。用时，抹于小儿身体表面，每日三次
未具名	乳痈	丹参（二两） + 白芷（二两） + 芍药（二两）　捣碎，用醋浸一夜，加猪油半斤，用小火熬成膏，去渣取浓汁外敷

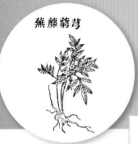

蘼芜藁本

05 | 川芎

泻肺降气，下痰止嗽

集解
历代医家对药物的经典论述

《名医别录》载：芎䓖叶名蘼芜。

苏颂说：关陕、川蜀、江东山中多有生长，而以川蜀生长的最好。芎䓖四五月生叶，像水芹、胡荽、蛇床子，成丛生长而茎细。它的叶非常香，江东、蜀人因此采其叶当茶泡水喝。芎䓖七八月开碎白花，像蛇床子花；根瘦而坚硬，为黄黑色。

李时珍说：蜀地气候温和，人工多载培芎䓖，深秋时节茎叶也不枯萎。清明后，上年的根长出新苗，将枝分出后横埋入土，则节节生根。八月的时候根下开始结川芎，便可挖取蒸后晒干备用。《救荒本草》上说：芎䓖叶像芹菜叶但略微细窄些，有丫叉；也像白芷叶，叶细；又像胡荽叶而微壮；还有一种像蛇床叶但比它粗些。芎䓖的嫩叶可以食用。

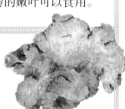

药用部分
各部分药用价值分步详解

根

[性味]味辛，性温，无毒。

张元素说：性温，味辛、苦，气厚味薄，浮而升，属阳。川芎为少阳本经引经药，入手、足厥阴经气分。

徐之才说：与白芷相使，畏黄连，伏雌黄。配细辛用，可止痛疗金疮。配牡蛎用，治头风吐逆。

[主治]治中风头痛，寒痹筋挛拘挛，刀箭伤，妇人经闭不孕。（《神农本草经》）

除脑中冷痛，面上游风，泪出多涕，疗各种寒冷气，胸腹胁肋胀痛，能温中散寒。（《名医别录》）

治腰腿软弱，半身不遂，胞衣不下。（甄权）

新血、止吐血、鼻出血、尿血，治脑痈发背，瘰疬瘿赘，痔瘘疮疥，能长肉排脓，消淤血。（《日华子诸家本草》）

疏肝气，补肝血，润肝燥，补风虚。（王好古）

燥湿，止泻痢，行气开郁。（李时珍）

性状图解
药物各部分性状、性味、主治详细图解

多年生草本。全株有浓烈香气。根茎呈不规则的结节状拳形团埤，下端有多数须根。茎直立，圆柱形，中空，表面有纵直沟纹根茎匍匐，下部木质化。单叶对生，具短柄。

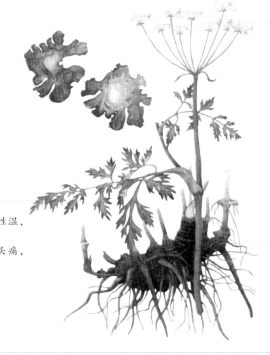

花
[性味] 味辛，性温，无毒。
[主治] 治刀箭伤，妇人经闭不孕。

叶
[性味] 味辛，性温，无毒。
[主治] 治中风头痛，寒痹筋挛拘挛。

根
[性味] 味辛，性温，无毒。
[主治] 疏肝气，补肝血，润肝燥，补风虚。

附方
集历代医家大成之实用妙方

名称	主治	药方配伍
未具名	气厥头痛，妇人气盛头痛及产后头痛	川芎 天台乌药 研为末，每次用葱茶调服二钱。又方：川芎加白术，水煎服 等份 等份
未具名	食入即吐	川芎 茶叶 水 煎至五分，饭前热服 一钱 二钱 一盏
未具名	崩漏下血	用川芎一两，清酒一大盏，煎至五分，慢慢服下。又方：上方另加生地黄汁二合，同煮

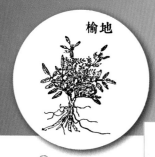
地榆

06 | 地榆
凉血止血，清热解毒

集解
历代医家对药物的经典论述

《名医别录》载：地榆生长在桐柏及兔句的山谷中，二月、八月采根晒干用。

苏颂说：现在各处的平原川泽都有地榆。它的老根在三月里长苗，初生时铺在地面，独茎直上，高三四尺，叶子对分长出，像榆叶但窄而细长，呈锯齿状，青色。七月开花像椹子，为紫黑色。它的根外黑里红，像柳根。

陶弘景说：可用来酿酒。山里人在没有茶叶时，采它的叶泡水喝，也很好。叶还能炸着吃。把它的根烧成灰，能够烂石，故煮石方里古人经常使用它。

药用部分
各部分药用价值分步详解

根

[性味] 味苦，性微寒，无毒。

徐之才说：恶麦门冬，伏丹砂、雄黄、硫黄。

[主治] 主产后腹部隐痛，带下崩漏，能止痛止汗，除恶肉，疗刀箭伤。（《神农本草经》）

止脓血，治诸瘘恶疮热疮，补绝伤，疗产后内塞，可制成膏药治疗刀箭创伤。能解酒，除渴，明目。（《名医别录》）

治冷热痢疾，疳积，有很好的效果。（《开宝本草》）

止吐血、鼻出血、便血、月经不止、崩漏及胎前产后各种血证，并治水泻。（《日华子诸家本草》）

治胆气不足。（李杲）

地榆汁酿的酒，可治风痹，且能补脑将地榆捣汁外涂，用于虎、犬、蛇虫咬伤。（李时珍）

叶

[性味] 味苦，性微寒，无毒。

[主治] 作饮代茶，甚解热。

释名

又名玉豉、酸赭。李时珍说：据《外丹方言》说，地榆也叫酸赭，因它味酸，色如赭。现在蕲州当地人把地榆叫做酸赭，又讹传赭为枣，则地榆、酸赭为一种药物，主治功用也相同，所以将《名医别录》中"有名未用"类的酸赭合并。

● 归类
草部・山草类

● 功效
凉血止血，清热解毒。

● 形态特征
叶子对分长出，呈锯齿状，青色。花像椹子，为紫黑色。根外黑里红，像柳根。

● 产地分布
主产于江苏、浙江等地。

● 成品选鉴
表面棕褐色，具明显纵皱。质坚，稍脆，横断面形成层环明显，皮部淡黄色，木部棕黄色或带粉红色，呈显著放射状排列。气微，味微苦涩。

性状图解

药物各部分性状、性味、主治详细图解

　　根粗壮，多呈纺锤形，茎直立，有棱；叶子对分长出，卵圆形，呈锯齿状，青色。花像椹子，为紫黑色。根外黑里红，像柳根。穗状花序椭圆形，果实包藏在宿存萼筒内，外面有斗棱。

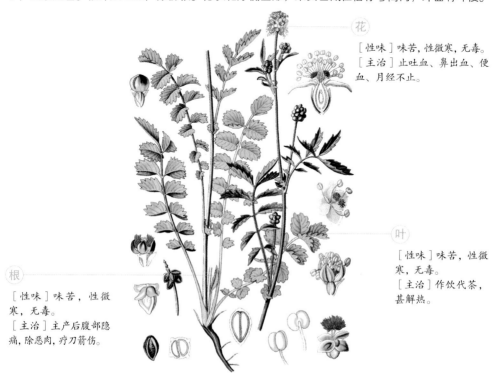

花

[性味]味苦，性微寒，无毒。

[主治]止吐血、鼻出血、便血、月经不止。

叶

[性味]味苦，性微寒，无毒。

[主治]作饮代茶，甚解热。

根

[性味]味苦，性微寒，无毒。

[主治]主产后腹部隐痛，除恶肉，疗刀箭伤。

附方

集历代医家大成之实用妙方

名称	主治	药方配伍
未具名	血痢不止	地榆晒干研末，每服二钱，掺在羊血上炙熟食下，用捻头汤送下
未具名	久病肠风下血，痛痒不止	地榆 五钱 + 苍术 一两 + 水 二盏 　煎取一盏，空腹服，一日一次
未具名	便血，长期不愈	地榆 二两 + 鼠尾草 二两 + 水 二升 　煮成一升，一次服完

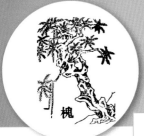

07 | 槐
清热泻火，凉血止血

释名

槐者，同怀，指怀念来人之意。

- **归类**
  木部·灌木类

- **功效**
  清热泻火，凉血止血。用于肠热便血、痔肿出血、肝热头痛、眩晕目赤。

- **形态特征**
  干燥荚果圆柱形，有时弯曲，种子间缢缩成连珠状，表面黄绿色、棕色至棕黑色，一侧边缘背缝线黄色。

- **产地分布**
  中国北方各地。

- **成品选鉴**
  槐花皱缩而卷曲，花瓣多散落；花萼钟状，黄绿色；花瓣黄色或黄白色。无臭，味微苦。以个大、紧缩，色黄绿，无梗叶者为佳。

集解
历代医家对药物的经典论述

苏颂说：到处都有生长，四五月开黄花，六七月成熟。

李时珍说：槐树在季春时长得像兔子的眼睛，十天后像老鼠的耳朵，十五天后才会有槐树的样子，三十天后叶子才长成。槐实，味苦，寒。主五内邪气热，止涎唾；补绝伤；五痔；火疮；妇人乳瘕，子脏急痛。生平泽。

药用部分
各部分药用价值分步详解

花

　　[性味] 味苦，性平，无毒。

　　[主治] 主咳血、尿血、白带不止。

叶

　　[性味] 味苦，性平，无毒。

　　[主治] 主中风、牙痛。

枝

　　[主治] 风热牙痛，血崩，白带，阴疮搔痒。

实

　　[主治] 肠风泻血，大肠脱肛，内痔、外痔。

考证与传说

槐实为槐树的成熟果实。秋季采摘晒干。清热作用较强，且能润肠，故多用于便秘、痔疮肿痛或兼有出血者。槐实更是养生佳品，魏晋南北朝时期著名的文学家和教育家颜之推在《颜氏家训》中写道："庾肩吾常服槐实，年七十余，目看细字，须发尤黑。"南北朝魏文学家庾肩吾常服用槐实，七十多岁的时候，眼睛还能看清小字，胡须和头发也还很黑，这说明常食槐实对人体健康大有裨益。

性状图解
药物各部分性状、性味、主治详细图解

　　枝叶密生。羽状复叶，花蝶形，夏季开黄白色花，略具芳香。荚果肉质，念珠状不开裂，黄绿色，常悬垂树梢，内含种子1~6粒。种子肾形，棕黑色。

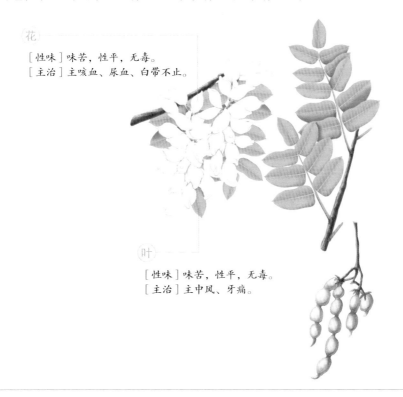

花

[性味] 味苦，性平，无毒。
[主治] 主咳血、尿血、白带不止。

叶

[性味] 味苦，性平，无毒。
[主治] 主中风、牙痛。

附方
集历代医家大成之实用妙方

名称	主治	药方配伍
未具名	疔疮肿毒	用槐花微炒，核桃仁二两，放入酒一碗中煎开多次，热服。疮未成者二三服，疮已成者一二服，即可见效
槐角丸	肠风泻血	槐角 一两　地榆 半两　当归 半两　防风 半两　黄芩 半两　枳壳 半两 共研为末，加酒、糊做成丸子，如梧桐子大。每服五十丸，米汤送下
未具名	内痔、外痔	用槐角子一斗，捣汁晒稠，取地胆为末，同煎成丸，如梧桐子大。每服十丸，水送下

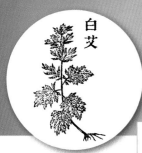

白艾

释名

又名冰台、医草、黄草、艾蒿。

● 归类
草部·隰草类

● 功效
回阳，理气血，逐湿寒，止血安胎。

● 形态特征
多年生草本，地下根茎分枝多。外被灰白色软毛，叶片卵状椭圆形，羽状深裂，基部裂片常成假托叶，裂片椭圆形至披针形，边缘具粗锯齿，正面深绿色，稀疏白色软毛，背面灰绿色，有灰色绒毛。

● 产地分布
东北、华北、华东、西南以及陕西、甘肃等地。

● 成品选鉴
干燥的叶片，多皱缩破碎，上面灰绿色，下面密生灰白色绒毛。质柔软。气清香，味微苦辛。以下面灰白色、绒毛多、香气浓郁者为佳。

集解
历代医家对药物的经典论述

苏颂说：艾到处都有，初春生苗，茎像蒿，叶的背面为白色，以苗短的为好。三月三日、五月五日采叶晒干，陈久的才可用。

李时珍说：自成化以来，认为蕲州所产的艾最好，称为蕲艾。此草多生长在山上及平原。二月老根重新生苗，成丛状。它的茎直生，为白色，高四五尺。叶向四面散开，形状像蒿，分为五尖，桠上又有小尖，叶面青色而背面是白色，有茸毛，柔软而厚实。七八月，叶间长出穗，像车前穗，开小花，结的果实累累盈枝，中间有细子，霜降后才枯萎。人们都是在五月五日连茎割取，晒干后收叶。

修治
如何具体炮制药物

拣取干净的艾叶，扬去尘屑，放入石臼内用木杵捣熟，筛去渣滓，取白的再捣，捣至柔烂如绵为度。用的时候焙干，这样灸火才得力。入妇人丸散中使用，必须用熟艾，用醋煮干，捣成饼子，烘干再捣成细末用。或者用糯糊和做成饼，还有的用酒炒，都不好。

药用部分
各部分药用价值分步详解

叶

[性味] 味苦，性微温，无毒。

李时珍说：艾叶味苦而辛，生艾性温，熟艾性热，可升可降，属阳。入足太阴、厥阴、少阴经。与苦酒、香附相使。

[主治] 灸百病。也可煎服，止吐血下痢，治阴部生疮，妇女阴道出血。能利阴气，生肌肉，辟风寒，使人有子。（《名医别录》）

捣汁服，止损伤出血，杀蛔虫。（陶弘景）

实

[性味] 味苦、辛，性暖，无毒。

[主治] 明目，疗一切鬼气。（甄权）

壮阳，助肾强腰膝，暖子宫。（《日华子诸家本草》）

性状图解
药物各部分性状、性味、主治详细图解

　　多年生草本，地下根茎分枝多。外被灰白色软毛，叶片卵状椭圆形，羽状深裂，基部裂片常成假托叶，裂片椭圆形至披针形，边缘具粗锯齿，正面深绿色，稀疏白色软毛，背面灰绿色，有灰色绒毛。

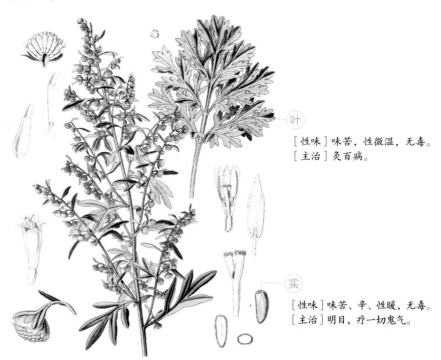

叶

[性味] 味苦，性微温，无毒。
[主治] 灸百病。

实

[性味] 味苦、辛，性暖，无毒。
[主治] 明目，疗一切鬼气。

附方
集历代医家大成之实用妙方

名称	主治	药方配伍			
未具名	流行伤寒，温病头痛，壮热脉盛	用干艾叶三升，加水一斗，煮取一升，一次服完取汗			
未具名	中风口歪	用五寸长的小竹筒一根，一头插入耳内，四周用面密封，另一头用艾灸七壮。病在右则灸左侧，病在左则灸右侧			
未具名	盗汗不止	熟艾 二钱	白茯神 三钱	乌梅 三个	水 一盏

煎至八分，临睡前温服

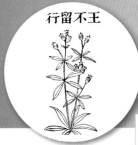

行留不王

释名

又名禁宫花、剪金花、金盏银台。
李时珍说：此药性走而不止，即使有王命也不能留其行，所以叫王不留行。

- 归类
草部·隰草类

- 功效
活血通经，下乳消肿。

- 形态特征
茎直立，上部叉状分枝，节稍膨大。叶对生，粉绿色，卵状披针形或卵状椭圆形，基部稍连合而抱茎。聚伞花序顶生，花梗细长；蒴果卵形，包于宿萼内。种子球形，黑色。

- 产地分布
主产于河北等地。

- 成品选鉴
种子圆球形或近球形，表面黑色，少数红棕色，略有光泽，密布细小颗粒状突起。质硬，难破碎。以粒饱满、色黑者为佳。

集解
历代医家对药物的经典论述

韩保昇说：王不留行到处都有。它的叶像菘蓝，花为红白色，子壳像酸浆，子壳中的果实圆黑像菘子，大如黍粟。三月收苗，五月收子，根、苗、花、子都通用。

李时珍说：王不留行多生长在麦地中。苗高的有一二尺。三四月开小花，像铎铃（形如古代乐器的钟），红白色。结实像灯笼草子，壳有五棱，壳内包一实，大小如豆。实内有细子，像菘子，生白熟黑，正圆如细珠可爱。

药用部分
各部分药用价值分步详解

苗、子

[性味] 味苦，性平，无毒。

[主治] 主金疮止血，逐痛出刺，除风痹内寒。久服轻身耐老增寿。（《神农本草经》）

止心烦鼻衄，痈疽恶疮瘘乳，妇人难产。（《名医别录》）

治风毒，通血脉。（甄权）

疗游风风疹，妇人月经先后不定期，颈背部长疮。（《日华子诸家本草》）

下乳汁。（张元素）

利小便，出竹木刺。（李时珍）

【发明】张元素说：王不留行，用来催乳引导，取其利血脉的作用。

李时珍说：王不留行能走血分，是阳明冲任的药物。民间有"穿山甲、王不留，妇人服了乳长流"的说法，可见其性行而不住。

性状图解
药物各部分性状、性味、主治详细图解

　　茎直立，上部叉状分枝，节稍膨大。叶对生，粉绿色，卵状披针形或卵状椭圆形，基部稍连合而抱茎。聚伞花序顶生，花梗细长；蒴果卵形，包于宿萼内。种子球形，黑色。

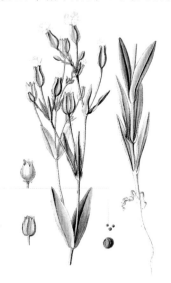

[性味] 味苦，性平，无毒。
[主治] 主逐痛出刺，除风痹内寒。

附方
集历代医家大成之实用妙方

名称	主治	药方配伍
涌泉散	妇人气郁乳少	王不留行 穿山甲 龙骨 瞿麦穗 麦门冬 等份　等份　等份　等份　等份 同研末。每次用热酒调服一钱，服药后再吃猪蹄汤，并用木梳梳乳，助乳汁流出，一日三次
未具名	头风白屑	王不留行、香白芷等份，研为末干撒头皮上，第二天清晨梳去
王不留行汤	痈疽诸疮	王不留行 桃枝 大麻子 蛇床子 牡荆子 苦竹叶 五两　五两　一升　三升　三升　三升 蒺藜子　水 三升　二斗半　茱萸根皮 五两　煮取一斗，频洗患处

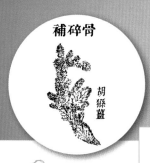

補碎骨

胡猻薑

10 | 骨碎补
补肾强骨，续伤止痛

集解
历代医家对药物的经典论述

苏颂说：现在淮、浙、陕西、夔珞州郡都有骨碎补。它生长在木或石上，多在背阴处，引根成条，上有黄赤毛及短叶附着。又抽大叶成枝。叶面是青绿色，有青黄点；叶背面是青白色，有赤紫点。骨碎补春天生叶，到冬天则干黄。它没有花实，采根入药。

李时珍说：骨碎补的根扁长，略像姜。它的叶有桠缺，很像贯众叶。说它像庵菌叶、石韦叶，都是不对的。

修治
如何具体炮制药物

雷敩说：采来骨碎补，用铜刀刮去黄赤毛，细切，用蜜拌润，入甄中蒸一日，晒干用。如急用只焙干，不蒸也可以。

药用部分
各部分药用价值分步详解

根

[性味] 味苦，性温，无毒。

[主治] 破血止血，补伤折。（《开宝本草》）

主骨中毒气，风血疼痛，补五劳六极，疗足手不收，上热下冷。（甄权）

治恶疮，蚀烂肉，杀虫。（《日华子诸家本草》）

研末，夹猪肾中煨，空腹食，治耳鸣，及肾虚久泄，牙疼。（李时珍）

【发明】苏颂说：骨碎补是入妇人血气的药。蜀人治跌打损伤，筋骨闪折，取其根捣后筛过，用来煮黄米粥，调和裹伤处有效。

李时珍说：骨碎补是足少阴药，所以能入骨，治牙痛及久泻痢。因肾主二便，久泄必肾虚，不能单从脾胃来治疗。

叶

[性味] 味苦，性温，无毒。

[主治] 主骨中毒气，风血疼痛。

释名

又名猴姜、猢狲姜、石毛姜、石庵菌。

陈藏器说：骨碎补本名猴姜。开元皇帝以其主伤折，补骨碎，所以命名骨碎补。江西人叫它胡孙姜，是因为它的外形而得名。

- **归类**
  草部·石草类

- **功效**
  补肾强骨，续伤止痛。

- **形态特征**
  呈扁平长条状，多弯曲，有分枝。表面密被深棕色至暗棕色的小鳞片，柔软如毛，经火燎者呈棕褐色，两侧及上表面均具凸起或凹下的圆形叶痕。

- **产地分布**
  青海、甘肃、陕西、四川、云南等地。

- **成品选鉴**
  呈扁平长条状，多弯曲，有分枝。表面密被深棕色至暗棕色的小鳞片，柔软如毛，经火燎者呈棕褐色，两侧及上表面均具凸起或凹下的圆形叶痕。

性状图解
药物各部分性状、性味、主治详细图解

　　为龙骨科植物槲蕨。根状茎肉质粗壮，长而横走，密被棕黄色、线状凿形鳞片。叶红棕色或灰褐色，卵形，边缘羽状浅裂，两面均无毛，叶脉显著。孢子囊群圆形，黄褐色。

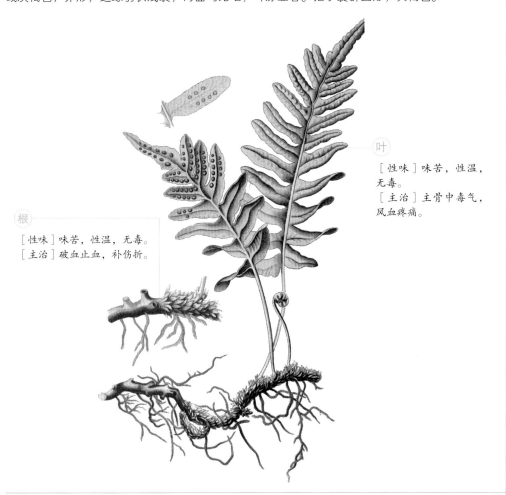

叶
[性味] 味苦，性温，无毒。
[主治] 主骨中毒气，风血疼痛。

根
[性味] 味苦，性温，无毒。
[主治] 破血止血，补伤折。

附方
集历代医家大成之实用妙方

名称	主治	药方配伍
未具名	虚气攻牙，齿痛出血	骨碎补二两，用铜刀锉细，入瓦锅中慢火炒黑，研为末，常用来擦齿，吐出或咽下均可
未具名	肠风失血	骨碎补烧存性五钱，用酒或米汤送服

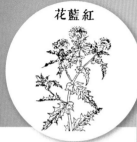

花藍 红

11 红花

活血润燥，止痛散肿

释名

又名红蓝花、黄蓝。苏颂说：此草的花为红色，叶像蓝，故有蓝名。

- **归类**
  草部·隰草类

- **功效**
  产后血晕口噤，腹内恶血不尽绞痛，胎死腹中。

- **形态特征**
  花下结球猬，多刺，花开在球上。球中结实，为白色像小豆大的颗粒。

- **产地分布**
  主产于北京、上海、浙江、江苏等地。

- **成品选鉴**
  筒状花缩弯曲，成团或散在，质柔软。气微香，味微苦。以花冠长、色红、鲜艳、质柔软无枝刺者为佳。

集解

历代医家对药物的经典论述

马志说：红花即红蓝花，生长在梁汉及西域。《博物志》上说，张骞从西域带回种子。现今魏地也有种植。

苏颂说：红蓝花如今到处都有。人们在菜圃里种植，冬季撒子，到春天开始生苗，夏天才开花。花下结球猬，多刺，花开在球上。种植的人乘着露水采花，采后又开花，直到开尽为止。球中结实，为白色像小豆大的颗粒。将它的花晒干，可以用来染红布，还可作胭脂。

李时珍说：红花在二月、八月、十二月都可以下种。在雨后播种，像种麻的方法一样。初生的嫩叶、苗都可以食用。它的叶像小蓟叶，在五月开花，像大蓟花，为红色。

药用部分

各部分药用价值分步详解

花

[性味]味辛，性温，无毒。

[主治]产后失血过多，饮食不进，腹内恶血不尽，绞痛，胎死腹中，用红蓝花和酒煮服。也治蛊毒。（《开宝本草》）

多用破积血，少用养血。（朱震亨）

活血润燥，止痛散肿，通经。（李时珍）

【发明】李时珍说：血生于心包，藏于肝，属于冲任。红花汁与之同类，所以能行男子血脉，通女子经水。多用则行血，少用则养血。

叶

[性味]味辛，性温，无毒。

[主治]活血润燥，止痛散肿，通经。

性状图解
药物各部分性状、性味、主治详细图解

花下结球猬，多刺，花开在球上。球中结实，为白色像小豆大的颗粒。

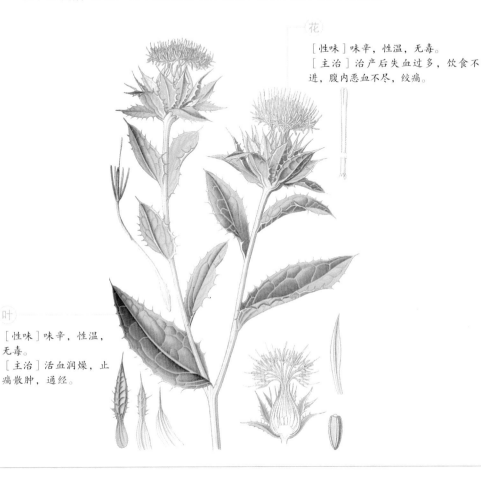

花

[性味]味辛，性温，无毒。
[主治]治产后失血过多，饮食不进，腹内恶血不尽，绞痛。

叶

[性味]味辛，性温，无毒。
[主治]活血润燥，止痛散肿，通经。

附方
集历代医家大成之实用妙方

名称	主治	药方配伍
未具名	风疾兼腹内血气痛	红花一大两，分作四份。取一份，加酒一升，煎取一盏半，一次服下。如不止，再服
未具名	一切肿疾	红花熟捣取汁服
未具名	喉痹壅塞不通	将红花捣烂，取汁一小升服下，以病愈为度。如在冬天没有新鲜的花，可用干花浸湿绞汁煎服

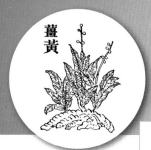

薑黃

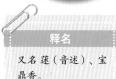

- 归类
草部·芳草类

- 功效
破血行气，通经止痛。

- 形态特征
根茎发达，分枝呈椭圆形或圆柱状，橙黄色，极香。根粗壮，末端膨大成块根。

- 产地分布
江西、福建、台湾、广东、广西、四川、云南等地。

- 成品选鉴
表面深黄色，粗糙。质坚实，不易折断，断面棕黄色至金黄色，角质样，有蜡样光泽。气香特异，味苦、辛。

12 | 姜黄
破血行气，通经止痛

集解
历代医家对药物的经典论述

苏恭说：姜黄的根叶都像郁金。其花春生于根，与苗同出，入夏花灿烂无子。根有黄、青、白三色。

苏颂说：如今江、广、蜀川多有姜黄。它的叶青绿，长一二尺，宽三四寸，有斜纹如红蕉叶而小。姜黄的花为红白色，到中秋时逐渐凋枯。姜黄春末始生，先长花，再生叶，不结实。其根盘曲为黄色，类似生姜而圆，有节。八月采根，切成片晒干。

李时珍说：现在以扁如干姜的，为片子姜黄；圆如蝉腹的，为蝉肚郁金，两者都可浸水染色。蒁的外形虽然像郁金，但色不黄。

药用部分
各部分药用价值分步详解

根

[性味] 味辛、苦，性大寒，无毒。

[主治] 主心腹结积，能下气破血，除风热，消痈肿，药效强于郁金。（《新修本草》）

治癥瘕血块，通月经，治跌打损伤瘀血，止暴风痛冷气，下食。（《日华子诸家本草》）

祛邪辟恶，治气胀，产后败血攻心。（苏颂）

治风痹臂痛。（李时珍）

【发明】李时珍说：姜黄、郁金、蒁药三物，外形功用都相近。但郁金入心治血；姜黄兼入脾，兼治气；蒁药则入肝，兼治气中之血，这是它们的区别。古方五痹汤用片子姜黄，治风寒湿气手臂痛。

叶

[性味] 味辛、苦，性大寒，无毒。

[主治] 治风痹臂痛。

花

[性味] 味辛、苦，性大寒，无毒。

[主治] 祛邪辟恶，治气胀，产后败血攻心。

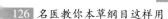

性状图解
药物各部分性状、性味、主治详细图解

根茎发达，分枝呈椭圆形或圆柱状，橙黄色，极香；根粗壮，末端膨大成块根。

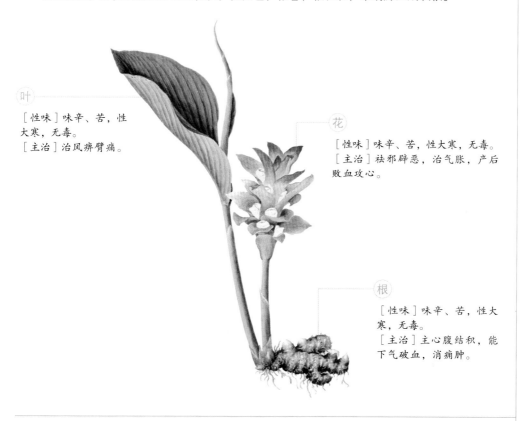

叶
[性味]味辛、苦，性大寒，无毒。
[主治]治风痹臂痛。

花
[性味]味辛、苦，性大寒，无毒。
[主治]祛邪辟恶，治气胀，产后败血攻心。

根
[性味]味辛、苦，性大寒，无毒。
[主治]主心腹结积，能下气破血，消痈肿。

附方
集历代医家大成之实用妙方

名称	主治	药方配伍		
未具名	心痛难忍	姜黄 一两	桂 三两	共研末，每次用醋汤送服一钱
未具名	产后血痛，腹内有血块	姜黄 等份	桂 等份	研为末，用酒调服方寸匕。血下尽后即愈
未具名	疮癣初生	用姜黄研末外擦		

草部 · 毒草类

大戟

产地分布：除新疆、广东、海南、广西、云南、西藏外其他各地。

成熟周期：5月采苗，2月、8月采根。

形态特征：全株含白色乳汁。根粗壮，圆锥形，有侧根。茎自上部分枝，表面被白色短柔毛。

功效：泻水逐饮，消肿散结。

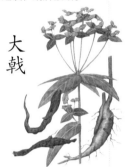

大戟

泽漆

产地分布：我国除西藏外，各地均有分布。

成熟周期：花期4～5月，果期5～8月。

形态特征：茎丛生，基部斜升，无毛或仅分枝略具疏毛，基部紫红色，上部淡绿色。叶互生；无柄或因突然狭窄而具短柄；叶片倒卵形或匙形，先端钝圆，有缺刻或细锯齿，基部楔形，两面深绿色或灰绿色。

功效：行水消肿，化痰止咳，解毒杀虫。

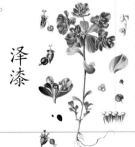

泽漆

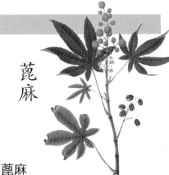

蓖麻

蓖麻

产地分布：全国各地。

成熟周期：花期5～8月，果期7～10月。

形态特征：叶大像弧叶，每叶有5尖。花穗呈黄色。每枝结实数10颗，上有刺，攒簇像猬毛而软。枯时劈开，状如巴豆，壳内有子大如豆。壳有斑点，状如牛蜱，仁娇白。

功效：祛风除湿，拔毒消肿。

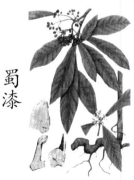

蜀漆

蜀漆

产地分布：江西、湖北、湖南、陕西、四川、贵州、云南、广东、福建等地。

成熟周期：秋季采摘。

形态特征：小枝绿色，常带紫色，稀被微柔毛。先端渐尖，基部楔形，边缘有密的锯齿或细锯齿；中脉上面凹陷，侧脉弯拱向上。伞房花序圆锥形；顶生，有梗；花蓝色或青紫色。

功效：劫痰，截疟。

乌头

产地分布：主产于四川、陕西等地。

成熟周期：花期9～10月。

形态特征：块根倒圆锥形。茎中部之上被反曲的短柔毛，等距离生叶，分枝。茎下部叶在开花时枯萎。茎中部叶有长柄；叶片薄草质或纸质，五角形。

功效：治大汗亡阳、四肢厥逆、霍乱转筋、肾阳衰弱的腰膝冷痛。

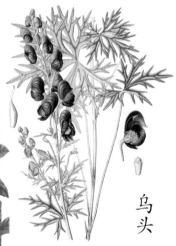

乌头

射罔

产地分布：主产于四川、陕西等地。

成熟周期：花期6～7月，果熟期7～8月。

形态特征：块根通常2～3个连生在一起，呈圆锥形或卵形，母根称乌头，旁生侧根称附子。外表茶褐色，内部乳白色，粉状肉质。开蓝紫色花，花冠像盔帽，圆锥花序；蓇葖果长圆形，由3个分裂的子房组成。种子黄色，多而细小。

功效：治头风喉痹，痈肿疔毒。

蚤休

产地分布：南方各省区。

成熟周期：移栽3~5年后，在9~10月倒苗时，挖起根茎。

形态特征：一茎独上，茎当叶心。叶绿色似芍药，凡二三层，每一层7叶。茎头夏月开花，一花7瓣，有金丝蕊，长3~4寸。根像鬼臼、苍术，外紫中白。

功效：清热解毒，消肿止痛，凉肝定惊。

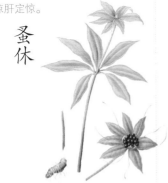

蚤休

甘遂

产地分布：河北、山西、陕西、甘肃、河南、四川等地。

成熟周期：春季开花前或秋季枯苗后挖掘根部。

形态特征：全株含白色乳汁。根细长，弯曲，中段及末端常有串珠状、指状或长椭圆状块根，外表棕褐色。茎常从基部分枝，下部带紫红色，上部淡绿色。

功效：泻水逐饮，破积通便。

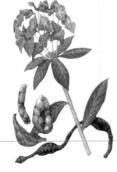

甘遂

曼陀罗花

产地分布：江苏、浙江、福建、广东、广西、湖北、四川等地。

成熟周期：6~10月果实成熟。

形态特征：一年生草本，全体近于无毛，茎直立，圆柱形，基部木质化，上部呈叉状分枝，叶互生，上部的叶近于对生；叶柄表面被疏短毛；叶片卵形、长卵形或心脏形。

功效：可用于治疗哮喘、惊痫、风湿痹痛、脚气、疮疡疼痛等。

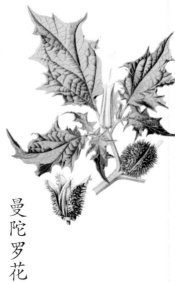

曼陀罗花

射干

产地分布：全国各地。

成熟周期：栽后2~3年收获，春、秋季挖掘根茎。

形态特征：根茎粗壮，横生，鲜黄色，呈不规则的结节状。

功效：清热解毒，祛痰利咽，消淤散结。

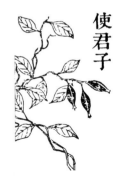

使君子

使君子

产地分布：四川、广东、广西等地。

成熟周期：秋后采摘。

形态特征：果实呈椭圆形或卵圆形，具五条纵棱，两端尖形如梭状。外壳黑褐色或紫黑色，平滑，微有光泽，横切面五角星形。肉黄白色，质软，有油性，无臭，味甜。

功效：能杀虫，疗腹泻痢疾。

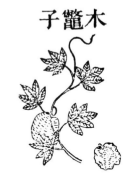

子鳖木

木鳖子

产地分布：福建、台湾、广东、广西、贵州、云南和西藏等地。

成熟周期：冬初采收。

形态特征：叶子有五桠，为青色，面光滑。开黄花，果实生时为青色，成熟后为红黄色，肉上有软刺。

功效：消肿散结，解毒，追风止痛。

番木鳖

产地分布：中国、印度、越南、缅甸、泰国、斯里兰卡等地。

成熟周期：9~10月采摘。

形态特征：常绿乔木，叶对生，有柄；花小，白色，近无梗；浆果球形，成熟时橙色，表面光滑。

功效：通络止痛，散结消肿。

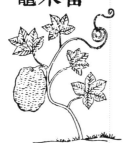

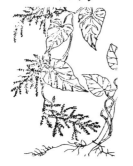

何首乌

产地分布：主产于河南、湖北、安徽、四川等地。

成熟周期：花期8~10月，果期10~11月。

形态特征：根细长，末端膨大成肉质块根，中空，多分枝，基部木质化。叶互生，卵形，膜质。花序圆锥状，大而开展，顶生或腋生。花小，白色。

功效：解毒，消痈，润肠通便。

海藻

产地分布：东南沿海各地。

形态特征：皱缩卷曲，黑褐色，有的被白霜。主干呈圆柱状，具圆锥形突起，主枝自主干两侧生出，侧枝自主枝叶腋生出，具短小的刺状突起。初生叶披针形或倒卵形，全缘或具粗锯齿；次生叶条形或披针形，叶腋间有着生条状叶的小枝。

功效：软坚散结，消痰，利水。

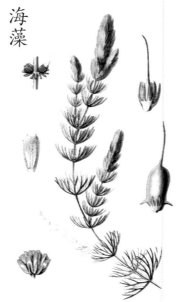

龙舌草

产地分布：东北及河北、江苏、安徽、浙江、江西、福建、台湾、河南、湖北、湖南、广东、海南、广西、四川、贵州、云南等地。

成熟周期：花期4~10月。

形态特征：沉水草本。茎极短，具须根。叶基生，膜质；叶柄长短随水体深浅而异，多变化于2~40厘米之间；叶卵状椭圆形、披针形或心形。

功效：清热化痰，解毒利尿。

水萍

产地分布：生于池沼、稻田、水塘及静水的河面。

成熟周期：花期6~7月。

形态特征：水生草本，漂浮水面。叶状体倒卵状圆形，单生或2~5个簇生，扁平，深绿色。

功效：治热毒、风热、热狂、汤火伤、风疹。

昆布

产地分布：山东、辽宁、浙江、福建、广东沿海等地。

成熟周期：夏、秋季采收。

形态特征：多年生大型褐藻，革质，藻体明显地分为根状固着器、柄部和片部，成熟时呈橄榄褐色，干后黑褐色。

功效：消痰软坚，利水退肿。

海带

产地分布：辽宁、山东、江苏、浙江、福建、广东省北部沿海等地。

成熟周期：夏、秋季采收。

形态特征：藻体褐色，长带状，革质。藻体明显地区分为固着器、柄部和叶片。固着器假根状，柄部粗短圆柱形，柄上部为宽大长带状的叶片。在叶片的中央有两条平行的浅沟，中间为中带部，中带部两缘较薄有波状皱褶。

功效：消痰软坚，泄热利水，祛脂降压，散结抗癌。

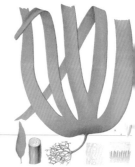

Chapter6

固涩防脱，驱杀顽虫

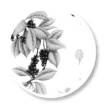 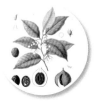 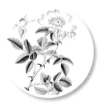 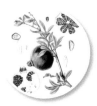 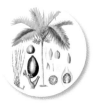

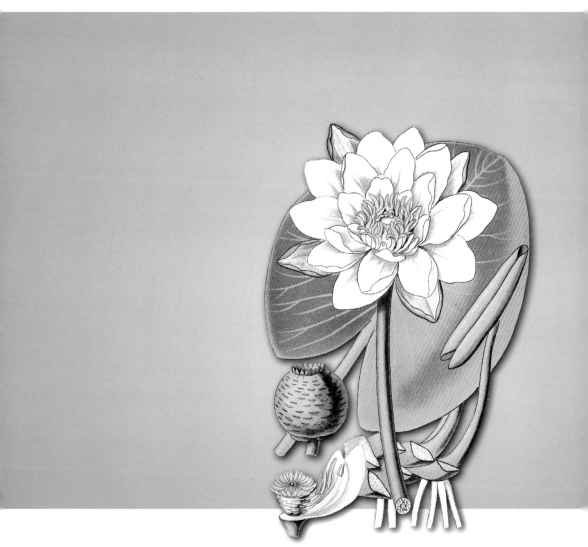

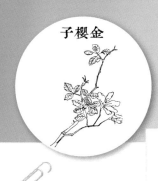

子樱金

又名刺梨子、山石榴、山鸡头子。

- **归类**
木部·灌木类

- **功效**
利尿补肾，解毒消肿，活血散淤。

- **形态特征**
常绿蔓性灌木，无毛；椭圆状卵形或披针状卵形，边缘有细锯齿，两面无毛，背面沿中脉有细刺；花单生侧枝顶端，白色，花柄和萼筒外面密生细刺。蔷薇果近球形或倒卵形，有细刺，顶端有长而外反的宿存萼片。

- **产地分布**
华中、华东、华南、西南等地。

- **成品选鉴**
呈倒卵形，表面黄红色至棕红色，略具光泽，质坚硬，纵切后可见内壁密生淡黄色有光泽的绒毛，气微，味甘、微涩。以个大、色红黄、有光泽、去净毛刺者为佳。

01 金樱子
利尿补肾，解毒消肿

集解
历代医家对药物的经典论述

苏颂说：现在南中州郡等地有生长，以江西、剑南、岭外的为最好。丛生在郊荒地中，类似蔷薇，有刺。四月开白色的花，夏秋季结果实，也有刺。呈黄赤色，状似小石榴，十一月、十二月采摘。江南、蜀中的人熬或煎，制成酒服。

李时珍说：此树山林间有很多，花最白腻，其果实大如指头，状如石榴但略长。其核细碎而且有白毛，如营实的核而味涩。

药用部分
各部分药用价值分步详解

子

[性味] 酸、涩、平，无毒。

[主治] 治因脾虚导致的泻痢。止小便次数多，固涩精气，久服可耐寒轻身。

【发明】苏颂说：洪州、昌州，都煮其子做煎，寄赠给别人。服用的人用煎的鸡头实粉制成丹丸服，名说水陆丹，益气补真很好。

李时珍说：无故而服用它，或只是为了获取快意就不可服用。若精气不固的人服用它，则无可非议。

花

[主治] 治各种腹泻，驱肠虫。和铁物混合捣末，有染须发的作用。

叶

[主治] 治痈肿，嫩叶研烂，加少量盐涂于患处，留出一头泄气的孔。另可止金疮出血，五月五日采叶后，同桑叶、苎叶各等份，阴干后研末敷，血止伤口愈合，又称"军中一捻金"。

用药禁忌

有实火、邪热者忌服。中寒有痞者禁服金樱子。泄泻由于火热暴注者不宜用金樱子；小便不禁及精气滑脱因于阴虚火炽而得者，不宜用金樱子。金樱子不宜和黄瓜以及猪肝同食。

性状图解
药物各部分性状、性味、主治详细图解

常绿蔓性灌木，叶椭圆状卵形或披针状卵形，边缘有细锯齿，两面无毛，背面沿中脉有细刺。花单生侧枝顶端，白色，花柄和萼筒外面密生细刺。蔷薇果近球形或倒卵形，有细刺，顶端有长而外反的宿存萼片。

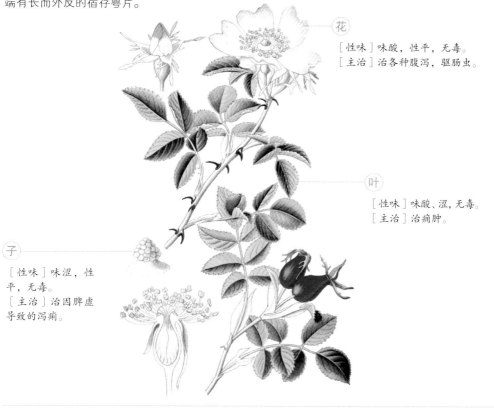

花
[性味]味酸，性平，无毒。
[主治]治各种腹泻，驱肠虫。

叶
[性味]味酸、涩，无毒。
[主治]治痈肿。

子
[性味]味涩，性平，无毒。
[主治]治因脾虚导致的泻痢。

附方
集历代医家大成之实用妙方

名称	主治	药方配伍
未具名	久痢不止	用罂粟壳(醋炒)、金樱子等份研末，加蜜做成如芡子大的丸子。每服五至七丸，陈皮煎汤化下
未具名	痈肿	金樱子嫩叶捣极烂，加盐少许涂肿处，留出疮头透气
未具名	驱寸白虫（即绦虫）	金樱子根　糯米　水　煎至五合，空心服，不久即可泻虫 二两　三十粒　二升

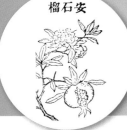

榴石安

02 | 石榴
清咽止泻，驱虫理毒

集解
历代医家对药物的经典论述

陶弘景说：石榴花色红可爱，所以人们多有种植，尤其为外国所看重。石榴有甜、酸两种，入药只用酸石榴的根、壳。

苏颂说：安石榴本来生于西域，现在到处都有种植。石榴树不太高大，树枝附于主干上，出地后便分离成丛。它很容易繁殖成活，只需折其枝条埋在土中就能生长。石榴花有黄、红两种颜色。果实有甜、酸两种，甜的可以食用，酸的入药用。

李时珍说：石榴五月开花，单叶的结果，千叶的不结果，即使结果也没有子。

药用部分
各部分药用价值分步详解

甘石榴

[性味]味甘、酸，涩，性温，无毒。多食损人肺。

孟诜说：多食损齿令黑。凡服食药物者忌食。

朱震亨说：榴，即留。其汁酸性滞，恋膈成痰。

[主治]治咽喉燥渴。（《名医别录》）

能理乳石毒。（段成式）

制三尸虫。（李时珍）

酸石榴

[性味]味酸，涩，性温，无毒。

[主治]取酸石榴一枚连子同捣成汁，一次服下，治赤白痢疾、腹痛。（孟诜）

止泻痢崩中带下。（李时珍）

酸榴皮

[性味]味酸，涩，性温，无毒。

[主治]止下痢漏精。（《名医别录》）

治筋骨风，腰脚不遂，行步挛急疼痛能涩肠。（甄权）

煎服，下蛔虫。（陈藏器）

止泻痢，便血脱肛，崩中带下。（李时珍）

释名

又名若榴、丹若、金罂。

李时珍说：榴，即瘤，果实累累如赘瘤。《博物志》载，汉朝张骞出使西域，得涂林安石国榴种带回来，故名安石榴。又按《齐民要术》所说，凡种榴树，须在根下放僵石、枯骨，则花实繁茂。安石之名也许是这个意思。若木是扶桑的名称，榴花色丹与之相像，故有丹若的名字。

● 归类
果部·山果类

● 功效
治咽喉燥渴。

● 形态特征
叶灌木或小乔木。针状枝，叶呈长倒卵形或长椭圆形，无毛。

● 产地分布
中国南北各地除极寒地区外，均有栽培分布。

● 成品选鉴
果皮半圆形或不规则块片，外表面黄棕色、暗红色或棕红色，稍具光泽，粗糙，有棕色小点，内表面黄色或红棕色，质硬而脆，断面黄色。以皮厚、棕红色者为佳。

性状图解
药物各部分性状、性味、主治详细图解

　　落叶灌木或乔木，高3~5米。叶片长圆状披针形，纸质。花生枝顶，红色、黄色或白色，花瓣倒卵形。浆果近球形，通常淡黄褐色、淡黄绿色或带红色。种子钝角形，红色至乳白色。

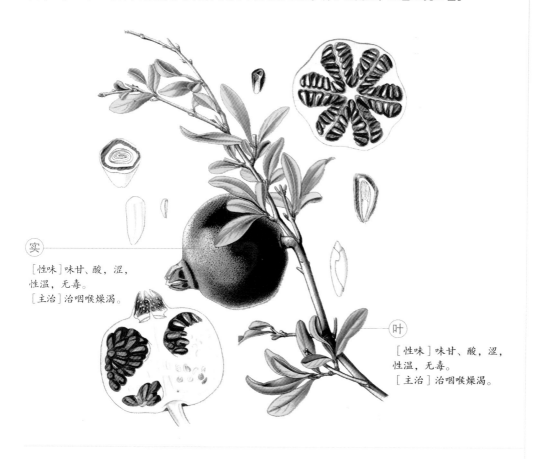

实
[性味] 味甘、酸、涩，性温，无毒。
[主治] 治咽喉燥渴。

叶
[性味] 味甘、酸、涩，性温，无毒。
[主治] 治咽喉燥渴。

附方
集历代医家大成之实用妙方

名称	主治	药方配伍
黑神散	肠滑久痢	取酸石榴一个，煅至烟尽，出火毒一夜，研为末，仍以酸榴一块煎汤送下
未具名	赤白痢下，腹痛，食不消化	酸榴皮炙黄研为末，加枣肉或粟米饭和梧桐子大的药丸，每空腹服三十丸，米汤送下，一天三次。如为寒滑，加附子、赤石脂各一倍
未具名	久痢久泻	陈酸榴皮，焙后研为细末，每次用米汤送服二钱

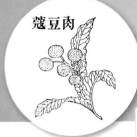

蔻豆肉

03 | 肉豆蔻
调中下气，消食止泻

集解
历代医家对药物的经典论述

陈藏器说：肉豆蔻生长在胡国，胡名迦拘勒。其形圆小，皮紫紧薄，中肉辛辣。

苏颂说：如今岭南人家也有栽培。肉豆蔻季生苗，夏季抽茎开花，结的果实像豆蔻，六月、七月采摘。

李时珍说：肉豆蔻的花及果实虽然像草豆蔻，但果实的皮肉却不同。肉豆蔻的果实外有皱纹，内有斑缬纹，如槟榔纹，最易生蛀虫，只有烘干后密封，才可保存。

释名

又名肉果、迦拘勒。

寇宗奭说：肉豆蔻是相对草豆蔻而命名的。肉豆蔻去壳只用肉，以肉脂丰富颜色润泽的为好，枯散结气，治心腹冷痛，助消化。（孟诜）解痎疟，去胸中恶邪气，能温脾燥热。（李时珍）白瘦小而虚的差。

李时珍说：此物的花及果实都像豆蔻而无核，故名。

- 归类
草部·芳草类

- 功效
可治虚泻冷痢、脘腹冷痛、呕吐等。

- 形态特征
幼枝细长。叶近革质，椭圆形或椭圆状披针形，先端短渐尖，基部宽楔形或近圆形。

- 产地分布
广东、广西、云南等地。

- 成品选鉴
以个大、体重、坚实、破开后香气浓者为佳。

药用部分
各部分药用价值分步详解

实

[性味] 味辛，性温，无毒。

王好古说：入手足阳明经。

[主治] 能温中，消食止泻，治积冷心腹胀痛，霍乱中恶，呕沫冷气，小儿食乳吐泻。（《开宝本草》）

调中下气，开胃，解酒毒，消皮外络下气。（《日华子诸家本草》）

治宿食痰饮，止小儿吐逆，妇人乳汁不通，腹痛。（甄权）

主心腹虫痛，脾胃虚冷，虚泻赤白痢，将其研末后煮粥服。（李珣）

暖脾胃，固大肠。（李时珍）

【发明】《日华子诸家本草》载：肉豆蔻能调中下气，消皮外络下气。

汪机说：痢疾用肉豆蔻涩肠治痢，又为小儿伤乳泄泻的要药。

李时珍说：脾土爱暖而喜芳香，所以肉豆蔻之性味辛温，正可调理脾胃而治吐痢。

叶

[性味] 味辛，性温，无毒。

[主治] 调中下气，开胃，解酒毒，消皮外络下气。

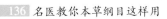

性状图解
药物各部分性状、性味、主治详细图解

　　常绿乔木，叶互生，椭圆状披针形或长圆状披针形，革质，全缘，有红棕色的叶脉。花疏生，黄白色，椭圆形或壶形，下垂。果实梨形或近于圆球形，下垂，淡红色或黄色，成熟后裂成2瓣，显出绯红色假种皮，种子长球形，种皮红褐色，木质。

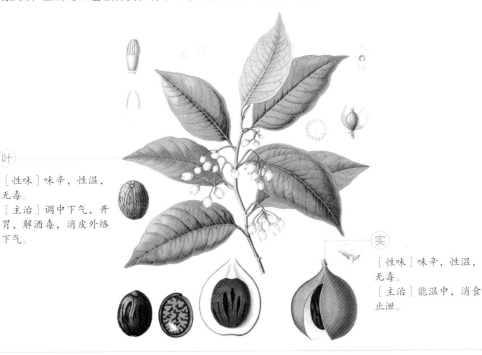

叶
[性味]味辛，性温，无毒。
[主治]调中下气，开胃，解酒毒，消皮外络下气。

实
[性味]味辛，性温，无毒。
[主治]能温中，消食止泄。

附方
集历代医家大成之实用妙方

名称	主治	药方配伍		
未具名	暖胃除痰，促进食欲	肉豆蔻 二个	半夏 五钱	木香 二钱半	共研末，蒸饼，制成如芥子大的丸子，每次饭后用津液下咽五至十丸
未具名	久泻不止	肉豆蔻 一两	木香 二钱半		研末，用大枣肉调和制成丸子，每次用米汤送服五十丸
未具名	老人虚泻	肉豆蔻三钱，用面裹煨熟后，去面研为末，加乳香一两，研末，用陈米粉调糊做成梧桐子大的丸子，每次用米汤送服五十至七十丸			

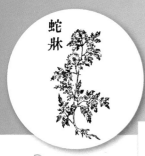

蛇牀

04 | 蛇床
泻肺降气，下痰止嗽

释名

又名蛇粟、蛇米、虺床、马床、墙蘼、思益、绳毒、枣棘。

李时珍说：蛇虺喜卧于下吃子，所以有蛇床、蛇粟的名字。叶像蘼芜，所以叫墙蘼。

- **归类**
  草部·芳草类
- **功效**
  泻肺降气，下痰止嗽。
- **形态特征**
  多年生草本。根茎匍匐。茎直立，下部木质化。单叶对生，具短柄。
- **产地分布**
  主产于浙江、安徽等地。
- **成品选鉴**
  果实椭圆形，灰黄色，背面略隆起，有突起的脊线，果皮松脆。种子细小，灰棕色，有油性。气香，味辛凉而有麻舌感。以颗粒饱满、灰黄色、气味浓厚者为佳。

集解
历代医家对药物的经典论述

《名医别录》载：蛇床生长在临淄川谷及田野，五月采实阴干用。

苏颂说：蛇床三月生苗，高二三尺，叶青碎，成丛状像蒿枝。每枝上有花头百余，结为同一窠，像马芹。蛇床四五月开白花，呈伞状。它的子为黄褐色，像黍米，非常轻虚。

李时珍说：蛇床的花像碎米攒成一簇。其子由两片合成，像莳箩子而细小，也有细棱。凡花、实像蛇床的有当归、川芎、水芹、藁本、胡萝卜。

修治
如何具体炮制药物

雷敩说：使用蛇床，须将其用浓蓝汁和百部草根汁，同浸一昼夜，漉出晒干。再用生地黄汁拌和后蒸，蒸好后取出晒干。

药用部分
各部分药用价值分步详解

子

[性味]味苦，性平，无毒。

徐之才说：恶牡丹、贝母、巴豆。伏硫黄。

[主治]主妇人阴中肿痛，男子阴痿湿痒，除痹气，利关节，治癫痫恶疮。久服轻身。（《神农本草经》）

能温中下气，令妇人子宫热，治男子阳痿。久服润肤，令人有子。（《名医别录》）

治男女虚湿痹，毒风阴痛，去男子腰痛，外洗男子阴器能祛风冷，助阳事。（甄权）

暖丈夫阳气，助女人阴气，治腰胯酸疼、四肢顽痹，缩小便，去阴汗湿癣齿痛，治赤白带下、小儿惊痫、跌打损伤淤血，煎汤外洗用于皮肤瘙痒。（《日华子诸家本草》）

性状图解
药物各部分性状、性味、主治详细图解

一年生草本，根细长，圆锥形。茎直立或斜上，圆柱形，多分枝，中空，表面具深纵条纹，棱上常具短毛。叶片轮廓卵形至三角状卵形。复伞形花序顶生或侧生，花瓣白色。果长圆形，横剖面呈五角形，均扩展成翅状。

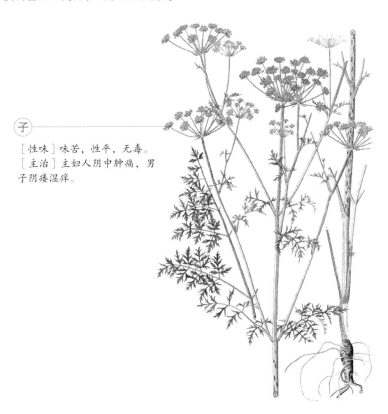

子
[性味]味苦，性平，无毒。
[主治]主妇人阴中肿痛，男子阴痿湿痒。

附方
集历代医家大成之实用妙方

名称	主治	药方配伍		
未具名	赤白带下，月经不来	蛇床子 等份	枯白矾 等份	共研末，加醋、面和成丸子，如弹子大，胭脂为外衣，用棉裹后放入阴道，如觉热盛就更换，每天换药一次
未具名	男子阴肿、胀痛	将蛇床子研为末，用鸡蛋黄调匀敷患处		
未具名	风虫牙痛	用蛇床子煎汤，趁热含漱		

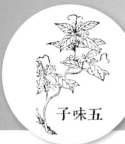

子味五

05 | 五味子
益气治咳，强阴益精

释名

又名玄及、会及。

苏恭说：五味子的皮肉甘、酸，核中辛、苦，都有咸味，五味俱全。

● 归类
草部·蔓草类

● 功效
益气，治咳逆上气，劳伤羸瘦，补不足，强阴，益男子精。

● 形态特征
幼枝红褐色，老枝灰褐色，稍有棱角。叶互生，膜质；叶片倒卵形或卵状椭圆形。

● 产地分布
四川、湖北、陕西、河南、山西、云南等地。

● 成品选鉴
呈不规则的球形或扁球形，表面红色、紫红色或暗红色，皱缩，显油润，果肉柔软，有的表面呈黑红色或出现白霜。种子肾形，表面棕黄色，有光泽，种皮薄而脆。果肉气微，味酸；种子破碎后，有香气，味辛、微苦。

集解
历代医家对药物的经典论述

苏颂说：五味子春初生苗，引赤蔓附于高木，长六七尺。叶尖圆像杏叶。三四月开黄白花，像莲花。七月结实，丛生于茎端，如豌豆样大，生时为青色，熟则变为红紫色，入药生晒不去子。

李时珍说：五味子有南北之分。南方产的五味子色红，北方产的色黑，入滋补药用北方产的为好。也可以取根种植，当年即生长旺盛；如果是二月下种子，在第二年才生长旺盛，须搭架引蔓。

修治
如何具体炮制药物

李时珍说：入补药熟用，入治嗽药生用。

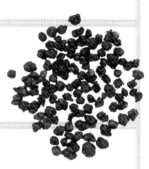

药用部分
各部分药用价值分步详解

子

[性味] 味酸，性温，无毒。

李时珍说：酸咸入肝而补肾，辛苦入心而补肺，甘入中宫益脾胃。

徐之才说：与肉苁蓉相使。恶萎蕤。胜乌头。

[主治] 益气，治咳逆上气，劳伤羸瘦，补不足，强阴，益男子精。（《神农本草经》）

养五脏，除热，生阴中肌。（《名医别录》）

治中下气，止呕逆，补虚劳，令人体悦泽。（甄权）

明目，暖肾脏，壮筋骨，治风消食，疗肠胃霍乱转筋，痃癖奔豚冷气，消水肿心腹气胀，止渴，除烦热，解酒毒。（《日华子诸家本草》）

生津止渴，治泻痢，补元气不足，收耗散之气，瞳子散大。（李杲）

治喘咳燥嗽，壮水镇阳。（王好古）

【发明】李杲说：收肺气，补气不足，主升。酸以收逆气，肺寒气逆，宜用五味子与干姜同治。五味子收肺气，为火热必用之药，故治咳嗽以它为君药。但有外邪者不可立即使用，恐闭其邪气，必先发散然后再用为好。

性状图解
药物各部分性状、性味、主治详细图解

　　落叶藤本。幼枝红褐色，老枝灰褐色，稍有棱角。叶互生，膜质，叶片倒卵形或卵状椭圆形，边缘有腺状细齿。花单生或丛生叶腋，乳白色或粉红色，花药聚生于圆柱状花托的顶端。小浆果球形，成熟时红色。种子肾形，淡褐色，有光泽。

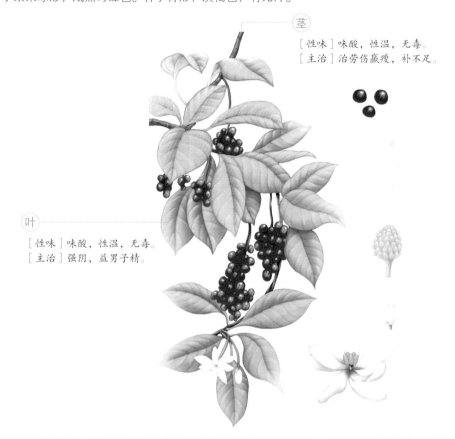

茎
[性味]味酸，性温，无毒。
[主治]治劳伤羸瘦，补不足。

叶
[性味]味酸，性温，无毒。
[主治]强阴，益男子精。

附方
集历代医家大成之实用妙方

名称	主治	药方配伍				
未具名	久咳不止	五味子 五钱	甘草 一钱半	五倍子 二钱	风化硝 二钱	研末，干噙
未具名	阳事不起	新五味子一斤，研为末，用酒送服方寸匕，一日三服。 忌猪肉、鱼、蒜、醋				

荷藕莲

06 | 莲藕
补中养神，养颜轻身

释名

根名：藕。

实名：莲。又名：藕实、菂、石莲子、水芝、泽芝。

茎、叶名：荷。嫩者名：荷钱。贴水者名：藕荷。出水者名：芰荷。

蒂名：荷鼻。

莲花：又名芙蓉、菡萏、芙蕖、水华。

莲房：又名莲蓬壳。以陈久的为好。

- 归类
果部·水果类

- 功效
清热生津，凉血止血，补益脾胃，益血生肌。

- 形态特征
根茎粗壮，肉质细嫩，鲜脆甘甜，洁白无瑕。

- 产地分布
各处湖泊，池塘皆可生长。

- 成品选鉴
莲子呈椭圆形或类球形，表面浅黄棕色至红棕色，有细纵纹和较宽的脉纹，常有裂口，质硬，具绿色莲子心。气无，味甘、涩，莲子心极苦。以个大饱满者为佳。

集解
历代医家对药物的经典论述

李时珍说：用莲子撒种的生长迟，用藕芽栽种的易生长。其芽穿泥而成白蒻，即蔤。长的可达一丈多。节生两茎，一为藕荷，其叶贴水，其下旁行生藕；一为芰荷，其叶贴水，其旁茎生花。其叶清明后生。六七月开花，须内即为莲蓬。花褪后，莲房中结莲子。到秋季房枯子黑，坚硬如石，称为石莲子。

修治
如何具体炮制药物

李时珍说：石莲剁去黑壳，称作莲肉。用水浸去赤皮、青心，生食很好。入药须蒸熟去心，或晒或焙干用。荷叶入药都炙用。

药用部分
各部分药用价值分步详解

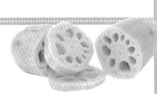

莲实

[性味] 味甘、涩，性平，无毒。

[主治] 补中养神，益气力，除百病。(《神农本草经》)

藕

[性味] 味甘，性平，无毒。

[主治] 主热渴，散淤血，生肌。(《名医别录》)

藕节

[性味] 味涩，性平，无毒。

[主治] 捣汁服，主吐血不止及口鼻出血。(甄权)

莲薏

[性味] 味苦，性寒，无毒。

[主治] 取莲薏生研末，用米汤饮服二钱，治疗血渴、产后渴。(陈士良)

莲花

[性味] 味苦、甘，性温，无毒。

[主治] 主镇心益色，养颜轻身。(《日华子诸家本草》)

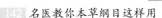

性状图解
药物各部分性状、性味、主治详细图解

　　根茎横生，肥厚，有多个通气孔洞。节上生叶，露出水面，叶柄生于叶背中央，叶片圆形。花芳香，红色、粉红色或白色，花瓣椭圆形或倒卵形。花后结莲蓬，倒锥形，有小孔，孔内含果实1枚。坚果椭圆形或卵形，果皮革质，坚硬，熟时黑褐色。

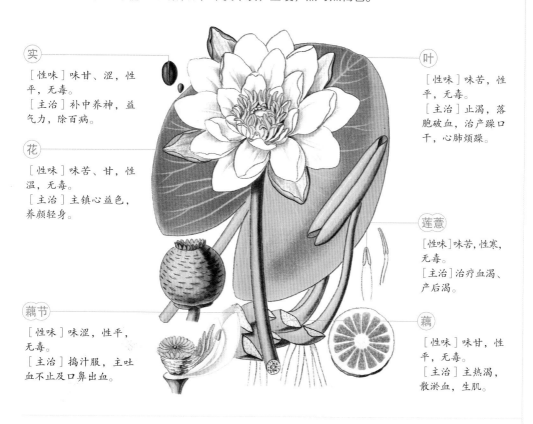

实
[性味]味甘、涩，性平，无毒。
[主治]补中养神，益气力，除百病。

花
[性味]味苦、甘，性温，无毒。
[主治]主镇心益色，养颜轻身。

藕节
[性味]味涩，性平，无毒。
[主治]捣汁服，主吐血不止及口鼻出血。

叶
[性味]味苦，性平，无毒。
[主治]止渴，落胞破血，治产后口干，心肺烦躁。

莲薏
[性味]味苦，性寒，无毒。
[主治]治疗血渴、产后渴。

藕
[性味]味甘，性平，无毒。
[主治]主热渴，散淤血，生肌。

附方
集历代医家大成之实用妙方

名称	主治	药方配伍		
未具名	产后咳逆，呕吐，心忡目昏	莲子 一两半	白茯苓 一两	丁香 五钱
		同研末，每次用米汤送服二钱		
未具名	大便下血	藕节晒干研成末，每服二钱，用人参、白蜜煎汤调下，一天两次		
瑞莲散	月经不止	陈莲房烧存性，研末，每次用热酒送服二钱		

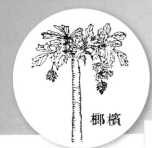

椰槟

又名宾门、仁频、洗瘴丹。

李时珍说：宾与郎都是对贵客的称呼。嵇含的《南方草木状》中说，交际广泛的人接待贵客时，必先呈上此果。如邂逅不设，便会引来嫌恨。大概槟榔之意取于此。

- **归类**
  果部·夷果类
- **功效**
  驱虫，消积，下气，行水，截疟。
- **形态特征**
  不分枝，叶脱落后形成明显的环纹。羽状复叶，丛生于茎顶端；小叶片披针状线或线形。花序着生于最下一叶的基部，有佛焰苞状大苞片，长倒卵形，光滑，花序多分枝。
- **产地分布**
  福建、台湾、广东、海南、广西、云南等地。
- **成品选鉴**
  扁球形或圆锥形，表面淡黄棕色至暗棕色，质极坚硬，切断面可见大理石样纹理。以个大、体重、质坚、无破裂者为佳。

07 | 槟榔
驱虫消积，下气行水

集解
历代医家对药物的经典论述

陶弘景说：槟榔有三四种。出自交州的，形小味甘。广州以南生的，形大味涩。还有一种大的叫猪槟榔。这几种都可以入药。小的叫蒳子，俗称槟榔孙，也可以食用。

李时珍说：槟榔树初生时像笋竿，引茎直上。茎干很像桄榔、椰子而有节，旁无分枝，条从心生。顶端有叶如甘蕉，叶脉成条状参差开裂，风吹时像羽扇扫天。3月时，叶中突起一房，自行裂开，出穗共数百颗，大如桃李。穗下生刺累累以护卫果实。果实5月成熟，剥去外皮，煮其肉然后晒干。槟榔树不耐霜，不能在北方种植，只能生长在南方。

修治
如何具体炮制药物

雷敩说：将槟榔子用刀刮去底，切细。勿经火，那样怕失去药力。如果用熟的，不如不用。

药用部分
各部分药用价值分步详解

子

[性味]味苦、辛、涩，性温，无毒。

[主治]主消谷逐水，除痰澼，杀肠道寄生虫。（《名医别录》）

治腹胀，将其生捣末服，能利水谷道。用来敷疮，能生肉止痛。烧成灰，可用来敷治口吻白疮（苏恭）

能宣利五脏六腑壅滞，破胸中气，下水肿，治心痛积聚。（甄权）

除一切风，下一切气，通关节，利九窍，补五劳七伤，健脾调中，除烦，破癥结。（《日华子诸家本草》）

主奔豚气、风冷气，疗宿食不消。（李珣）

治冲脉为病，气逆里急。（王好古）

治泻痢后重，心腹诸痛，大小便气秘，痰气喘急，疗各种疟疾，御瘴疠。（李时珍）

性状图解
药物各部分性状、性味、主治详细图解

　　乔木，高10～18米。不分枝，叶脱落后形成明显的环纹。羽状复叶，丛生于茎顶端，叶片披针状线或线形，顶部有不规则分裂。花序生于最下一叶的基部，长倒卵形，多分枝，花瓣卵状长圆形。坚果卵圆形或长圆形，熟时红色。

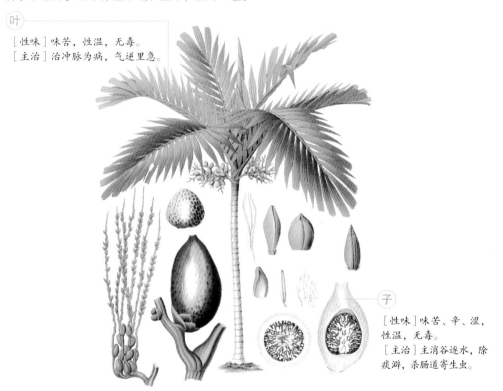

叶
[性味] 味苦，性温，无毒。
[主治] 治冲脉为病，气逆里急。

子
[性味] 味苦、辛、涩，性温，无毒。
[主治] 主消谷逐水，除痰癖，杀肠道寄生虫。

附方
集历代医家大成之实用妙方

名称	主治	药方配伍
未具名	醋心吐水	槟榔 四两 ＋ 橘皮 一两 同研末，每空腹服一匙，用生蜜汤调下
未具名	寸白虫	槟榔十多枚，研为末，先用水二升半煮槟榔皮，取一升，空腹调服药末一匙。过一天，有虫排出，如未排尽，可再次服药
未具名	口吻生疮	槟榔烧生研末，加轻粉敷搽

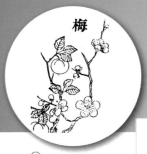

08 | 梅
止渴调中，祛痰止吐

释名

又名霜梅、盐梅。

- **归类**
果部·五果类

- **功效**
能止渴调中，去痰，治疟瘴，止吐逆霍乱，除冷热下痢。

- **形态特征**
小枝绿色，无毛。叶片宽卵形或卵形，顶端长渐尖，基部宽楔形或近圆形，边缘有细密锯齿，背面色较浅。花单生或两朵簇生，先叶开放，白色或淡红色，芳香；花柄短或几无；萼筒钟状，常带紫红色，萼片花后常不反折；心皮有短柔毛。核果近球形，两边扁，有纵沟，绿色至黄色，有短柔毛。

- **产地分布**
全国各地。

- **成品选鉴**
核果类球形或扁球形，表面棕黑色至乌黑色，果肉柔软或略硬，果核坚硬，椭圆形，棕黄色，味极酸而涩。以个大、肉厚、柔润、味极酸者为佳。

集解
历代医家对药物的经典论述

李时珍说：按陆玑《诗义疏》所载，梅属于杏类，树、叶都有些像杏。梅叶有长尖，比其他树先开花。它的果实味酸，晒干成脯，可加到汤羹、肉羹中，也可含在嘴里吃，能香口。采半黄的梅子用烟熏制后为乌梅；青梅用盐腌后晒干，为白梅。取熟梅榨汁晒后成梅酱。只有乌梅、白梅可以入药。

修治
如何具体炮制药物

李时珍说：乌梅制法，取青梅装在篮子里，用烟熏黑，如果用稻灰汁淋湿蒸制，则肥厚润泽而不生蛀虫。

白梅：取大青梅用盐水浸泡，白天晒晚上泡，十天便成。日久便会上霜。

药用部分
各部分药用价值分步详解

梅实
[性味]味酸，性平，无毒。

《日华子诸家本草》载：多食损齿伤筋，蚀脾胃，使人发膈上痰热。服黄精的人忌食。吃梅后牙酸痛，嚼胡桃肉可解。

乌梅
[性味]味酸，性温、平、涩，无毒。

[主治]主下气，除热烦满，安心，止肢体疼痛，偏枯不仁，死肌，去青黑痣，蚀恶肉。（《神农本草经》）

白梅
[性味]味酸、咸，性平，无毒。

[主治]和药点痣，蚀恶肉。（陶弘景）

仁
[性味]味酸，性平，无毒。

[主治]明目，益气，不饥。（吴普）

性状图解

药物各部分性状、性味、主治详细图解

　　小枝绿色，无毛。叶片宽卵形或卵形，顶端长渐尖，基部宽楔形或近圆形，边缘有细密锯齿，背面色较浅。花先叶开放，白色或淡红色，芳香。核果近球形，两边扁，有纵沟，绿色至黄色，有短柔毛。

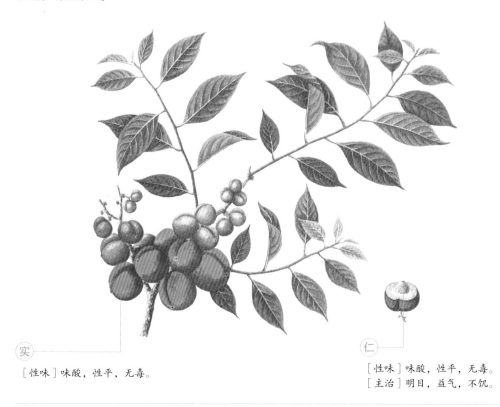

实

[性味]味酸，性平，无毒。

仁

[性味]味酸，性平，无毒。
[主治]明目，益气，不饥。

附方

集历代医家大成之实用妙方

名称	主治	药方配伍
未具名	痈疽疮肿，无论已溃、未溃都可用	取盐白梅烧存性，研为末，加轻粉少许，用香油涂擦患处四周
未具名	蛔虫上行，出于口鼻	用乌梅煎汤频饮，并含口中，即安
未具名	久咳不止	乌梅肉微炒，罂粟壳去筋膜蜜炒，等份研为末。每服二钱，睡前用蜜汤调下

草部·苔类

马勃

产地分布：全国大部分地区。

成熟周期：夏秋两季子实体成熟时及时采收。

形态特征：呈扁球形或类球形，无不孕基部，直径15~20厘米。

功效：主要用作局部止血药，还能清肺，利咽，解热等。

卷柏

产地分布：东北、华北、华东、中南及陕西、四川等地。

成熟周期：全年均可采收。

形态特征：主茎直立，下着须根。各枝丛生，直立，干后拳卷，密被覆瓦状叶。侧叶披针状钻形，基部龙骨状，先端有长芒，远轴的一边全缘，宽膜质，近轴的一边膜质缘极狭，有微锯齿。

功效：活血通经。

石蕊

产地分布：东北及内蒙古、陕西、福建、台湾、云南、西藏等地。

成熟周期：全年均可采收。

形态特征：果柄子主轴明显，为不等长多叉假轴型分枝，枝腋间有近圆形小穿孔，枝顶端呈茶褐色，常向同一方向倾斜或下垂；分枝圆柱，粗壮，表面呈灰色，生长在光照强处。

功效：清热，润燥，凉肝，化痰，利湿。

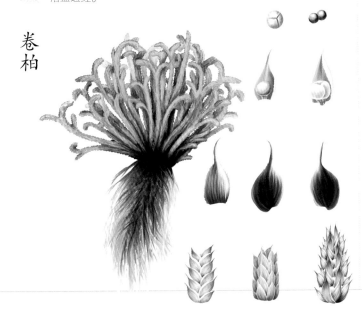

草部·石草类

石韦

产地分布：安徽、江苏、浙江、河南、福建、台湾、广东、广西、江西、湖北、四川、贵州、云南等地。

成熟周期：全年均可采挖。

形态特征：蕨类植物。根茎细长，横走，密被深褐色披针形的鳞片；根须状，深褐色，密生鳞毛。叶疏生；叶片披针形、线状披针形或长圆状披针形。

功效：有利水通淋、清肺泄热等作用。

石胡荽

产地分布：全国各地。

成熟周期：全年均可采挖。

形态特征：茎匍匐或披散，基部多分枝，无毛或略被短毛。叶互生，细小，倒卵状椭圆形或倒披针形，花开呈头状花序，扁球形。瘦果四棱形，无冠毛。

功效：治伤风感冒、慢性支气管炎、疟疾、跌打损伤、风湿痹痛等。

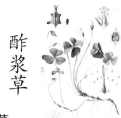

酢浆草

产地分布：全国各地。

成熟周期：花、果期2~9月。

形态特征：多年生草本，全体有疏柔毛；茎匍匐或斜升，多分枝。叶互生，掌状复叶。

功效：有清热解毒、消肿散疾的效用。

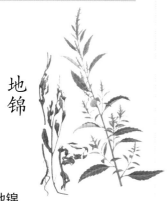

地锦

地锦

华北、华东、中南、西南各地。

花期6~7月，果期9月。

枝条粗壮，多分枝，枝端有吸盘。叶片宽卵形，幼苗或下部枝上的叶较小，中间小叶倒卵形，两侧小叶斜卵形，有粗锯齿。

祛风止痛，活血通络。

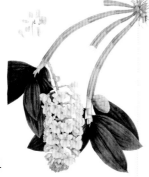

石斛

石斛

主产于四川。

花期约20天。

茎丛生，直立，上部略呈回折状，稍偏，黄绿色，具槽纹。叶近革质，短圆形。总状花序，花大、白色，顶端淡紫色。落叶期开花。

益胃生津，养肝明目，强筋健骨。

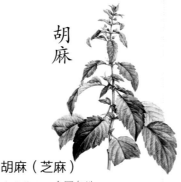

胡麻

胡麻（芝麻）

全国各地。

5~6月、12~次年1月盛产。

茎直立，茎方形，表面有纵沟，叶对生，长椭圆形或披针形；花腋生花冠唇形，白色，带紫红或黄色；蒴果长筒状，长2~3厘米；有2棱、4棱、6或8棱，成熟会裂开弹出种子。

去头屑、润发，滋润肌肤，益血色。

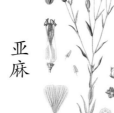

亚麻

亚麻

内蒙古、山西、陕西、山东、湖北、湖南等地。

花期6~7月，果期7~9月。

株无毛。茎圆柱形，表面具纵条纹，稍木质化，上部多分枝。叶互生；无柄或近无柄；叶片披针形或线状披针形，先端渐尖，基部渐狭，全缘，叶脉通常三出。

活血，补益。

大麻

主产于广东、浙江、台湾等地。

花期6~8月，果期8~10月。

主根入土深1米左右。茎高2~5米，粗1.5~2厘米，青、红或紫色。叶卵圆至披针形。聚伞花序，花黄色。蒴果。

理气止痛，排脓解毒。

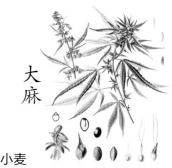

大麻

小麦

全国各地。

花期4~5月，果期5~6月。

秆直立，通常6~9节。叶鞘光滑，常较节间为短；叶舌膜质，短小；叶片扁平，长披针形，先端渐尖，基部方圆形。穗状花序直立，小穗两侧扁平，在穗轴上平行排列或近于科行，每小穗具3~9花，仅下部的花结实。

养心、益肾、除热、止渴。

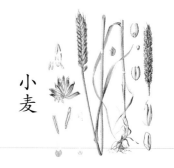

小麦

大麦

产地分布： 全国各地。

成熟周期： 花期3～4月，果期4～5月。

形态特征： 秆直立，光滑无毛。叶鞘无毛，有时基生叶的叶鞘疏生柔毛，叶鞘先端两侧有两披针形叶耳；叶舌小，膜质；叶片扁平，长披针形，上面粗糙，下面较平滑。颖果与内外稃愈合，罕有分离者，颖果背有沟。

功效： 消渴除热、益气调中。

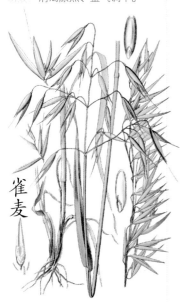

雀麦

产地分布： 华东、华中以及陕西、青海、新疆、四川等地。

成熟周期： 花期4～5月，果期5～6月。

形态特征： 叶鞘闭合，被有短柔毛。叶两面或仅上面着生柔毛。圆锥花序开展下垂。小穗含7～14朵小花。

功效： 止汗、催产。

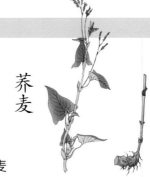

荞麦

产地分布： 全国各地。

成熟周期： 花期5～9月，果期6～10月。

形态特征： 一年生草本。茎直立，高30～90厘米，上部分枝，绿色或红色，具纵棱，无毛或于一侧沿纵棱具乳头状突起。叶三角形或卵状三角形。

功效： 能充实肠胃，增长气力，提精神，除五脏的滓秽。

苦荞麦

产地分布： 东北、华北、西北、西南山区各地。

成熟周期： 花期6～9月，果期8～10月。

形态特征： 一年生草本。茎直立，高30～70厘米，分枝，绿色或微呈紫色，有细纵棱，一侧具乳头状突起，叶宽三角形。

功效： 益气力、续精神、利耳目、降气、宽肠健胃。

粳

产地分布： 全国各地。

成熟周期： 花、果期6～10月。

形态特征： 叶鞘无毛，下部者长于节间；叶舌膜质而较硬，披针形，基部两侧下延与叶鞘边缘相结合，幼时具明显的叶耳；叶片扁平，披针形至条状披针形。

功效： 补气健脾，除烦渴，止泻痢。

稻

产地分布： 长江以南及东北地区。

成熟周期： 7～9月收获。

形态特征： 单子叶，性喜温湿，叶子细长。开花时，主要花枝会呈现拱形，在枝头往下30～50厘米间会开小花，大部分自花授粉并结种子，称为稻穗。

功效： 益气止泄，补中益气。

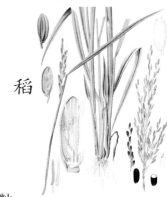

籼

产地分布： 东北以及青海、四川、云南等地。

成熟周期： 花、果期6～9月。

形态特征： 下部叶具长柄，叶片宽三角状戟形，全缘或微波状；下部叶较小。总状花序腋生或顶生，花被白色或淡粉红色。小坚果圆锥状卵形，具三棱，灰褐色。

功效： 理气止痛，健脾利湿。

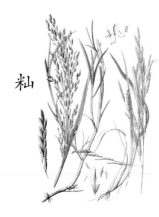

Chapter7
祛风散寒，除湿防痹

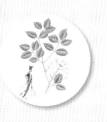
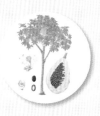
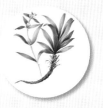
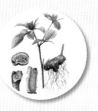
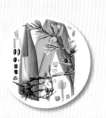

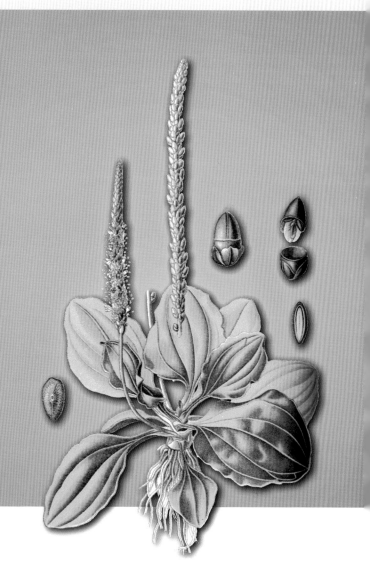

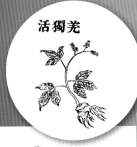

活獨羌

01 | 独活

疏风解毒，活血祛淤

- 归类
  草部·山草类
- 功效
  疏风解毒，活血祛淤，止痛。
- 形态特征
  根粗厚而长，叶为1～3回羽状复叶，叶轴和羽片轴几无毛至疏被微柔毛。
- 产地分布
  陕西、四川、云南等地。
- 成品选鉴
  表面粗糙，灰棕色，具不规则纵皱纹及横裂纹；质坚硬，断面灰黄白色。以条粗壮、油润、香气浓者为佳。

集解

历代医家对药物的经典论述

苏颂说：独活、羌活现在以产自蜀汉的为好。它们春天生苗叶如青麻；六月开花成丛，有黄有紫。结实时叶黄的，是夹石上所生；叶青的，是土脉中所生。《神农本草经》上说二者属同一类，现在的人以紫色而节密的为羌活，黄色而成块的是独活。大抵此物有两种，产自西蜀的，黄色，香如蜜；产自陇西的，紫色，秦陇人叫作山前独活。

李时珍说：按王贶所说，羌活须用紫色有蚕头鞭节的。独活是极大羌活有臼如鬼眼的。

修治

如何具体炮制药物

李时珍说：去皮或焙干备用。

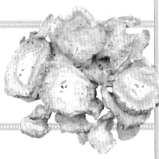

药用部分

各部分药用价值分步详解

根

[性味] 味苦、甘，性平，无毒。

[主治] 主外感表征，金疮止痛，奔豚气、惊痫，女子疝瘕。久服轻身耐老。（《神农本草经》）

疗各种贼风，全身关节风痛，新久者都可。（《名医别录》）

独活：治各种中风湿冷，奔喘逆气，皮肤苦痒，手足挛痛劳损，风毒齿痛。羌活：治贼风失音不语，手足不遂，口面歪斜，全身皮肤瘙痒。（甄权）

羌活、独活：治一切风证，筋骨拘挛，骨节酸疼，头旋目赤疼痛，五劳七伤，利五脏及伏水汽。（《日华子诸家本草》）

治风寒湿痹，酸痛不仁，诸风掉眩，颈项难伸。（李杲）

去肾间风邪，搜肝风，泻肝气，治项强及腰脊疼痛。（王好古）

散痈疽败血。（张元素）

性状图解
药物各部分性状、性味、主治详细图解

多年生高大草本。根圆柱形，棕褐色，有香气。茎中空，带紫色，光滑或稍有浅纵沟纹。叶宽卵形，另有茎生叶呈卵圆形至长椭圆形，边缘有不整齐的尖锯齿或重锯齿。花序顶生和侧生，复伞形，花白色，花瓣倒卵形。果实椭圆形。

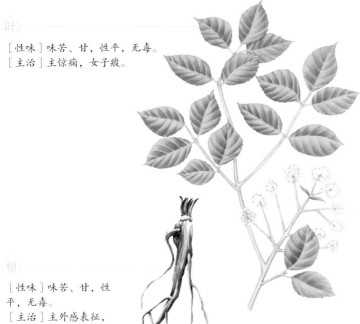

叶
[性味] 味苦、甘，性平，无毒。
[主治] 主惊痫，女子瘕。

花
[性味] 味苦、甘，性平，无毒。
[主治] 主外感表征，金疮止痛。

根
[性味] 味苦、甘，性平，无毒。
[主治] 主外感表征，金疮止痛，奔豚气。

附方
集历代医家大成之实用妙方

名称	主治	药方配伍
未具名	中风口噤，通风发冷，不知人事	独活四两，加好酒一升，煎至半升饮服
未具名	中风失语	独活一两，加酒二升，煎至一升；另用大豆五合，炒至爆裂，以药酒热投，盖好。过一段时间，温服三合，不愈可再服
未具名	历节风痛	独活 羌活 松节 等份 + 等份 + 等份 用酒煮过，每天空腹饮一杯

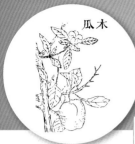

02 | 木瓜
消食驱虫，清热祛风

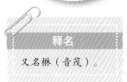

释名

又名楙（音茂）。

- **归类**
果部·山果类

- **功效**
消食，驱虫，清热，祛风。

- **形态特征**
落叶乔木，有乳汁。茎不分枝，有大的叶痕。叶大，聚生茎顶，叶柄长，中空；叶互生，掌状深裂。全年开乳黄色花，单性，雌雄异株。浆果大，长圆形，熟时橙黄色；果肉厚，黄色。

- **产地分布**
主产于山东、安徽、浙江、四川等地。

- **成品选鉴**
果实长椭圆形或瓠形，表面黄棕色或深黄色，果皮肉质，有白色浆汁。种子多数，椭圆形，外包有多浆、淡黄色的假种皮。

集解
历代医家对药物的经典论述

苏颂说：木瓜到处都有，但宣城产的最佳。它的树木像柰。春末开花，深红色。果实大的如瓜，小的如拳，皮黄色像着粉。

李时珍说：木瓜可种植，可嫁接，也可以压枝。它的叶子光而厚，果实像小瓜而有鼻，水分多，味不木的是木瓜。比木瓜小而圆，味木而涩的是木桃。像木瓜而无鼻，比木桃大，味涩的是木李，也叫木梨。木瓜的鼻是花脱外，并不是脐蒂。木瓜性脆，可蜜渍为果脯。将木瓜去子蒸烂，捣成泥加蜜与姜煎煮，冬天饮用尤其好。木桃、木李质坚，可与蜜同煎或制成糕点食用。

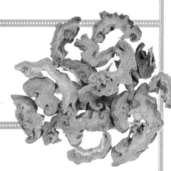

修治
如何具体炮制药物

李时珍说：切片晒干入药用。

药用部分
各部分药用价值分步详解

果实

[性味]味酸，性温，无毒。

[主治]治湿痹邪气，霍乱大吐下，转筋不止。（《名医别录》）

治脚气冲心，取嫩木瓜一颗，去子煎服佳。能强筋骨，下冷气，止呕逆，祛心膈痰唾，可消食，止水利后渴不止，用木瓜煎汤，取汁饮用。（陈藏器）

止吐泻奔豚，水肿冷热痢，心腹痛。（《日华子诸家本草》）

调营卫，助谷气。（雷敩）

去湿和胃，滋脾益肺，治腹胀善噫，心下烦痞。（王好古）

【发明】李杲说：木瓜入手、足太阴血分，气脱能收，气滞能和。

陶弘景说：木瓜最能治疗转筋。

李时珍说：木瓜所主霍乱吐利转筋脚气，都是脾胃病，非肝病。肝虽主筋，但转筋由湿热、寒湿之邪伤脾胃所致，故筋转必起于足腓。腓及宗筋都属阳明。木瓜治转筋，并不是益筋，而是理脾伐肝。

性状图解
药物各部分性状、性味、主治详细图解

　　落叶乔木，高约7米，枝直立，小枝圆柱形，紫褐色或黑褐色。叶片卵形至椭圆形，少量长椭圆形，边缘有尖锐锯齿。花先叶开放，花瓣倒卵形或近圆形，红色，少量淡红色或白色。果实球形或卵球形，黄色或带黄绿色，有稀疏不明显斑点，味芳香。

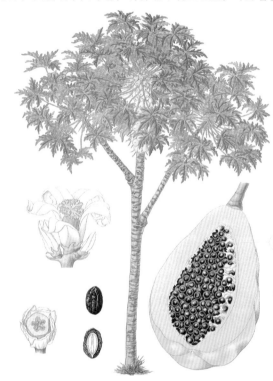

[性味] 味酸，性温，无毒。
[主治] 治湿痹邪气、霍乱大吐下、转筋不止。

附方
集历代医家大成之实用妙方

名称	主治	药方配伍		
未具名	项强筋急，不可转侧	木瓜 两个	没药 一两	乳香 二钱半
		盖严，捆好，置饭上蒸烂，捣成膏。每次取三钱，加生地黄汁半盏、酒两盏暖化温服		
未具名	脚筋挛痛	取木瓜数个，加酒、水各半煮烂，捣成膏趁热贴于痛处，外用棉花包好，冷后即换，一天换药三至五次		
未具名	霍乱转筋	木瓜一两、酒一升，煮服。如果不饮酒者取木瓜煮汤服，并用煎汤热敷足部		

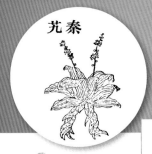

芁秦

03 | 秦艽
祛风清湿，除热止痹

集解
历代医家对药物的经典论述

《名医别录》载：秦艽生长在飞乌山谷，二月、八月采根晒干。

陶弘景说：秦艽现在出自甘松、龙洞、蚕陵一带，以根呈罗纹相交且长大、色黄白的为好。其中间多含土，使用时须破开，将泥去掉。

苏颂说：现在河陕郡州大多都有秦艽。它的根为土黄色而相互交纠，长一尺多，粗细不等。枝干高五六寸，叶婆娑，连茎梗均是青色，如莴苣叶。秦艽在六月中旬开紫色花，似葛花，当月结子，于每年的春、秋季采根阴干。

药用部分
各部分药用价值分步详解

秦艽根

[性味] 味苦，性平，无毒。

[主治] 主寒热邪气，寒湿风痹，关节疼痛，能逐水利小便。（《神农本草经》）

疗新久风邪，筋脉拘挛。（《名医别录》）

治肺痨骨蒸、疳证及流行疾病。（《日华子诸家本草》）

加牛奶冲服，利大小便，又可疗酒黄、黄疸，解酒毒，祛头风。（甄权）

泄热益胆气。（王好古）

治胃热虚劳发热。（李时珍）

【发明】李时珍说：秦艽是手、足阳明经主药，兼入肝胆二经，所以手足活动不利，黄疸烦渴之类的病证须用，取其祛阳明湿热的作用。阳明经有湿，则身体酸疼烦热；有热，则出现日晡潮热、骨蒸。所以《圣惠方》治疗急劳烦热，身体酸疼，用秦艽、柴胡各一两，甘草五钱，共研为末，每次用白开水调服三钱。治小儿骨蒸潮热，食少瘦弱，用秦艽、炙甘草各一两，每用一至二钱，水煎服。钱乙治此证时加薄荷叶五钱。

释名

又名秦纠、秦爪。

苏敬说：秦艽俗作秦胶，本名秦纠，与纠相同。

李时珍说：秦艽产自秦中，以根呈罗纹交纠的质优，故名秦艽、秦纠。

● 归类
草部·山草类

● 功效
祛风湿，清湿热，止痹痛。

● 形态特征
呈类圆柱形，上粗下细，扭曲不直，长10～30厘米，直径1～3厘米。

● 产地分布
东北、华北、西北及四川等地。

● 成品选鉴
表面灰黄色至黄棕色，有纵向扭曲的沟纹。皮部黄色或黄棕色，木部土黄色至黄色，质硬脆，易折断，断面柔润，味苦涩。

性状图解
药物各部分性状、性味、主治详细图解

多年生草本，高40～60厘米。根强直。茎直立或斜上，圆柱形，光滑无毛。叶披针形或长圆状披针形。花轮状丛生，花冠筒状，深蓝紫色。蒴果长圆形。种子椭圆形，褐色，有光泽。

花
[性味]味苦，性平，无毒。
[主治]泄热益胆气。

叶
[性味]味苦，性平，无毒。
[主治]治胃热虚劳发热。

根
[性味]味苦，性平，无毒。
[主治]主寒热邪气，寒湿风痹，关节疼痛。

附方
集历代医家大成之实用妙方

名称	主治	药方配伍		
未具名	暴泻口渴引饮	秦艽 一两	灸甘草 半两	每服三钱，水煎服
未具名	伤寒烦热口渴	秦艽 一两	牛乳 一大盏	煎至六分，分作两次服
未具名	小便艰难，腹满疼痛急证	秦艽一两，水一盏，煎至七分，分作两次服		

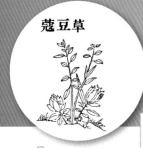

蔻豆草

04 | 豆蔻
温中燥湿，行气健脾

释名

又名草豆蔻、漏蔻、草果。

李时珍说：按扬雄《方言》中所说，凡物丰盛的称蔻。豆蔻之名，可能是取此义。豆像其形。南方《异物志》作漏蔻。现在豆蔻虽不专为果，也还入茶食料中使用，有草果的名称。《金光明经》三十二品香药中称豆蔻为苏泣迷罗。

- 归类
草部·芳草类

- 功效
温中燥湿，行气健脾。

- 形态特征
叶片狭椭圆形或线状披针形，先端渐尖，基部渐狭，有缘毛，两面无毛或仅在下面被极疏的粗毛。

- 产地分布
广东、海南、广西等地。

- 成品选鉴
种子椭圆形，表面灰棕色或黄棕色，内有黄白色隔膜分隔。质硬，断面乳白色。以个大、饱满、质结实、气味浓者为佳。

集解
历代医家对药物的经典论述

《名医别录》载：豆蔻生长在南海。

李时珍说：草豆蔻、草果虽是一物，但略有不同，今建宁所产豆蔻，大小如龙眼而形状稍长，皮为黄白色，薄而棱尖。其仁大小如缩砂仁而辛香气和。滇、广所产草果，大小如诃子，皮黑厚而棱密。其子粗而辛臭，很像斑蝥的气味，当地人常用来作茶及作为食物佐料。广东人将生草蔻放入梅汁中，用盐渍让其泛红，然后在烈日下晒干，放入酒中，名红盐草果。南方还有一种火杨梅，有人用它来伪充草豆蔻。它的形态圆而粗，气味辛猛而不温和，人们也经常使用。也有人说那即山姜实，不可不辨。

药用部分
各部分药用价值分步详解

仁

[性味]味辛、涩，性温，无毒。

[主治]能温中，治疗心腹痛，止呕吐，除口臭。《名医别录》下气，止霍乱，主一切冷气，消酒毒。《开宝本草》能调中补胃，健脾消食，祛寒，治心、胃疼痛。（李杲）治疗瘴疠寒疟，伤暑吐下泻痢，噎膈反胃，痞满吐酸，痰饮积聚，妇人恶阻带下，除寒燥湿，开郁破气，杀鱼肉毒。制丹砂。（李时珍）

【发明】寇宗奭说：草豆蔻气味极辛微香，性温而调散冷气甚速。

李时珍说：豆蔻治病，取其辛热浮散，能入太阴、阳明经，有除寒燥湿，开郁消食的作用。南方多潮湿、雾瘴，饮食多酸咸，脾胃易患寒湿郁滞之病，所以食物中必用豆蔻。这与当地的气候相适应。但过多食用也会助脾热，伤肺气及损目。也有人说：豆蔻与知母同用，治瘴疟寒热，取一阴一阳无偏胜之害。那是因为草果治太阴独胜之寒，知母治阳明独胜之火。

花

[性味]味辛，性热，无毒。

[主治]主降气，止呕逆，补胃气，消酒毒。

性状图解
药物各部分性状、性味、主治详细图解

　　多年生草本，株高1.5～3米。叶片狭椭圆形或线状披针形。花序顶生，直立，花冠白色，边缘有缺刻，前部有红色或红黑色条纹，后部有淡紫红色斑点。蒴果近圆形，外被粗毛，熟时黄色。

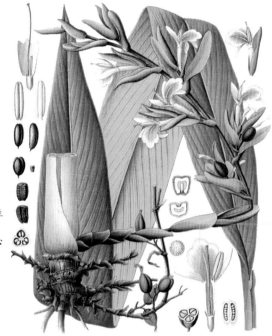

[性味] 味辛、涩，性温，无毒。
[主治] 能温中，治疗心腹痛，止呕吐，除口臭。

[性味] 味辛，性热，无毒。
[主治] 主降气，止呕逆，补胃气，消酒毒。

附方
集历代医家大成之实用妙方

名称	主治	药方配伍
未具名	心腹胀满，短气	用豆蔻一两，去皮研为末，用木瓜生姜汤调服半钱
未具名	胃弱呕逆不食	豆蔻仁（二枚） + 高良姜（半两） + 水（一盏）　煮取汁，再加生姜汁半合，与白面调和后做成面片，在羊肉汤中煮熟，空腹食用
未具名	气虚瘴疟，热少寒多，或单寒不热，或虚热不寒	豆蔻仁（等份） + 熟附子（等份） + 姜（七片） + 水（一盏） + 枣（一枚）　煎至半盏服下

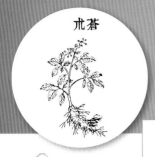
术蒼

释名

又名：赤术、山精、
仙术、山蓟。
李时珍说：《异术》
中说术是山之精，
服后可长寿延年，所
以有山精、仙术的名
字。术有赤、白两种，
主治相似，但性味、
止汗、发汗不同。

● 归类
草部·山草类

● 功效
健脾益气，燥湿利水，
止汗，安胎。

● 形态特征
表面灰黄棕色，有瘤状
突起及断续的纵皱，并
有须根痕，顶端有残
留茎基和芽痕。

● 产地分布
主产于浙江、湖北、湖
南等地。

● 成品选鉴
表面灰棕色，有皱纹、
横曲纹。质坚实，断面
黄白色或灰白色，散有
多数橙黄色或棕红色
油室。气香特异，味微
甘、辛、苦。

05 | 苍术
健脾益气，燥湿利水

集解
历代医家对药物的经典论述

李时珍说：苍术也就是山蓟，各处山中都有生长。苗高二三尺，叶抱茎生长。枝梢间的叶似棠梨叶，离地面近的叶，有三五个叉，都有锯齿样的小刺。根像老姜色苍黑，肉白有油脂。当地人剖开晒干后叫削术，也叫片术。陈自良介绍说白而肥的是浙术；瘦而黄的是幕阜山所产，药效劣。以前的人用术不分赤、白。自宋以后才开始认为苍术味苦辛，性燥烈，白术味苦甘，性和缓，各自分用。不论苍、白术，都以秋季采的为佳，春季采的虚软易坏。

修治
如何具体炮制药物

《日华子诸家本草》载：术须用米泔水浸泡一夜，才能入药。

寇宗奭说：苍术辛烈，必须用米泔水浸洗，再换米泔水泡两天，去掉粗皮入药用。

李时珍说：苍术性燥，所以用糯米泔水浸泡去油，切片焙干用。也有人用芝麻炒过，以此来制约它的燥性。

药用部分
各部分药用价值分步详解

根茎

[性味]味苦，性温，无毒。

李时珍说：白术味甘微苦，性温和缓；赤术味甘而辛烈，性温燥烈，可升可降，属阴中阳药，入足太阴、阳明、手太阴、阳明、太阳经。禁忌同白术。

[主治]治风寒湿痹、死肌痉疸。久服可轻身延年。（《神农本草经》）

主头痛，能消痰涎，除皮间风水结肿，除心下痞满及霍乱吐泻不止，能明胃助消化。（《名医别录》）

治麻风顽痹、胸腹胀痛、水肿胀满，能除寒热，止呕逆下泄冷痢。（甄权）

疗筋骨无力、癥瘕痃块，山岚瘴气温疟。（《日华子诸家本草》）

性状图解
药物各部分性状、性味、主治详细图解

多年生草本。根状茎肥大呈结节状。茎高30～50厘米，不分枝或上部稍分枝。叶革质，无柄，倒卵形或长卵形。

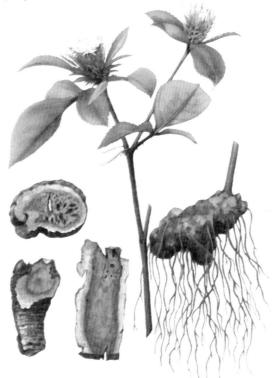

叶

[性味]味甘，性温，无毒。

[主治]治风寒湿痹、死肌痉疸。

根

[性味]味甘，性温，无毒。

[主治]能止汗、消食、除热。

附方
集历代医家大成之实用妙方

名称	主治	药方配伍
灵芝丸	脾肾气虚，添补精髓，通利耳目	苍术一斤，米泔水浸，春、夏五日，秋、冬七日，逐日换水，竹刀刮皮切晒，石臼为末，枣肉蒸和，丸梧子大。每服三五十丸，枣汤空心服
曲术丸	暑天暴泻	神曲 苍术 等份 等份 研为末，糊成梧桐子大的丸子，每次用米汤送服三五十丸
椒术丸	飧泻久痢	取苍术二两、川椒一两，共研为末，加醋糊成梧桐子大的丸子。每次用温水送服二十丸，饭前服。恶痢久者，加肉桂

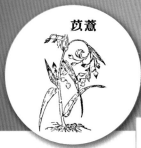

苡薏

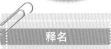

释名

又名解蠡、芑实、蘹（音感）米、回回米、薏珠子。

● 归类
谷部·稷粟类

● 功效
健脾利湿，清热排脓。

● 形态特征
茎直立粗壮，节间中空，基部节上生根。叶鞘光滑，与叶片间具白色薄膜状的叶舌，叶片长披针形，先端渐尖，基部稍鞘状包茎，中脉明显。颖果成熟时，外面的总苞坚硬，呈椭圆形。种皮红色或淡黄色，种仁卵形。

● 产地分布
主产于四川、辽宁、广西等地。

● 成品选鉴
种仁宽卵形或长椭圆形，表面乳白色，气微，味微甜。以粒大充实、色白、无皮碎者为佳。

集解
历代医家对药物的经典论述

苏颂说：薏苡到处都有，春天生苗茎，高三四尺。叶像黍叶，开红白色花，作穗。五六月结实，为青白色，形如珠子而稍长，所以称为薏珠子。小孩常用线将珠穿成串当玩具。九月、十月采其实。

李时珍说：薏苡二三月间老根生苗，叶子像初生的芭茅。五六月间抽出茎秆，开花结实。薏苡有两种。一种黏牙，实尖而壳薄，是薏苡。其米白色像糯米，可以用来煮粥、做饭及磨成面食，也可以和米一起酿酒。还有一种实圆壳厚而坚硬的，是菩提子。其很少，但可以将它穿成念经的佛珠。它们的根都是白色，大小如汤匙柄，根须相互交结，味甜。

修治
如何具体炮制药物

雷敩说：使用时，每一两薏苡加糯米一两，同炒熟，去糯米用。也有的用盐汤煮过用。

药用部分
各部分药用价值分步详解

仁

[性味] 味甘，性微寒，无毒。

[主治] 主筋急拘挛、不能屈伸，治风湿久痹，可降气。（《神农本草经》）

根

[性味] 味甘，性微寒。无毒。

[主治] 除肠虫。（《神农本草经》）

煮服，可堕胎。（陈藏器）

叶

[主治] 煎水饮，味道清香，益中空膈。（苏颂）

暑天煎服，能暖胃益气血。初生小儿用薏苡叶来洗浴，有益。（李时珍）

性状图解
药物各部分性状、性味、主治详细图解

　　茎直立粗壮，节间中空，基部节上生根。叶鞘光滑，与叶片间具白色薄膜状的叶舌，叶片长披针形，先端渐尖，基部稍鞘状包茎，中脉明显。颖果成熟时，外面的总苞坚硬，呈椭圆形。种皮红色或淡黄色，种仁卵形。

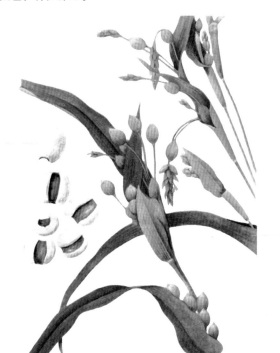

［性味］味甘，性微寒，无毒。
［主治］主筋急拘挛、不能屈伸，治风湿久痹，可降气。

［主治］煎水饮，味道清香，益中空膈。

附方
集历代医家大成之实用妙方

名称	主治	药方配伍				
麻黄杏仁薏苡仁汤	风湿身疼	麻黄 三两	杏仁 二十枚	甘草 一两	薏苡仁 一两	水 四升
		煮成二升，分两次服				
未具名	水肿喘急	郁李仁三两，研细，以水滤汁，煮薏苡仁饭，一天吃两次				
未具名	消渴饮水	用薏苡仁煮粥食用				
未具名	肺痿咳吐脓血	薏苡仁十两，捣破，加水三升煎成一升，加酒少许服下				

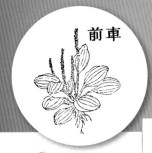

前車

07 | 车前草
清热利尿，凉血解毒

● 归类
草部·隰草类

● 功效
清热利尿，凉血解毒。

● 形态特征
根茎短缩肥厚，密生须状根。叶全部根生，叶片平滑，广卵形，边缘波状，叶片常与叶柄等长。花小，花冠不显著。结椭圆形蒴果，顶端宿存花柱。

● 产地分布
全国各地均有，但以北方为多。

● 成品选鉴
叶呈灰绿色而卷曲，展平成椭圆形，花茎顶部有留存尚有未开放的花。气微，味苦而带黏液性。

集解
历代医家对药物的经典论述

苏颂说：车前草初春长出幼苗，叶子布地像匙面，连年生长的长一尺多。此草从中间抽出数茎，结长穗像鼠尾。穗上的花很细密，色青微红。它结的果实像葶苈，为红黑色。如今人们在五月采苗，七八月采实，也有在园圃里种植的。蜀中一带多种植，采其嫩苗当菜吃。

修治
如何具体炮制药物

李时珍说：凡用须以水淘去泥沙，晒干。入汤液，炒过用；入丸散，则用酒浸泡一夜，蒸熟研烂，作成饼晒干，焙后研末。

药用部分
各部分药用价值分步详解

子

[性味] 味甘，性寒，无毒。

[主治] 主下腹至阴囊胀痛、小便不畅或尿后疼痛，能利小便，除湿痹。（《神农本草经》）

主男子伤中、女子小便淋沥不尽、食欲不振，能养肺，强阴益精，明目，疗目赤肿痛。（《名医别录》）

去风毒，治肝中风热、毒风冲眼、赤痛障翳、头痛、流泪。能压丹石毒，除心胸烦热。（甄权）

清小肠热，止暑湿气伤脾所致的痢疾。（李时珍）

叶及根

[性味] 味甘，性寒，无毒。

[主治] 主金疮出血，治鼻出血、淤血、血块、便血、小便红赤，能止烦下气，除小虫。（《名医别录》）

性状图解
药物各部分性状、性味、主治详细图解

多年生草本，连花茎可高达50厘米。叶片卵形或椭圆形，贴地面，全缘或呈不规则的波状浅齿，通常有弧形脉。花茎从叶中抽出，花序穗状，花冠小，膜质，淡绿色。蒴果卵状圆锥形。种子近椭圆形，黑褐色。

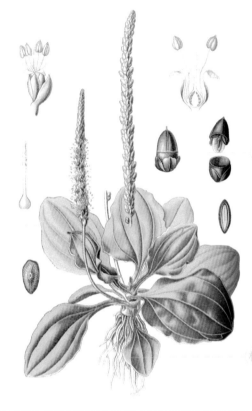

子

［性味］味甘，性寒，无毒。
［主治］能利小便，除湿痹。

叶

［性味］味甘，性寒，无毒。
［主治］主金疮出血，治鼻出血、淤血。

根

［性味］味甘，性寒，无毒。
［主治］能止烦下气。

附方
集历代医家大成之实用妙方

名称	主治	药方配伍
未具名	小便血淋作痛	车前子晒干研细，每次服二钱，用车前叶煎汤送下
未具名	石淋作痛	取车前子二升，用绢袋装好，加水八升，煮取三升，内用
未具名	金疮血出	车前叶捣烂外敷
未具名	热痢不止	车前叶捣汁一盏，加蜜一合同煎，温服

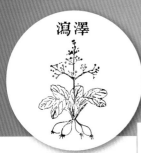

瀉澤

08 | 泽泻
利水渗湿，补脾养胃

释名
又名水泻、鹄泻、及泻、芒芋、禹孙。

李时珍说：除去水患叫泻，如泽水之泻。因禹能治水，所以称泽泻为禹孙。其余名义不详。

● 归类
草部·水草类

● 功效
利小便，清湿热。

● 形态特征
沉水叶条形或披针形；挺水叶宽披针形、椭圆形至卵形。地下茎球形或卵圆形，密生多数须根。单生叶、数片单生基部，叶片椭圆形；花丛自叶丛中生出，为大型轮生状的同锥花序，小花梗长短不一。

● 产地分布
黑龙江、吉林、辽宁、内蒙古、河北、山西等地。

● 成品选鉴
表面黄白色或淡黄棕色，质坚实，断面黄白色，有多数细孔。气微，味微苦。以块大、黄白色、光滑、质充实、粉性足者为佳。

集解
历代医家对药物的经典论述

《名医别录》载：泽泻生于汝南沼泽地，五月采叶，八月采根，九月采实，阴干。

陶弘景说：泽泻易坏、易遭虫蛀，必须密封保存。

苏颂说：现在山东、河、陕、江、淮都有泽泻，以汉中产的为佳。泽泻春天生苗，多生长在浅水中。叶像牛舌，独茎而长。秋天开白花，成一丛丛的像谷精羊。秋末采根，晒干。

修治
如何具体炮制药物

雷敩说：泽泻不计多少，细锉，用酒浸一夜，取出晒干，任用。

药用部分
各部分药用价值分步详解

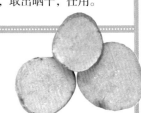

根

[性味] 味甘，性寒，无毒。

王好古说：泽泻属阴中微阳，入足太阳、少阴经。

扁鹊说：多服，伤人眼。

徐之才说：畏海蛤、文蛤。

[主治] 主风寒湿痹、乳汁不通，能养五脏，益气力，使人肥健，可消水。（《神农本草经》）

补虚损五劳，除五脏痞满，起阴气，止泄精消渴淋沥，逐膀胱三焦停水。（《名医别录》）

主肾虚遗精、滑精，治五淋，利膀胱热，能宣通水道。（甄权）

主头旋耳虚鸣，筋骨挛缩，通小肠，止尿血，主难产，补女人血海，令人有子。（《日华子诸家本草》）

入肾经，去旧水，养新水，利小便，消肿胀，能渗泄止渴。（张元素）

利水，治心下水痞。（李杲）

渗湿热，行痰饮，止呕吐泻痢，疝痛脚气。（李时珍）

性状图解
药物各部分性状、性味、主治详细图解

沉水叶条形或披针形，挺水叶宽披针形、椭圆形至卵形。花丛自叶丛中生出，白色。

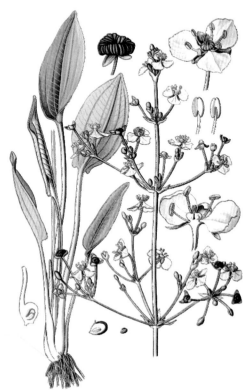

〔根〕

[性味] 味甘，性寒，无毒。
[主治] 主风寒湿痹、乳汁不通，能养五脏，益气力。

附方
集历代医家大成之实用妙方

名称	主治	药方配伍					
未具名	水湿肿胀	白术 一两	泽泻 一两	研为末或者做成丸子，每次用茯苓汤送服三钱			
未具名	暑天吐泻，头晕，口渴，小便不利	泽泻 三钱	白术 三钱	白茯苓 三钱	水 一盏	姜 五片	灯心 十根

煎至八分，温服

谷部·稷粟类

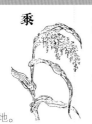

黍

产地分布：全国各地。

成熟周期：花、果期6~8月。

形态特征： 穗状或总状花序，也有圆锥花序。除珍珠黍外，种子脱粒后谷壳不脱落，去皮后常呈奶油白色。

功效： 主益气，补中。

粟

产地分布：华北为主要产区。

成熟周期：春季或夏季播种，生育期60~150天。

形态特征：粟茎秆圆柱形，基部数节可生出分蘖。须根系，茎基部的节还可生出气生根支持茎秆。穗状圆锥花序。穗的主轴生出侧枝。

功效：能解各种毒，治霍乱以及转筋入腹，又能镇静安神。

粟

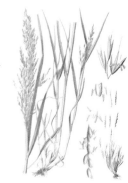

秫

秫

产地分布： 主产于长江流域各地。

成熟周期： 春、夏季播种，秋季采收。

形态特征：叶片似玉米，厚而窄，被蜡粉，平滑，中脉呈白色。圆锥花序，穗形有带状和锤状两类。颖果呈褐、橙、白或淡黄等色。

功效： 健脾益胃，生津止渴。

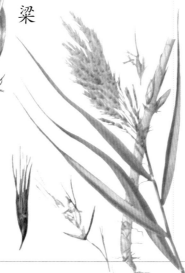

蜀黍

产地分布：东北各地最多。

成熟周期：春季播种，秋季收获。

形态特征： 茎秆高1丈多，像芦苇但中间是实心的。叶也像芦苇，黍穗大如扫帚，颗粒大如花椒，为红黑色。米质地坚实，为黄赤色。

功效：主温中，涩肠胃，止霍乱。

梁

产地分布： 主产于四川、浙江等地。

成熟周期：夏秋收获。

形态特征：穗大毛长，谷、米都比白梁大，收籽少，且不耐水旱。

功效：补中益气，治烦热，消渴，泻痢。

梁

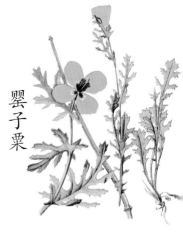

罂子粟

罂子粟

产地分布：全国各地。

成熟周期：7~9月采收。

形态特征：花有红白两种，微带腥气。果实外形像瓶子，里面有极细小的米粒。

功效： 能行风气，祛邪热，治疗泻痢。

玉蜀黍（玉米）

产地分布：全国各地。

成熟周期：花、果期6～8月。

形态特征：从地下节根长出的称为地下节根，一般4～7层；从地上茎节长出的节根又称支持根，秆呈圆筒形。全株一般有15～22片叶，叶身宽而长，叶缘常呈波浪形。花为单性，雌雄同株。雄花生于植株的顶端，为圆锥花序。

功效：调中开胃，益肺宁心，清湿热，利肝胆。

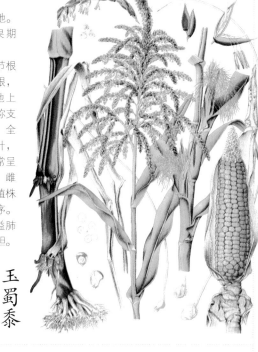

玉蜀黍

阿芙蓉

产地分布：主产于北半球温带和亚热带地区。

成熟周期：每年2月播种，4～5月开花。

形态特征：一年生的栽培植物，一般种植在海拔高300～1700米的地方，其植株约高1.5米。花呈白、红、紫等颜色，每朵花有4个花瓣，其叶子大而光滑，边缘有缺刻，呈带有银色光泽的绿色。当其果实成熟时，花瓣自然脱落。

功效：敛肺，止咳，涩肠，止痛。

阿芙蓉

大豆

产地分布：东北、华北、长江下游地区，以及陕西、四川等地。

成熟周期：夏播种、秋采取。

形态特征：苗高3～4尺，叶呈圆形但有尖，秋天开小白花，成丛，结的豆荚长1寸多。

功效：健脾宽中，润燥消水，清热解毒，益气。

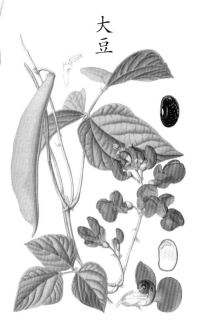

大豆

赤小豆

产地分布：全国各地。

成熟周期：夏播种、秋采取。

形态特征：豆苗高1尺左右，枝叶像豇豆，叶微圆峭而小。花像豇豆花但较小些，颜色也淡一些，为银褐色，有腐气。结的豆荚长2～3寸，比绿豆荚稍大，皮色是微白带红。

功效：能消热毒，散恶血，除烦满，可通气，健脾胃。

绿豆

产地分布: 全国各地。

成熟周期: 春播秋收。

形态特征: 叶小而有细毛, 到秋天开小花, 豆荚像赤豆荚。颗粒粗大、颜色鲜艳的是官绿, 皮较薄而粉多、粒小而颜色深的是油绿。

功效: 能清热益气, 解酒食毒。

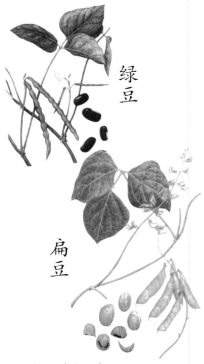

绿豆

扁豆

藊豆 (扁豆)

产地分布: 全国各地。

成熟周期: 花果期7~9月。

形态特征: 顶生小叶菱状广卵形, 侧生小叶斜菱状广卵形, 顶端短尖或渐尖, 基部宽楔形或近截形, 两面沿叶脉处有白色短柔毛。种子扁长圆形, 白色或紫黑色。

功效: 治暑湿吐泻、脾虚呕逆、食少久泄。

豌豆

产地分布: 四川、河南、湖北、江苏、青海等地。

成熟周期: 花果期4~5月。

形态特征: 全体无毛。小叶长圆形至卵圆形, 全缘; 托叶卵形, 基部耳状包围叶柄。花单生或1~3朵排列成总状而腋生; 花冠白色或紫红色; 花柱扁, 内侧有须毛。荚果长椭圆形, 内有坚纸质衬皮; 种子圆形, 2~10颗, 青绿色, 干后变为黄色。

功效: 清凉解暑、强壮、利尿、止泻。

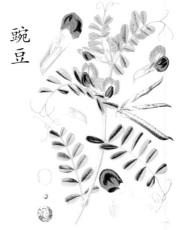

豌豆

豌

豇豆

产地分布: 全国各地。

成熟周期: 花果期6~9月。

形态特征: 顶生小叶菱状卵形, 顶端急尖, 基部近圆形或宽楔形, 两面无毛, 侧生小叶斜卵形; 托叶卵形, 着生处下延成一短距。总状花序腋生, 萼钟状, 无毛; 花冠淡紫色, 花柱上部里面有淡黄色须毛。荚果线形, 下垂。

功效: 健脾补肾。治脾胃虚弱、泻痢、吐逆、消渴。

刀豆

产地分布: 广东、湖南、湖北、江苏、浙江、安徽、四川、陕西等地。

成熟周期: 9~11月摘取。

形态特征: 三出复叶互生; 小叶阔卵形或卵状长椭圆形。总状花序腋生, 花萼唇形; 花冠蝶形, 淡红紫色, 旗瓣圆形, 翼瓣狭窄而分离, 龙骨瓣弯曲; 子房有疏长硬毛。荚果带形而扁, 略弯曲, 边缘有隆脊。

功效: 温中, 下气。

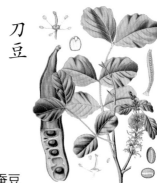

刀豆

蚕豆

产地分布: 全国各地。

成熟周期: 花期3~5月, 果期8~9月。

形态特征: 全体无毛。茎直立, 不分枝, 方形, 中空, 表面有纵条纹。双数羽状复叶互生, 叶柄基部两侧具大而阴显的半箭头状托叶, 先端尖, 边缘白色膜质, 基部下沿呈尖耳状。

功效: 健脾, 利湿。

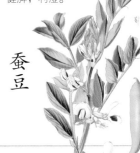

蚕豆

Chapter8
清除邪热，养阴泻火

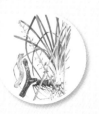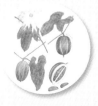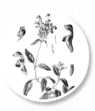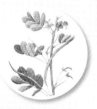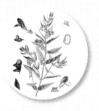

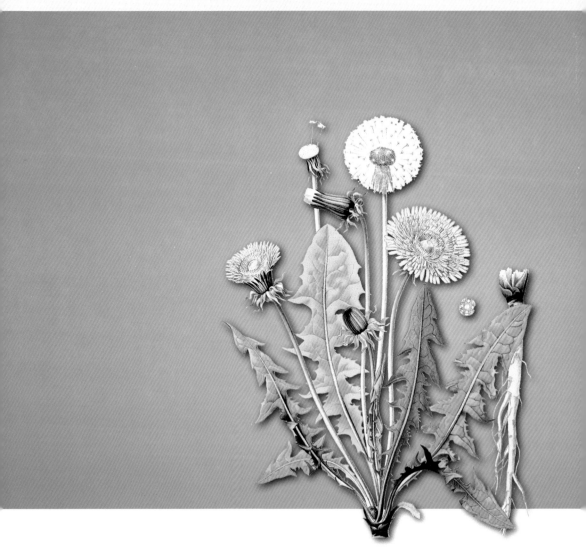

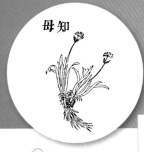
知母

01 | 知母
清热泻火，生津润燥

释名

又名蚳母、连母、蝭
母、货母、地参、水
参、水浚、蓱、荄藩
（音沉烦）、苦心、儿
草、儿踵草、女雷、
女理、鹿列、韭逢、
东根、野蓼、昌支。
李时珍说：老根旁
边初生的子根，形
状像蚳蛇，所以叫
蚳母，讹为知母、
蝭母。

- 归类
  草部·山草类

- 功效
  清热泻火，生津润燥。

- 形态特征
  呈长条状，微弯曲，
  一端有浅黄色的茎叶
  残痕。表面黄棕色至
  棕色，断面黄白色。

- 产地分布
  山西、河北及东北
  等地。

- 成品选鉴
  呈长条状，表面黄棕
  色至棕色，具紧密排
  列的环状节，质硬，
  易折断，断面黄白
  色。气微，味微甜、
  略苦，嚼之带黏性。

集解
历代医家对药物的经典论述

《名医别录》载：知母生长在河内川谷，二月、八月采根晒干用。

陶弘景说：现在出于彭城。形似菖蒲而柔润，极易成活，掘出随生，要根须枯燥才不生长。

苏颂说：现在的黄河沿岸怀、卫、彰德各郡以及解州、滁州都有。四月开青色的花，如韭花，八月结实。

修治
如何具体炮制药物

李时珍说：拣肥润里白的使用为好，去毛切片。如需引经上行，则用酒浸焙干，引经下行则用盐水润焙。

药用部分
各部分药用价值分步详解

根

[性味] 味苦，性寒，无毒。

[主治] 治消渴热中、肢体浮肿，除邪气，利水，补不足，益气。（《神农本草经》）

治心烦燥闷、骨蒸潮热、产后发热，肾气劳，憎寒虚烦。（甄权）

治骨蒸痨瘵，通小肠，消痰止咳，润心肺，安心神，止惊悸。（《日华子诸家本草》）

清心除热，治阳明火热，泻膀胱、肾经之火。疗热厥头痛，下痢腰痛，喉中腥臭。（张元素）

泻肺火，滋肾水，治命门相火有余。（王好古）

安胎，止妊娠心烦，辟射工、溪毒。（李时珍）

性状图解
药物各部分性状、性味、主治详细图解

　　多年生草本，全株无毛。根状茎横生于地面，上有许多黄褐色纤维，下生许多粗而长的须根。叶呈线形，质稍硬。花茎直立，花序穗状，稀疏狭长，花为绿色或紫堇色。果长卵形，成熟后有裂纹，种子三棱形，两端尖，黑色。

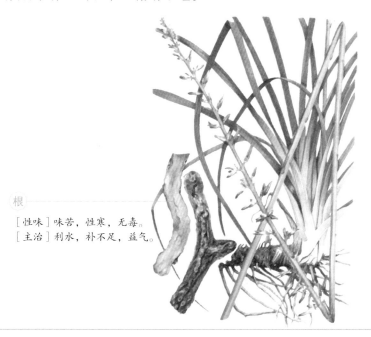

根

［性味］味苦，性寒，无毒。
［主治］利水，补不足，益气。

附方
集历代医家大成之实用妙方

名称	主治	药方配伍			
未具名	新久痰嗽	知母 一两	贝母 一两	巴豆 三十枚	生姜 三片
		两面蘸上药末，放在口里细嚼咽下，服完即睡。第二天早晨大便一次，则痰嗽渐止。体质壮实者才可用			
未具名	久咳气急	知母 五钱	杏仁 五钱	水 一盅半	萝卜子 五钱
		研末，加米糊做成丸子，每次姜汤送服五十丸，以绝病根			
未具名	嵌甲肿痛	将知母烧存性，研末敷患处			

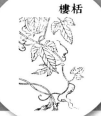

樓栝

02 | 栝楼
消渴除烦，补虚安中

集解
历代医家对药物的经典论述

苏颂说：栝楼各地都有。三四月生苗，引藤蔓。叶像甜瓜叶而窄，作叉，有细毛。七月开花，像葫芦花，为浅黄色。结的实在花下，大小如拳，生时为青色，至九月成熟后为赤黄色。其形有的正圆，有的锐而长，功用都相同。根也叫白药，皮黄肉白。

李时珍说：栝楼根直下生，年久者长数尺。秋后挖的结实有粉，夏天挖的有筋无粉，不能用。它的果实圆长，青的时候像瓜，黄时如熟柿，山上人家小儿常食。果实内有扁子，大小如丝瓜子，壳色褐，仁色绿，多脂，有青气。炒干捣烂，水熬取油，可点灯。

修治
如何具体炮制药物

周定王说：秋冬采根，去皮切成寸许大，用水浸，逐日换水，四五天后取出。捣成泥状，用绢袋滤汁澄粉，晒干用。

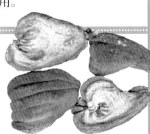

药用部分
各部分药用价值分步详解

实

[性味]味苦，性寒，无毒。

李时珍说：味甘，不苦。

[主治]治胸痹，能使人皮肤悦泽。（《名医别录》）

润肺燥，降火，治咳嗽，涤痰结，利咽喉，止消渴，利大肠，消痈肿疮毒。（李时珍）

根（天花粉）

[性味]味苦，性寒，无毒。

李时珍说：味甘、微苦、酸，性微寒。

[主治]主消渴身热、烦满大汗，能补虚安中，续绝伤。（《神农本草经》）

除肠胃中痼热，八疸身面黄，唇干口燥短气，止小便利，通月经。（《名医别录》）

释名
又名果蠃、瓜蒌、天瓜、黄瓜、地楼、泽姑。根名：白药、天花粉、瑞雪。

李时珍说：栝楼根作成粉，洁白如雪，故名天花粉。

● 归类
草部·蔓草类

● 功效
主消渴身热、烦满大汗，补虚安中。

● 形态特征
块根肥大，圆柱形。茎多分枝，卷须细长。雌雄异株，花白色，雄花成总状花序；雌花单生于叶腋，果实近球形，成熟时金黄色。种子多数，扁长椭圆形。

● 产地分布
我国北部至长江流域各地。

● 成品选鉴
以水分少、淡黄色为佳。

性状图解
药物各部分性状、性味、主治详细图解

多年生攀缘草本，长达5米以上。根状茎肥厚，圆柱状，外皮黄色。

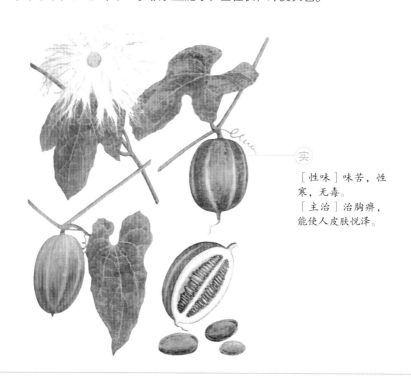

实
[性味] 味苦，性寒，无毒。
[主治] 治胸痹，能使人皮肤悦泽。

附方
集历代医家大成之实用妙方

名称	主治	药方配伍		
未具名	痰咳不止	栝楼仁 一两	文蛤 七分	同研末，用浓姜汁调成弹子大的丸子，噙口中咽汁
未具名	干咳无痰	栝楼 等份	蜜 等份 / 白矾 一钱	同熬成膏，频含咽汁
未具名	小儿热病，壮热烦渴	用乳汁调服栝楼根末半钱		

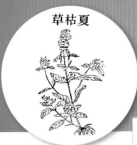

草枯夏

03 | 夏枯草
清火明目，散结消肿

释名

又名夕句、乃东、燕面、铁色草。

朱震亨说：此草过了夏至即枯萎。因它禀承纯阳之气，遇阴气便会枯萎，故得名夏枯草。

● 归类
草部·隰草类

● 功效
清火明目，散结消肿。

● 形态特征
本品呈棒状，略扁，淡棕色至棕红色。全穗由数轮至十数轮宿萼与苞片组成，每轮有对生苞片2片，呈扇形，先端尖尾状，脉纹明显，外表面有白毛。体轻质脆，微有清香气，味淡。

● 产地分布
主产于江苏、安徽、浙江、河南等地。

● 成品选鉴
淡棕色至棕红色。全穗由数轮苞片组成，外表面有白毛。果实棕色，卵圆形，尖端有白色突起。体轻，气味稍淡。

集解
历代医家对药物的经典论述

苏颂说：夏枯草在冬至过后开始生长，叶子像旋覆。三四月间开花抽穗，为紫白色，像丹参花，结子也成穗。它到了五月就枯萎，故在四月采收。

李时珍说：夏枯草在原野间有很多。它的苗高一二尺，茎微呈方形，叶子对节生，像旋覆叶但更长更大些，边缘有细齿，背面色白而多纹。茎端抽穗，长一二寸，穗中开淡紫色小花，一穗有细子四粒。将撷苗煮后，浸去苦味，可用油盐拌来吃。

药用部分
各部分药用价值分步详解

茎、叶

[性味] 味辛、苦，性寒，无毒。

徐之才说：与土瓜相使。伏汞砂。

[主治] 治寒热淋巴结核、鼠瘘头疮，破腹部结块，散瘿结气，消脚肿湿痹。（《神农本草经》）

【发明】朱震亨说：本草著作中说夏枯草善治瘰疬，散结气。它还有补养厥阴血脉的功效，这点书中没有提及。用夏枯草退寒热，体虚的可以用；如果用于实证，佐以行散之药，外用艾灸，也能渐渐取效。

夏枯草的传说

从前，有个郎中用一种野草治好了秀才母亲的瘰疬。秀才为感谢郎中，留他在自己家中住了一年。郎中也感念秀才待他的情意，临走时带秀才上山，教他认识治瘰疬的那种草药，并嘱咐说这种草药一定要在夏天采摘。初秋时，县官的母亲得了瘰疬，秀才说自己可以治，上山后找不到那种草药。县官气极，打了他五十大板。后来秀才想起，郎中说过此草一过夏天就枯死了。为了记住这件事，秀才把这草叫作"夏枯草"。

性状图解
药物各部分性状、性味、主治详细图解

　　多年生草本，茎高15～30厘米。根状茎横生于地上，茎基部多分枝，四棱形，有浅槽，紫红色，被稀疏的糙毛或近无毛。叶对生，叶片卵状长圆形或圆形，边缘有不明显的波状齿。花序顶生，假穗状，紫、蓝紫或红紫色。果黄褐色，长圆状卵形。

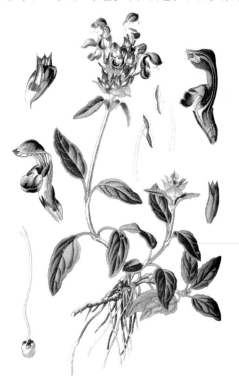

叶

[性味]味辛、苦，性寒，无毒。
[主治]治寒热淋巴结核、鼠瘘头疮。

附方
集历代医家大成之实用妙方

名称	主治	药方配伍
未具名	肝虚目痛，冷泪不止，羞明怕日光	夏枯草 香附子 同研末，每次用蜡茶汤调服一钱 半两 一两
未具名	赤白带下	在夏枯草开花时采摘，阴干后碾成末，每次服二钱，饭前服，米汤送下
未具名	血崩	夏枯草研为末，每次服方寸匕，用米汤调下

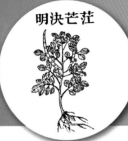

明决芒茳

04 决明

清肝明目，降压润肠

释名

李时珍说：马蹄决明，以明目的功效而命名。还有草决明、石决明，功效都相同。草决明即青葙子，也就是陶弘景所说的蘦蒿。

- 归类
  草部·隰草类

- 功效
  清肝明目，降压润肠。

- 形态特征
  羽状复叶有小叶6片，花腋生，总花梗极短；荚果线形，种子多数菱形，淡褐色，有光泽。

- 产地分布
  广西、广东、福建、台湾、云南、山东、河北、浙江、安徽等地。

- 成品选鉴
  两端平行倾斜，形似马蹄。表面绿棕色或暗棕色，平滑有光泽，背腹两侧各有一条突起的线性凹纹。质坚硬。味微苦。小决明子为短圆柱形，两端平行倾斜。

集解

历代医家对药物的经典论述

李时珍说：决明有两种，一种是马蹄决明，茎高三四尺，叶比苜蓿叶大而叶柄小，叶尖开杈，白天张开，夜晚合拢，两两相贴。它在秋天开淡黄色的花，花有五瓣。结的角像初生的细豇豆，长五六寸。角中有子数十颗，不均匀相连接，形状像马蹄，青绿色，是治眼疾的最佳药物。另一种是茳芒决明，即《救荒本草》中的山扁豆。它的苗和茎都像马蹄决明，但叶柄小，末端尖，像槐叶，夜晚不合拢。秋天开深黄色的花，花为五瓣，结的角大小如小手指，长二寸左右。角中子排成列，像黄葵子而扁，褐色，味甘滑。这两种的苗叶都可以作酒曲，俗称独占缸。但茳芒的嫩苗及花、角子，都可食用或泡茶饮，而马蹄决明的苗和角都苦、硬，不能吃。

药用部分

各部分药用价值分步详解

子

[性味] 味咸，性平，无毒。

徐之才说：与蓍实相使，恶大麻子。

[主治] 治视物不清、眼睛混浊、结膜炎、白内障，眼睛发红、疼痛、流泪，久服令人眼明亮，轻身。（《神农本草经》）

治唇口青。（《名医别录》）

助肝气，益精。用水调末外涂，消肿毒。熏太阳穴，可治头痛。贴印堂，止鼻洪。作枕头，可治头风且有明目的作用，效果比黑豆好。（《日华子诸家本草》）

治肝热风眼赤泪。（甄权）

益肾、解蛇毒。（朱震亨）

花

[性味] 味咸，性平，无毒。

[主治] 治结膜炎，白内障。

性状图解
药物各部分性状、性味、主治详细图解

　　一年生半灌木状草本，高0.5~2米。茎直立，上部多分枝，全株被短柔毛。叶互生，羽状，叶片倒卵形或倒卵状长圆形，下面及边缘有柔毛。花成对腋生，花瓣倒卵形或椭圆形，黄色。果实细长，近四棱形。种子菱柱形或菱形，略扁，淡褐色，有光亮。

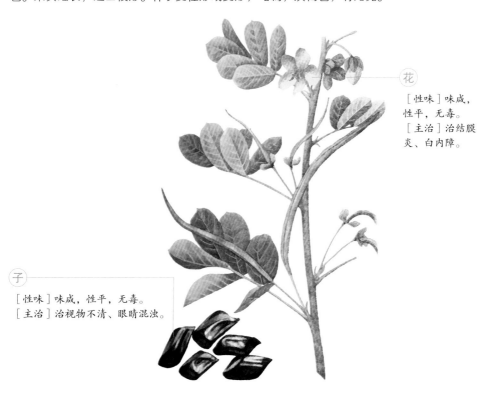

花
[性味]味咸，性平，无毒。
[主治]治结膜炎、白内障。

子
[性味]味咸，性平，无毒。
[主治]治视物不清、眼睛混浊。

附方
集历代医家大成之实用妙方

名称	主治	药方配伍
未具名	青盲、雀目（青盲是外观正常，但不见物；雀目是夜盲）	决明子 地肤子 同研末，加米汤做成梧桐子大的丸子，每次用米汤送服二三十丸（一升）（五两）
未具名	目赤肿痛、头风热痛	决明子炒后研细，用茶调匀敷两侧太阳穴，药干即换，一夜肿消

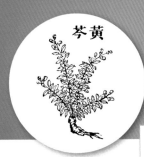

05 | 黄芩
清热燥湿，泻火解毒

集解
历代医家对药物的经典论述

《名医别录》载：黄芩生长在秭归的川谷及宛句，三月三日采根阴干用。

陶弘景说：秭归属建平郡。现在产量最多的是彭城，郁州也有，但只有深色质地竖实的才好。

苏颂说：现在川蜀、河东、陕西近郡都有黄芩。它的苗长一尺多，茎干如筷子般粗，叶从地脚四面作丛生状，像紫草，高一尺多，也有独茎生长的。黄芩的叶细长、颜色青，两两对生，六月开紫花，根如知母般粗细，长四五寸，二月、八月采根晒干。《吴普本草》上载：黄芩二月生赤黄色叶子，两两或四四相值，其茎中空或为方圆形，高三四尺，四月开紫红色花，五月结黑色果实，根黄。二月至九月采摘，与现在的说法略有不同。

释名

又名腐肠、空肠、内虚、妒妇、经芩、黄文、印头、苦督邮。质地坚实的名子芩、条芩、㹠尾芩、鼠尾芩。

李时珍说：芩在《说文解字》中写作菳，说它颜色黄。也有人说芩为黔，黔是黄黑色。宿芩是旧根，也就是如今所说的片芩，所以又有腐肠、妒妇等名称。妒妇心黑，所以用来比喻宿芩。

- 归类
  草部·山草类

- 功效
  清热燥湿，泻火解毒，止血，安胎。

- 形态特征
  呈圆锥形，扭曲，表面棕黄色或深黄色，有稀疏的疣状细根痕。

- 产地分布
  主产于河北、山西、内蒙古、河南、陕西等地。

- 成品选鉴
  呈圆锥形，扭曲，表面棕黄色或深黄色，上部较粗糙，下部有顺纹和细皱。质硬而脆，易折断，断面黄色，中心红棕色。

药用部分
各部分药用价值分步详解

根

[性味]味苦，性平，无毒。

李时珍说：黄芩用酒拌炒，药效上行；与猪胆汁配伍使用，除肝胆之火；与柴胡配伍使用，退寒热；与芍药配伍使用，治下痢；与桑白皮配伍使用，泻肺火；与白术配伍使用，能安胎。

[主治]治各种发热、黄疸、泻痢，能逐水，下血闭，治恶疮疽蚀火疡。（《神农本草经》）

治痰热、胃中热、小腹绞痛，消谷善饥，可利小肠。疗女子经闭崩漏、小儿腹痛。（《名医别录》）

能降气，主流行热病，疗疮排脓，治乳痈发背。（《日华子诸家本草》）

凉心，治肺中湿热，泻肺火上逆，疗上部实热、目赤肿痛、淤血壅盛、上部积血，补膀胱寒水，安胎，养阴退热。（张元素）

叶

[性味]味苦，性平，无毒。

[主治]治热毒骨蒸、寒热往来、肠胃不利。

性状图解
药物各部分性状、性味、主治详细图解

多年生草本，高30～70厘米。主根粗壮，呈圆锥形，棕褐色。茎四棱形，基部多分枝，有细条纹，绿色或常带紫色。单叶对生，全缘，有短柄，叶片披针形，上面无毛或微有毛，下面沿中脉被柔毛。花序顶生，花瓣唇形，蓝紫色或紫红色。果实近球形，黑褐色。

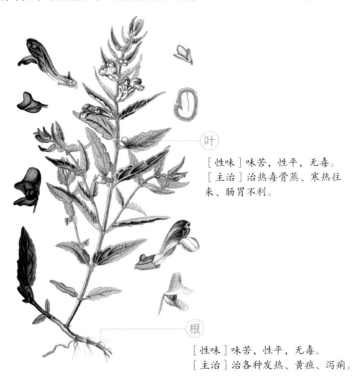

[性味]味苦，性平，无毒。
[主治]治热毒骨蒸、寒热往来、肠胃不利。
〔叶〕

[性味]味苦，性平，无毒。
[主治]治各种发热、黄疸、泻痢。
〔根〕

附方
集历代医家大成之实用妙方

名称	主治	药方配伍
三黄丸	男子五劳七伤，消渴体瘦，妇人带下，手足发热	春季用黄芩、黄连各四两，大黄三两；夏季用黄芩六两，大黄一两，黄连七两；秋季用黄芩六两，大黄二两，黄连三两；冬季用黄芩三两，大黄五两，黄连二两。三味药随季节的不同配好后捣碎过筛，炼蜜丸如黑豆大，每次用米汤送服五丸，一日三次。如果病情没有好转，可增至七丸，服药一月后病愈。服药期间忌食猪肉
三补丸	上焦积热，泻五脏火	黄芩 + 黄连 + 黄蘗 等份　等份　等份 研为末，蒸饼做丸如梧桐子大，每次服二三十丸，用开水送下

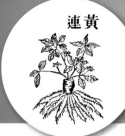
连黄

06 黄连
清热燥湿，泻火解毒

释名

又名王连、支连。
李时珍说：本品根像串珠相连而色黄，所以得名黄连。

- **归类**
草部·山草类

- **功效**
清热燥湿，泻火解毒。

- **形态特征**
多集聚成簇，常弯曲，形如鸡爪，表面灰黄色或黄褐色，有气微，味极苦。

- **产地分布**
主产于四川、湖南、湖北等地。

- **成品选鉴**
常弯曲，表面灰黄色或黄褐色，粗糙；质硬，断面不整齐，皮部橙红色或暗棕色，木部鲜黄色或橙黄色，呈放射状排列。气微，味极苦。

集解
历代医家对药物的经典论述

《名医别录》载：黄连生长在巫阳川谷及蜀郡太山的向阳处，二月、八月采根用。

苏颂说：现在江、湖、荆、夔等州郡也产黄连，而以宣城产的九节坚实、相击有声的质优，施、黔产的次之，东阳、歙州、处州产的又次之。黄连的苗高一尺余，叶像甘菊，四月开黄色花，六月结实像芹子，也是黄色。江左产的根若连珠，苗经冬不凋，叶如小雉尾草，正月开花作细穗，淡白微黄色，六七月根紧致密时，才可以采摘入药。

李时珍说：黄连，汉末李当之本草只取蜀地所产黄而肥大、坚实的为好。唐朝时以澧州产的为好。黄连有二种：一种根粗无毛有连珠，像鹰爪、鸡爪的形状而竖实，色深黄；另一种是无珠多毛而中空，淡黄色。二者各有所宜。

修治
如何具体炮制药物

雷敩说：黄连入药时须用布拭去肉毛，入浆水中浸泡两昼夜，滤出后放在柳木火上焙干。

药用部分
各部分药用价值分步详解

根

[性味]味苦，性寒，无毒。

徐之才说：与黄芩、龙骨、理石相使，恶菊花、玄参、白鲜皮、芫花、白僵蚕，畏款冬、牛膝，胜乌头，解巴豆毒。

[主治]主热气，治目痛眦伤流泪，能明目。治腹痛下痢、妇人阴中肿痛。（《神农本草经》）

主五脏冷热，久下泻痢脓血，止消渴大惊，除水湿，利关节，调胃厚肠益胆，疗口疮。（《名医别录》）

治体虚消瘦气急。（陈藏器）

性状图解
药物各部分性状、性味、主治详细图解

多年生草本。根茎黄色，常分枝，形如鸡爪。叶基生，叶片坚纸质，卵状三角形，顶端尖，羽状深裂，边缘有锐锯齿，表面沿脉被短柔毛。聚伞花序，花瓣线形或线状披针形，种子长椭圆形，褐色。

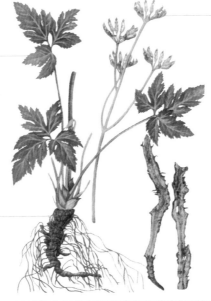

花
[性味] 味苦，性寒，无毒。
[主治] 治五劳七伤，能益气，止心腹痛。

叶
[性味] 味苦，性寒，无毒。
[主治] 主心病逆而盛、心积伏梁。

根
[性味] 味苦，性寒，无毒。
[主治] 主热气，治目痛眦伤流泪，能明目。

附方
集历代医家大成之实用妙方

名称	主治	药方配伍
泻心汤	心经实热	黄连七钱，加水一碗半，煎成一碗，饭后过一阵温服。小儿剂量酌减
酒煮黄龙丸	伏暑发热、口渴呕吐及赤白痢疾、消渴、泄泻等病	川黄连 一斤 + 酒 二升半　煮后焙干、研细，调糊做成梧桐子大的药丸，每次用温开水送服五十丸，一日三次
香连丸	各种赤白痢疾，里急后重、腹痛	宣黄连 等份 + 青木香 等份　捣碎后筛过，加白蜜调和做成丸子，如梧桐子大，每次空腹服二三十丸，一日两次，其效如神。如果是久冷者，用煨蒜捣和做成药丸，大人小孩服用都有效

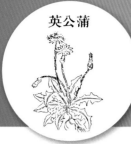

英公蒲

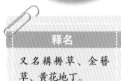

释名

又名耩耨草、金簪草、黄花地丁。

- **归类**
菜部·柔滑类

- **功效**
清热解毒，消肿散结。

- **形态特征**
根深长，单一或分枝，外皮黄棕色。叶根生，排成莲座状，狭倒披针形，大头羽裂或羽裂，先端稍钝或尖，基部渐狭成柄，无毛葳有蛛丝状细软毛。花茎比叶短或等长，结果时伸长，总苞片草质，绿色，部分淡红色或紫红色，先端有或无小角，有白色珠丝状毛。

- **产地分布**
全国各地。

- **成品选鉴**
本品呈皱缩卷曲的团块。叶多皱缩破碎，绿褐色或暗灰色；花冠黄褐色或淡黄白色；有的可见多数具白色冠毛的长椭圆形瘦果。气微，味微苦。

集解
历代医家对药物的经典论述

韩保昇说：蒲公英生长在平原、沼泽、田园中。它的茎、叶像苦苣，折断后有白汁，可以生吃，花像单菊但更大。

寇宗奭说：蒲公英即现在的地丁。四季都可开花，花谢后飞絮，絮中有子，落地就会生长。所以庭院中都有生长，是随风带来的子落地生长。

李时珍说：蒲公英四散而生，茎、叶、花、絮都像苦苣，但较苦苣小些。嫩苗可以食用。二月采花，三月采根。

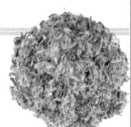

药用部分
各部分药用价值分步详解

苗

[性味] 味甘，性平，无毒。

[主治] 取蒲公英煮汁饮用，并外敷患处，治妇人乳痈肿。（苏恭）
解食物毒，散滞气，化热毒，消恶肿、结核、疔肿。（朱震亨）
能掺牙，乌须发，壮筋骨。（李时珍）
用蒲公英的白汁外涂，治恶刺。（苏颂）

【发明】李杲说：蒲公英苦寒，是足少阴肾经的君药，本经必用。

朱震亨说：蒲公英与忍冬藤同煎汤，加少量的酒调佐服用，可治乳腺炎。服用后想睡，这是它的一个作用，入睡后出微汗，病即安。

花

[性味] 味甘，性平，无毒。

[主治] 能掺牙，乌须发，壮筋骨。

叶

[性味] 味甘，性平，无毒。

[主治] 治妇人乳痈肿。

性状图解
药物各部分性状、性味、主治详细图解

　　根深长，单一或分枝，外皮黄棕色。叶根生，排成莲座状，狭倒披针形，羽裂，叶端稍钝或尖，基部渐狭成柄，无毛藤有蛛丝状细软毛。花茎比叶短或等长，结果时伸长，总苞片草质，绿色，部分淡红色或紫红色，先端有或无小角，有白色珠丝状毛。

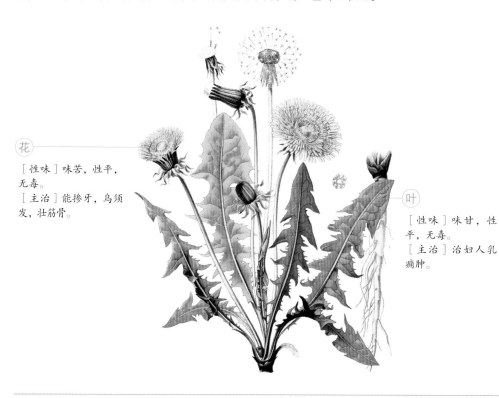

花
［性味］味苦，性平，无毒。
［主治］能掺牙，乌须发，壮筋骨。

叶
［性味］味甘，性平，无毒。
［主治］治妇人乳痈肿。

附方
集历代医家大成之实用妙方

名称	主治	药方配伍		
未具名	乳痈红肿	蒲公英 一两	忍冬藤 二两	水 二盏 → 煎一盏，食前服
未具名	疖疮疔毒	蒲公英捣烂覆之，别更捣汁，和酒煎服，取汗		
未具名	多年恶疮	蒲公英捣烂贴		

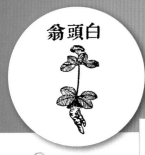

翁頭白

08 | 白头翁
清热解毒，活血止痛

- 归类
  草部·山草类

- 功效
  清热解毒，活血止痛。

- 形态特征
  呈类圆柱形或圆锥形，近根头处常有朽状凹洞。根头部稍膨大，有白色绒毛。

- 产地分布
  主产于华北、东北等地。

- 成品选鉴
  表面黄棕色或棕褐色，有不规则的纵皱纹，皮部易脱落。质硬脆，折断面黄白色。气微，味微苦涩。以条粗长，质坚实者为佳。

集解
历代医家对药物的经典论述

《名医别录》载：白头翁生长在高山山谷及田野，四月采摘。

苏恭说：白头翁抽一茎，茎的顶端开一朵紫色的花，像木槿花。

苏颂说：白头翁处处都有。它正月生苗，丛生，状似白薇而更柔细，也更长些。白头翁的叶生于茎头，像杏叶，上有细白毛而不光滑。近根处有白色的茸毛，根为紫色，深如蔓菁。

药用部分
各部分药用价值分步详解

根

[性味] 味苦，性温，无毒。

[主治] 治温疟、癫狂寒热，癥瘕积聚瘿气，能活血止痛，疗金疮。（《神农本草经》）

治赤痢腹痛、齿痛、全身骨节疼痛、项下瘰疬瘿瘤。（甄权）

主一切风气，能暖腰膝，明目消赘。（《日华子诸家本草》）

叶

[性味] 味苦，性温，无毒。

[主治] 主一切风气，能暖腰膝，明目消赘。

花

[性味] 味苦，性温，无毒。

[主治] 止鼻出血。

白头翁的传说

春秋时期，有个农村小伙叫阿宝。一天，他在田间劳作突然感觉肚子疼痛难忍，一头倒在了田里。等他醒来，看见一位白发苍苍的老爷爷正关切地注视着他。爷爷问清了缘由，便摘了一棵顶头上长着绒绒白毛的绿草给他，让他回家熬汤喝。说完老爷爷就不见了。阿宝照老爷爷的指示，连喝了三日，果真药到病除。这种白毛绿草就是"白头翁"。直至今天，人们都在用"白头翁"作一味中草药。

性状图解
药物各部分性状、性味、主治详细图解

多年生草本，高10～40厘米，全株密被白色长柔毛。主根较肥大。叶根出，丛生，复叶，小叶再分裂，裂片倒卵形或矩圆形。花先叶开放，单一，顶生，紫色，卵状长圆形或圆形，外被白色柔毛。果实较多，聚集在一起，成头状。

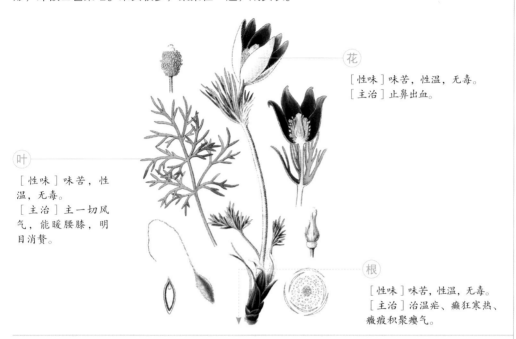

花
[性味]味苦，性温，无毒。
[主治]止鼻出血。

叶
[性味]味苦，性温，无毒。
[主治]主一切风气，能暖腰膝，明目消赘。

根
[性味]味苦，性温，无毒。
[主治]治温疟、癫狂寒热、癥瘕积聚瘿气。

附方
集历代医家大成之实用妙方

名称	主治	药方配伍
白头翁汤	热痢下重	白头翁 二两 + 黄连 三两 + 黄柏 三两 + 秦皮 三两 加水七升煮成二升。每次服一升，不愈可再服。妇人产后体虚痢疾者，可加甘草、阿胶各二两
未具名	下痢咽痛	白头翁 一两 + 黄连 一两 + 木香 二两 加水五升，煎成一升半，分三次服
未具名	外痔肿痛	取白头翁捣碎外涂，能活血止痛

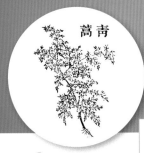

蒿青

09 | 青蒿
清热解暑，除蒸截疟

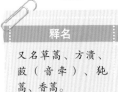

释名

又名草蒿、方溃、蔽（音率）、犰蒿、香蒿。

- 归类
  草部·隰草类
- 功效
  清热解暑，除蒸截疟。
- 形态特征
  全株黄绿色，有臭气。茎直立，具纵条纹，上部分枝。基部及下部叶在花期枯萎，中部叶卵形，小裂片线形，先端尖锐，无毛或略具细微软毛，有柄。
- 产地分布
  全国各地。
- 成品选鉴
  表面黄绿色或棕黄色，具纵棱线；质略硬，易折断，断面中部有髓。叶暗绿色或棕绿色，卷缩，两面被短毛。气香特异，味微苦。以色绿、叶多、香气浓者为佳。

集解
历代医家对药物的经典论述

韩保昇说：青蒿嫩时可用醋腌成酸菜，味香美。它的叶像茵陈蒿而叶背不白，高四尺多，四月、五月采摘，晒干入药用。

苏颂说：青蒿春天生苗，叶非常细小，可以食用。到了夏天便长高到四五尺，秋天开细小的淡黄色花，花下结子，像粟米般大小，八九月采子阴干。根、茎、子、叶都可入药用，茎叶烤干后可以作饮品，香气尤佳。

寇宗奭说：在春天，青蒿发芽最早，人们采它来作蔬菜，根赤叶香。

李时珍说：青蒿二月生苗，茎粗如指而肥软，茎叶都是深青色。它的叶有点像茵陈，但叶面叶背都是青色。它的根白而硬。七八月开细小黄花，颇香。它结的果实大小像麻子，中间有细子。

药用部分
各部分药用价值分步详解

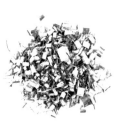

叶、茎、根

[性味]味苦，性寒，无毒。

[主治]主疗疥痂痒恶疮，杀虱，治积热在骨节间，明目。（《神农本草经》）

治夏季持续高烧，妇人血虚下陷导致出血、腹胀满、冷热久痢。秋冬用青蒿子，春夏用青蒿苗，都捣成汁服用。（陈藏器）

补中益气，轻身补劳，驻颜色，长毛发，令发黑亮不衰老，兼去开叉发，杀风毒。心痛热黄，将生青蒿捣成汁服，并把渣贴在痛处。（《日华子诸家本草》）

治疟疾寒热。（李时珍）

把它烧成灰，隔纸淋汁，与石灰同煎，可治恶疮、息肉、黑疤。（孟诜）

子

[性味]味甘，性冷，无毒。

[主治]明目开胃，炒来用。治恶疮、疥癣、风疹，煎水洗患处。（《日华子诸家本草》）

功效与叶相同。（李时珍）

性状图解
药物各部分性状、性味、主治详细图解

　　一年生或二年生草本，高30～150厘米，有臭气。茎直立，圆柱形，表面有细纵槽，上部有分枝。叶互生，质柔，两面平滑无毛，青绿色。花序头状，花冠管状，绿黄色。瘦果矩圆形至椭圆形，微小，褐色。

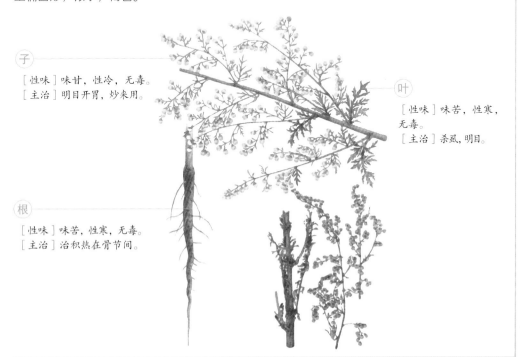

子
[性味] 味甘，性冷，无毒。
[主治] 明目开胃，炒来用。

叶
[性味] 味苦，性寒，无毒。
[主治] 杀虱，明目。

根
[性味] 味苦，性寒，无毒。
[主治] 治积热在骨节间。

附方
集历代医家大成之实用妙方

名称	主治	药方配伍		
青蒿煎	虚劳盗汗，烦热口干	青蒿 一斤	人参末 一两	麦门冬 一两 → 熬至能捏成丸时，做成梧桐子大的丸子，每次饭后用米汤送服二十丸
未具名	疟疾寒热	青蒿 一把	水 二升	捣汁服
青蒿散	积热眼涩	采青蒿花或子，阴干为末，泡水后空腹服二钱，久服明目		

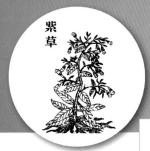

紫草

10 | 紫草
清热凉血，解毒透疹

释名

又名紫丹、紫芙、茈蒐、藐、地血、鸦衔草。

李时珍说：此草花紫根紫，可以染紫，所以叫紫草。《尔雅》中写作茈草。瑶、侗人叫它鸦衔草。

- **归类**
草部·山草类

- **功效**
清热凉血，解毒透疹。

- **形态特征**
有平伏状粗毛。根粗大，圆锥形，干时紫色。叶互生，披针形。

- **产地分布**
主产于黑龙江、吉林、辽宁、河北、河南、山西等地。

- **成品选鉴**
表面紫红色或紫褐色，皮部疏松易剥落。体软，质松软，易折断，断面黄色或黄白色。气特异，味苦涩。以条粗长、肥大、色紫、皮厚、木心小者为佳。

集解
历代医家对药物的经典论述

苏恭说：到处都有紫草，也有人种植。它的苗像兰香，茎赤节青，二月开紫白色的花，结的果实为白色，秋季成熟。

李时珍说：种紫草，三月下种子，九月子熟的时候割草，春、秋季采根阴干。它的根头有白色茸毛。没有开花时采根，则根色鲜明；花开过后采，则根色黯恶。采的时候用石头将它压扁晒干。收割的时候忌人尿以及驴马粪和烟气，否则会使草变黄。

修治
如何具体炮制药物

每一斤紫草用蜡三两溶水中，拌好后蒸，待水干后，将其头和两旁的髭去掉，切细备用。

药用部分
各部分药用价值分步详解

根

[性味] 味苦，性寒，无毒。

李时珍说：味甘、咸，性寒。入手、足厥阴经。

[主治] 主心腹邪气，五疸，能补中益气，利九窍，通水道。（《神农本草经》）

疗腹肿胀满痛。用来合膏，疗小儿疮。（《名医别录》）

治恶疮、癣。（甄权）

治斑疹痘毒，能活血凉血，利大肠。（李时珍）

【发明】李时珍说：紫草味甘、咸而性寒，入心包络及肝经血分。它擅长凉血活血，利大小肠。所以痘疹欲出但没出、血热毒盛、大便闭涩的，适宜使用。痘疹已出而色紫黑、便秘的，也可以用。如果痘疹已出而色红，以及色白内陷、大便通畅的，忌用。

叶

[性味] 味苦，性寒，无毒。

[主治] 治斑疹痘毒，能活血凉血，利大肠。

性状图解
药物各部分性状、性味、主治详细图解

多年生草本，高50～90厘米。根粗大，肥厚，圆锥形，略弯曲，全株密被白色粗硬毛。单叶互生，叶片长圆状披针形至卵状披针形，两面均被糙伏毛。聚伞花序总状，顶生或腋生，花冠白色。小坚果卵球形，灰白色或淡黄褐色，平滑，有光泽。

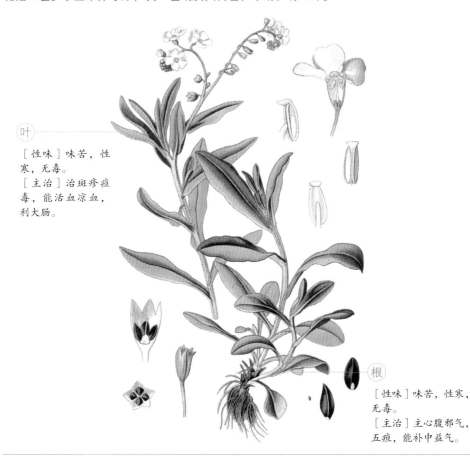

叶
[性味]味苦，性寒，无毒。
[主治]治斑疹痘毒，能活血凉血，利大肠。

根
[性味]味苦，性寒，无毒。
[主治]主心腹邪气，五疸，能补中益气。

附方
集历代医家大成之实用妙方

名称	主治	药方配伍
未具名	婴童疹痘，将出未出、色赤便闭者	紫草二两，锉碎，用百沸汤一碗浸泡，盖严勿使漏气。等汤温后，服半合。煎服也可，但大便通畅的不能用
未具名	恶虫咬伤	用紫草煎油涂抹

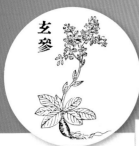

11 | 玄参
凉血滋阴，泻火解毒

- 归类
草部·山草类

- 功效
凉血滋阴，泻火解毒。

- 形态特征
根类圆柱形，有不规则的纵沟、横向皮孔及稀疏的横裂纹和须根痕。

- 产地分布
主产于浙江。

- 成品选鉴
根类圆柱形，表面灰黄色或灰褐色，有不规则的纹路。质坚实，不易折断，断面黑色，微有光泽。闻起来像焦糖。

集解
历代医家对药物的经典论述

苏颂说：玄参二月生苗，叶像芝麻对生，又像槐柳但尖长有锯齿，细茎青紫色。它七月开青碧色的花，八月结黑色的子。也有开白花的，茎方大，紫赤色而有细毛，像竹有节的，高五六尺。其根一根有五六枚，三月、八月采根晒干。

修治
如何具体炮制药物

雷敩说：凡采得后，须用蒲草重重相隔，入甑蒸两伏时，晒干用。勿犯铜器。

药用部分
各部分药用价值分步详解

根

[性味]味苦，性微寒，无毒。

张元素说：玄参为足少阴肾经的君药，治本经须用。

徐之才说：恶黄芪、干姜、大枣、山茱萸，反藜芦。

[主治]疗腹中寒热积聚、女子产乳余疾，补肾气，令人目明。（《神农本草经》）

主暴中风伤寒，治身热支满、神昏不识人、温疟、血瘕。能下寒血，除胸中气，下水止烦渴，散颈下核、痈肿，疗心腹痛、癥瘕，定五脏。久服补虚明目，强阴益精。（《名医别录》）

疗热风头痛、伤寒劳复，治暴结热，散瘤瘰瘰疬。（甄权）

治游风，补劳损，疗心惊烦躁、骨蒸、止健忘、消肿毒。（《日华诸家本草》）

滋阴降火，解斑毒，利咽喉，通小便血滞。（李时珍）

【发明】李时珍说：肾水受伤，真阴失守，孤阳无根，发为火病，治疗方法宜以水制火，所以玄参与地黄作用相同。其消瘰疬亦是散火。

性状图解
药物各部分性状、性味、主治详细图解

多年生草本，高60～120厘米。根肥大，近圆柱形，下部常分枝，皮灰黄或灰褐色。茎直立，四棱形，有沟纹，光滑或有腺状柔毛。叶片卵形或卵状椭圆形，边缘具细锯齿，无毛背面脉上有毛。聚伞花序呈圆锥形，花冠暗紫色。

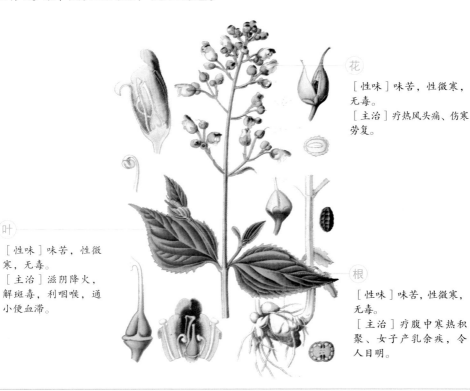

花
[性味] 味苦，性微寒，无毒。
[主治] 疗热风头痛、伤寒劳复。

叶
[性味] 味苦，性微寒，无毒。
[主治] 滋阴降火，解斑毒，利咽喉，通小便血滞。

根
[性味] 味苦，性微寒，无毒。
[主治] 疗腹中寒热积聚、女子产乳余疾，令人目明。

附方
集历代医家大成之实用妙方

名称	主治	药方配伍
未具名	诸毒鼠瘘，即颈部淋巴结核	用玄参泡酒，每天饮少许
玄参升麻汤	发斑咽痛	玄参 升麻 甘草 水 半两 + 半两 + 半两 + 三盏 煎取一盏半，温服
未具名	鼻中生疮	用玄参末涂搽

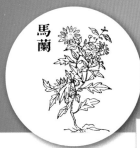

馬蘭

12 | 马兰
清热解毒，利湿消食

释名

又名紫菊。

李时珍说：此草的叶子像兰而大，花像菊而为紫色，故名紫菊。俗称大的东西为马，所以得名马兰。

- 归类
草部·芳草类

- 功效
清热解毒，利湿消食。

- 形态特征
初春仅有基生叶，茎不明显，单叶互生，叶片倒卵形、椭圆形至披针形。秋末开花。

- 产地分布
南方各地。

- 成品选鉴
表面黄绿色，有细纵纹，质脆，易折断，叶片皱缩卷曲，花淡紫色或已结果。瘦果倒卵状长圆形、扁平。气微，味淡微涩。

集解
历代医家对药物的经典论述

李时珍说：马兰，在湖泽低洼潮湿的地方有很多。它在二月生苗，赤茎白根，叶长，边缘有刻齿状，像泽兰但没有香味。南方人多采摘来晒干后当蔬菜或作菜馅食用。马兰到夏天高达二三尺，开紫色花，花凋谢后有细子。

药用部分
各部分药用价值分步详解

马兰根、叶

[性味] 味辛，性平，无毒。

[主治] 破淤血，养新血，止鼻出血、吐血，愈金疮，止血痢，解饮酒过多引起的黄疸及各种菌毒、蛊毒。生捣外敷，治蛇咬伤。（《日华子诸家本草》）

主各种疟疾和腹中急痛，治痔疮。（李时珍）

【发明】李时珍说：马兰味辛，性平，能入阳明血分，所以治血分疾病与泽兰的功效相同。现在人们用它来治疗痔漏，据说有效。春、夏季用新鲜马兰，秋、冬季用干品，不加盐醋，用白水煮来吃，并连汁一起饮用。同时用马兰煎水，放少许盐，天天熏洗患处。

马兰的小知识

马兰根系发达，叶量丰富，对环境适应性强，长势旺盛，是节水、抗旱、耐贫瘠、抗杂草、抗虫、抗鼠害的地被植物。它对贮水保土、调节空气湿度、净化环境有明显作用。马兰翠绿的叶、艳丽的花，可形成美丽的景观，建造绿地。植株不高，可免除修剪，节省大量的人力和财力。马兰根系深却稠密发达，抗强干旱，一般不用浇水可正常生长、开花、结果实。作为纤维植物，可以代替麻生产纸、绳，根还可以制作刷子。因此，马兰可用作荒漠化治理、治盐碱、庭院绿化美化的观赏植物。

性状图解
药物各部分性状、性味、主治详细图解

在二月生苗，赤茎白根，叶长，边缘有刻齿状，没有香味。马兰到夏天高达二三尺，开紫色花，花凋谢后有细子。

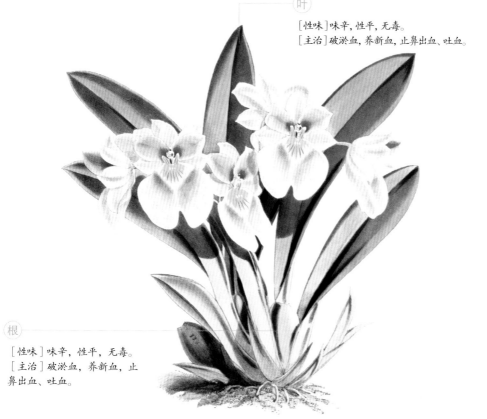

叶
[性味] 味辛，性平，无毒。
[主治] 破淤血，养新血，止鼻出血、吐血。

根
[性味] 味辛，性平，无毒。
[主治] 破淤血，养新血，止鼻出血、吐血。

附方
集历代医家大成之实用妙方

名称	主治	药方配伍
未具名	各种疟疾寒热往来	用马兰捣汁，加水少许，在发病日早晨服用。药中也可以加少许糖
未具名	喉痹口紧	用马兰根或叶捣汁，加少许醋滴入鼻孔中，或灌入喉中，痰出，则口自开
未具名	缠蛇丹毒	用马兰、甘草，抹醋涂搽患处

菜部·荤辛类

韭

产地分布　全国各地。

成熟周期　韭菜一年可割3~4次，冬天用土盖起来，来年春天又会生长。

形态特征　叶细长而扁，丛生。夏秋开白色小花，种子黑色。

功效　主归心，安五脏，除胃中烦热。

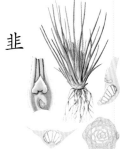

韭

薤

产地分布　南方各地。

成熟周期　夏、秋季可采。

形态特征　叶浓绿色，细长管状，三角形截面。叶鞘抱合成假茎，基部形成粗的鳞茎。鳞茎球形，似洋葱，白色。

功效　理气宽胸、通阳、祛痰。

葫（大蒜）

产地分布　全国各地。

成熟周期　8月下种。春天吃蒜苗，夏初则吃蒜薹，5月则吃其根，秋季收种。

形态特征　蒜株高60厘米以上，茎为叶鞘组成的假茎。鳞茎（蒜头）生地下，由多数小鳞茎（蒜瓣）合生于短缩茎盘上而成。圆柱状花葶（蒜薹），顶端着生伞形花序，位于总苞内。花淡红色。

功效　主归五脏，散痈肿毒疮，除风邪，杀毒气。

芸薹（油菜）

产地分布　西北、华北、长江流域及内蒙古等地。

成熟周期　春小油菜的生育期为60~130天；冬小油菜为130~290天。

形态特征　直根系。茎直立，分枝较少。叶互生，分基生叶和茎生叶2种。基生叶不发达，匍匐生长，椭圆形，有叶柄，大头羽状分裂，顶端裂片圆形或卵形。

功效　活血化淤，解毒消肿，宽肠通便，强身健体。

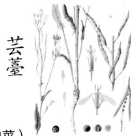

芸薹

菘（白菜）

产地分布　全国各地。

成熟周期　秋季播种，初冬收获。

形态特征　宽大的绿色菜叶和白色菜帮。多重菜叶紧紧包裹在一起形成圆柱体，多数会形成一个密实的头部。被包在里面的菜叶由于见不到阳光，其绿色较淡以致呈淡黄色。

功效　清热除烦、解渴利尿、通利肠胃。

菘

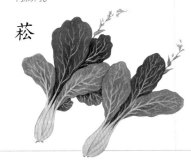

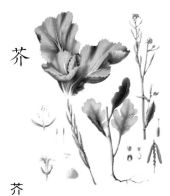

芥

芥

产地分布　主产于广东。

成熟周期　一年生或二年生。

形态特征　叶色绿、深绿、浅绿、黄绿、绿色间紫色或紫红。叶面平滑或皱缩。叶缘锯齿或波状，全缘或有深浅不同、大小不等的裂片。花冠十字形，黄色。种子圆形或椭圆形，色泽红褐或红色。

功效　利气温中，解毒消肿，开胃消食，明目利膈。

莱菔（萝卜）

产地分布　全国各地。

成熟周期　6月下种，秋季采苗，冬季挖根。

形态特征　根肉质，长圆形、球形或圆锥形，根皮绿色、白色、粉红色或紫色。茎直立，粗壮，圆柱形，中空，自基部分枝。基生叶及茎下部叶有长柄，通常大头羽状分裂，被粗毛，边缘有锯齿或缺刻；花淡粉红色或白色。长角果，不开裂，近圆锥形，直或稍弯，种子间缢缩成串珠状，先端具长喙，喙长2.5~5厘米，果壁海绵质。种子红褐色，圆形，有细网纹。

功效　消积滞、化痰清热、下气宽中、解毒。

茼蒿

产地分布：我国中部、东南部至西南部各省。

成熟周期：8~9月下种，冬、春季采摘。

形态特征：茎圆形，绿色，有蒿味。叶长形，叶缘波状或深裂，叶肉质厚。头状花序，花黄色，瘦果，褐色。

功效：清血、养心、降压、润肺、清痰。

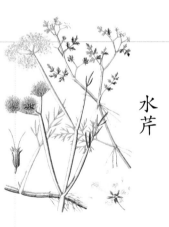

水芹

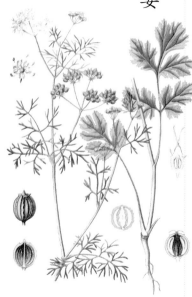

胡荽

胡荽

产地分布：全国各地，以华北最多。

成熟周期：四季均有栽培，春季采收。

形态特征：全株无毛，有强烈香气。根细长，有多数纤细的支根。茎直立，多分枝，有条纹。

功效：发表透疹，消食开胃，止痛解毒。

水芹（芹菜）

产地分布：以山东、河南、浙江、云南等省种植最多。

成熟周期：秋、冬季上市。

形态特征：三回羽状全裂叶，丛生于短缩茎上。顶端各着生一复伞形花序。异花传粉。双悬果，肉质根有长筒、短筒、长圆锥及短圆锥等不同形状，黄、橙、橙红、紫等不同颜色。

功效：益肝明目，利膈宽肠。

茴香

茴香

产地分布：全国各地。

成熟周期：7~8月播种，9月收获。

形态特征：全株具特殊香辛味，表面有白粉。叶羽状分裂，裂片线形。夏季开黄色花，复伞形花序。果椭圆形，黄绿色。

功效：温阳散寒，理气止痛。

荠菜

产地分布：全国各地。

成熟周期：10~20天通过春化阶段即抽薹开花。

形态特征：荠菜根白色。茎直立，单一或基部分枝。基生叶丛生，挨地，莲座状，叶羽状分裂，不整齐，顶片特大，叶片有毛，叶耙有翼。茎生叶狭披针形或披针形，基部箭形，抱茎，边缘有缺刻或锯齿。

功效：凉血止血，清热利尿。

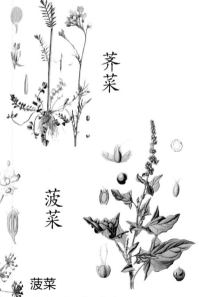

荠菜

菠菜

菠菜

产地分布：全国各地。

成熟周期：8~9月播种，播后30~40天可分批采收。

形态特征：主根发达，肉质根红色，味甜可食。叶簇生，抽薹前叶柄着生于短缩茎盘上，呈莲座状，深绿色。雄花呈穗状或圆锥花序，雌花簇生于叶腋。胞果，果壳坚硬、革质。

功效：补血止血，利五脏，通血脉，止渴润肠，滋阴平肝，助消化。

蕨

产地分布 全国各地。

成熟周期 2～3月生芽，春季采摘。

形态特征 高1米左右，根状茎蔓于土中，被棕色细毛。叶大，多回羽状复叶。

功效 清热、降毒、利尿、止血和降压。

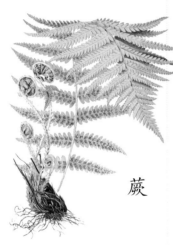

蕨

鱼腥草

产地分布 长江流域以南各省。

成熟周期 夏、秋季采收。

形态特征 全株有腥臭味；茎上部直立，常呈紫红色，下部匍匐，节上轮生小根。叶互生,薄纸质，有腺点，背面尤甚,卵形或阔卵形,基部心形，全缘，背面常紫红色；蒴果近球形，直径2～3毫米，顶端开裂。

功效 清热解毒，消痈排脓，利尿通淋。

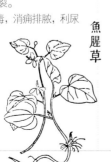

魚腥草

苋

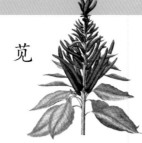

苋

苋

产地分布 全国各地。

成熟周期 盛产于夏季。

形态特征 茎高80～150厘米，有分枝。叶互生，全缘，卵状椭圆形至披针形，平滑或皱缩，有绿、黄绿、紫红或杂色。花单性或杂性，穗状花序；花小，花被片膜质，3片；雄蕊3枚，雌蕊柱头2～3个，胞果矩圆形，盖裂。种子圆形，紫黑色有光泽。

功效 清肝明目。用于角膜云翳、目赤肿痛、凉血解毒、止痢。

芋

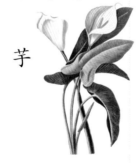

芋

芋

产地分布 南方栽培较多。

成熟周期 8～9月间采挖

形态特征 地下有卵形至长椭圆形的块茎，褐色，具纤毛。叶基生，常4～6片簇生；叶身阔大，质厚，卵状广椭圆形，全缘，带波状，先端短而锐尖，基部耳形，耳片钝头，仅末端圆，叶面绿色，平滑，具防水性；叶柄肉质，长而肥厚，绿色或淡绿紫色，基部呈鞘状。

功效 消痈散结，治瘰疬、肿毒、腹中癖决、汤火伤。

翘摇

产地分布 南方地区。

成熟周期 秋季套播于晚稻田中，春季开花，夏季结果。

形态特征 主根、侧根及地表的细根上都能着生根瘤，以侧根上居多数。茎呈圆柱形，中空，柔嫩多汁，有疏茸毛。

功效 止热疟，活血平胃。

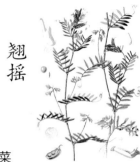

翘摇

黄花菜

产地分布 全国各地。

成熟周期 花果期5～9月。

形态特征 摺叶萱草多年生草本，高30～65厘米。根簇生，肉质，根端膨大成纺锤形。叶基生，狭长带状，下端重叠，向上渐平展，长约40～60厘米，宽2～4厘米，全缘，中脉于叶下面凸出。

功效 止血、消炎、清热、利湿、消食、明目、安神，对吐血、大便带血、小便不通、失眠、乳汁不下等有疗效，可作为病后或产后的调补品。

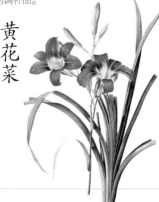

黄花菜

Chapter9
温里祛寒，理气安神

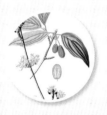 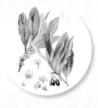 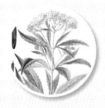 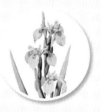 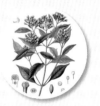

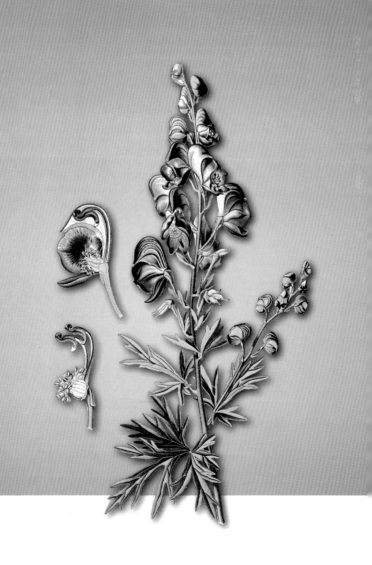

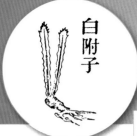

白附子

01 | 附子
回阳救逆，补火助阳

● 归类
草部·毒草类

● 功效
回阳救逆，补火助阳，散寒除湿。

● 形态特征
块根通常2个连生，纺锤形至倒卵形，外皮黑褐色。叶片卵圆形，中央裂片菱状楔形，裂片边缘有粗齿或缺刻。花丝下半部扩张成宽线形的翅，蓇葖果长圆形。

● 产地分布
四川、陕西、湖北、湖南、云南等地。

● 成品选鉴
白附片为纵切片，无外皮，黄白色，半透明。

集解
历代医家对药物的经典论述

李时珍说：乌头有两种。出彰明者即附子之母，现在人叫它川乌头。它在春末生子，所以说春天采的是乌头。冬天已经生子，所以说冬天采的是附子。天雄、乌喙、侧子，都是生子多的，因象命名。出自江左、山南等地的，是现在人所说的草乌头。其汁煎为射罔。此草在十一月播种，春天生苗。它的茎像野艾而润泽，叶像地麻而厚，花是紫瓣黄蕊，苞长而圆。四月采的，拳缩而小，还没长好，九月采的才好。此物有七种，初种的是乌头，附乌头而旁生的是附子，左右附而偶生的是鬲子，附而长的是天雄，附而尖的是天锥，附而上出的是侧子，附而散生的是漏篮子，都有脉络相连，如子附母。附子的外形，以蹲坐正节角少的为好，有节多鼠乳的次之，形不正而伤缺风皱的为下。附子的颜色，以花白的为好，铁色的次之，青绿色的为下。天雄、乌头、天锥，都以丰实盈握的为好。

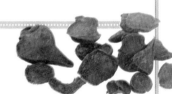

药用部分
各部分药用价值分步详解

根

[性味] 味辛，性温，有大毒。

张元素说：附子大辛大热，气厚味薄，可升可降，为阳中之阴，浮中沉，无所不至，是各经的引经药。

王好古说：附子入手少阳三焦命门，其性走而不守，不像干姜止而不行。

徐之才说：附子与地胆相使，恶蜈蚣，畏防风、黑豆、甘草、人参、黄芪。

[主治] 风寒咳逆邪气，能温中，治寒湿痿痹、拘挛膝痛、不能走路，可破癥硬积聚血瘕，疗金疮。（《神农本草经》）

治腰脊风寒、脚疼冷弱、心腹冷痛、霍乱转筋、赤白痢疾，能强阴，坚肌骨，堕胎。（《名医别录》）

温暖脾胃，除脾湿肾寒，补下焦阳虚。（张元素）

除脏腑沉寒、三阳厥逆、湿淫腹痛、胃寒蛔动，治闭经，补虚散壅。（李杲）

性状图解
药物各部分性状、性味、主治详细图解

　　多年生草本，高60~120厘米。块根通常2个连生，纺锤形至倒卵形，外皮黑褐色。茎直立或稍倾斜，下部光滑无毛，上部散生柔毛。叶互生，革质，叶片卵圆形。圆锥花序，花萼蓝紫色，外被微柔毛。果长圆形，具横脉。

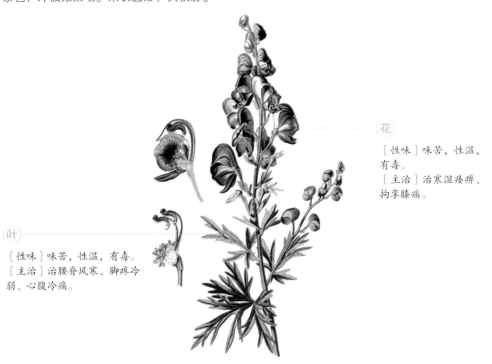

[花
[性味]味苦，性温，有毒。
[主治]治寒湿痿痹、拘挛膝痛。

[叶
[性味]味苦，性温，有毒。
[主治]治腰脊风寒、脚疼冷弱、心腹冷痛。

附方
集历代医家大成之实用妙方

名称	主治	药方配伍			
未具名	吐利汗出，发热恶寒，四肢拘急，手足厥冷	甘草 三两 + 干姜 二两 + 附子 一枚			上三味药以水三升煮取一升二合，去滓，分温再服
未具名	漏风汗出不止	附子 二两 + 蜀椒 半两 + 杏仁 半两 + 白术 三两			上四味药锉如麻豆大，以水五升，煮至二升，去滓。分温四服，日三夜一

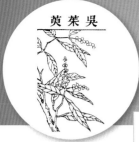

吴茱萸

02 | 吴茱萸
散寒止痛，疏肝下气

释名

陈藏器说：茱萸南北都有，入药以吴地产的为好，所以有吴之名。

- 归类
  果部·味果类

- 功效
  散寒止痛，疏肝下气，温中燥湿。

- 形态特征
  树枝柔软而粗，叶子长且有皱。它的果实长在树梢，累累成簇，无核。

- 产地分布
  江西、湖南、广东、广西、贵州等地。

- 成品选鉴
  略呈五角状扁球形，表面暗黄绿色至褐色，粗糙，内有5颗种子。质硬而脆，气芳香浓郁，味辛辣而苦。

集解
历代医家对药物的经典论述

《名医别录》载：吴茱萸生长于上谷和宛句一带。每年九月九日采摘，阴干，以存放时间久的为好。

苏颂说：吴茱萸树高一丈多，树皮呈青绿色。树叶像椿树叶，但要大些、厚些，为紫色。三月开红紫色的小花，七月、八月结实，果实像花椒子，嫩时为淡黄色，熟后则变成深紫色。按《周处风土记》中所载，九月九日称为上九，茱萸到这时气烈、色赤，可折茱萸戴在头上，说是可以用来避邪气，抵御风寒。

李时珍说：茱萸的树枝柔软而粗，叶子长且有皱。它的果实长在树梢，累累成簇，果实中没有核，与花椒不同。有一种粒大，有一种粒小，以粒小的入药为好。《淮南万毕术》中说，井边适宜种植茱萸，叶子落入井中，人们饮用这种水不得瘟疫。在屋里挂上茱萸子，可以避邪气。

药用部分
各部分药用价值分步详解

果实

[性味] 味辛，性温，有小毒。

王好古说：味辛、苦，性热。性味俱厚，为阳中之阴。半浮半沉，入足太阴经血分，少阴、厥阴经气分。

孙思邈说：陈久的吴茱萸为好，闭口的有毒。多食伤神动火，令人咽喉不通。

徐之才说：与蓼实相使。恶丹参、消石、白垩，畏紫石英。

[主治] 能温中下气，止痛，除湿血痹，逐风邪，开腠理，治咳逆寒热。（《神农本草经》）

利五脏，去痰止咳，除冷气，治饮食不消、心腹诸冷绞痛、恶心腹痛。（《名医别录》）

疗霍乱转筋、胃冷吐泻、腹痛、产后心痛。治全身疼痛麻木、腰脚软弱，能利大肠壅气，治痔疮，杀三虫。（甄权）

性状图解
药物各部分性状、性味、主治详细图解

　　常绿灌木或小乔木，高3～10米。树皮青灰褐色，有细小圆形的皮孔。叶对生，椭圆形至卵形，全缘或有不明显的钝锯齿，两面均被淡黄褐色长柔毛。圆锥花序，顶生，花瓣白色，长圆形。果实扁球形，紫红色，种子黑色，有光泽。

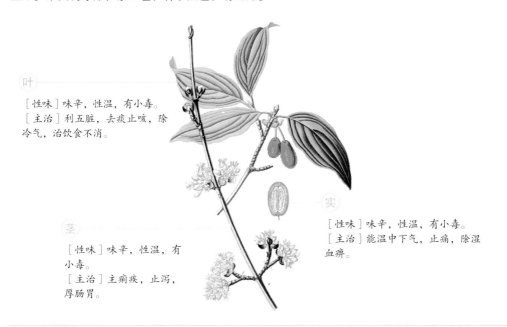

叶
［性味］味辛，性温，有小毒。
［主治］利五脏，去痰止咳，除冷气，治饮食不消。

茎
［性味］味辛，性温，有小毒。
［主治］主痢疾，止泻，厚肠胃。

实
［性味］味辛，性温，有小毒。
［主治］能温中下气，止痛，除湿血痹。

附方
集历代医家大成之实用妙方

名称	主治	药方配伍				
未具名	全身发痒	吴茱萸 一升	酒 五升	煮成一升半，温洗		
吴茱萸汤	呕吐、头痛	吴茱萸 一升	枣 二十枚	生姜 一两	人参 一两	水 五升
		煎成三升，每服七合，一天三次				
未具名	多年脾虚泄泻，老人多患	吴茱萸三钱，泡过，取出后加水煎，放少许盐后服下				

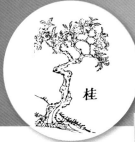

03 | 桂
温通经脉，解表发汗

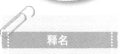
集解
历代医家对药物的经典论述

李时珍说：桂有很多种。牡桂，叶长得像枇杷叶，坚硬，有毛和细锯齿，其花白色，其皮多脂；菌桂，叶子像柿叶，尖狭而光净，有三纵纹路而没有锯齿，其花有黄有白，其皮薄而卷曲。现在的商人所卖的都是以上两种。但皮卷的是菌桂，半卷的和不卷的是牡桂。

药用部分
各部分药用价值分步详解

肉桂

[性味] 味甘、辛，性大热，有小毒。

[主治] 利肝肺气，疗心腹寒热冷疾、霍乱转筋、头痛腰痛出汗、咳嗽、堕胎，止烦温中。强筋骨，通血脉，理疏不足，宣导百药。补下焦不足，治沉寒痼冷之病，渗泄止渴，去营卫中风寒，表虚自汗。春夏为禁药，秋冬腹痛，非此药不能止。补命门不足，益火消阴。治寒痹风暗、阴盛失血、泻痢惊痫。

桂心

[性味] 味苦、辛，无毒。

[主治] 治九种心痛，腹内冷气，痛不忍，咳逆结气壅痹，脚部痹，止下痢，除三虫。治鼻中息肉、破血、通利月闭、胞衣不下。治一切风气，补五劳七伤，通九窍，利关节，益精明目，暖腰膝。治风痹骨节挛缩，生肌肉，消淤血，破胸腹胀痛，杀草木毒。治咽喉肿痛、失音、阳虚失血。

牡桂

[性味] 辛，温，无毒。

[主治] 治上气咳逆结气，喉痹吐吸，利关节，补中益气，久服通神，轻身延年。可温筋通脉，止烦出汗。去冷风疼痛，去伤风头痛，开腠理，解表发汗，去皮肤风湿，利肺气。

叶

[主治] 捣碎浸水，洗发，去垢除风。

性状图解
药物各部分性状、性味、主治详细图解

常绿乔木，高12～17米。树皮灰褐色，芳香。叶互生，革质，长椭圆形至近披针形，无锯齿，有光泽。圆锥花序腋生或近顶生，花冠小，黄色或白色。浆果椭圆形或倒卵形，暗紫色。种子长卵形，紫色。

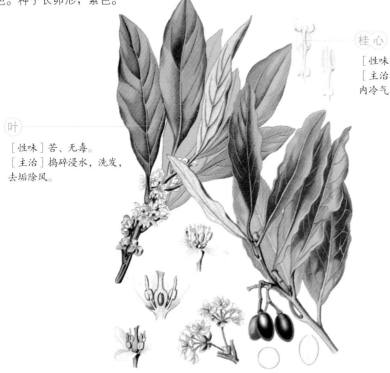

桂心
[性味] 苦、辛，无毒。
[主治] 治九种心痛、腹内冷气、痛不忍。

叶
[性味] 苦、无毒。
[主治] 捣碎浸水，洗发，去垢除风。

附方
集历代医家大成之实用妙方

名称	主治	药方配伍
未具名	产后心痛，恶血冲心，气闷欲绝	桂心三两研末，用狗胆汁做如芡子大小的丸子，每次用热酒服一丸
未具名	心腹胀痛，气短欲绝	桂 二两 ＋ 水 一升 煮至八合，顿服
未具名	喉痹不语，中风失音	取桂放在舌下，咽汁。又方：桂末三钱，水二盏，煎成一盏，服用取汗

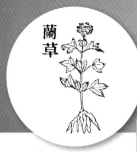

蘭草

04 | 兰草
生血调气，通利水道

集解
历代医家对药物的经典论述

《名医别录》载：兰草生长在太吴池塘湖泊，四月、五月采挖。

李时珍说：兰草、泽兰为一类植物的两个品种。两者都生长在水边低湿处，二月老根发芽生苗成丛，紫茎素枝，赤节绿叶，叶子对节生，有细齿。但以茎圆节长，叶片光滑有分叉的是兰草；茎微方，节短而叶上有毛的是泽兰。它们鲜嫩时都可摘来佩戴，八九月后渐渐长老，高的有三四尺，开花成穗状，像鸡苏花，呈红白色，中间有细子。

药用部分
各部分药用价值分步详解

叶

[性味] 味辛，性平，无毒。

[主治] 能利水道，杀蛊毒，辟秽邪。（《神农本草经》）

可除胸中痰饮。（《名医别录》）

能生血，调气，养颜。（雷斆）

兰草气味清香，能生津止渴，滋润肌肤，治疗消渴、黄疸。（李杲）

煎水用来洗浴，可疗风病。（马志）

能消痈肿，调月经，水煎服可解吃牛、马肉中毒。（李时珍）

主恶气，其气芳香润泽，可作膏剂用来涂抹头发。（陈藏器）

花

[性味] 味辛，性平，无毒。

[主治] 能生血，调气。

释名

又名蕳（音闲）、木香、香水兰、女兰、香草、燕尾香、大泽兰、兰泽草、煎泽草、省头草、都梁香、孩儿菊、千金草。

李时珍说：兰是一种香草，能辟秽气。古人称兰、蕙都为香草，如零陵香草、都梁香草。后人将其省略，通称为香草。兰草就是如今的千金草，俗名孩儿菊。

● 归类
草部·芳草类

● 功效
能生血，调气，利水道，杀蛊毒，辟秽邪。

● 形态特征
高20～40厘米，根长筒状。叶自茎部簇生，线状披针形，稍具革质，2～3片成1束。

● 产地分布
全国各地。

● 成品选鉴
表面黄棕色，质坚硬，断面稍平坦。气芳香浓烈而特异，味先甜后苦。以条匀、质坚实、没切性足、香气浓郁者为佳。

如何养好兰草

兰草为草本石蒜科，喜阴凉，温润通风的环境。兰花适宜的土壤是腐土，最好是山里的；浇水不能过勤，否则容易烂根，也不能让土壤太干燥。如果你在北方栽培兰草，空气干燥，需要一周浇两次水；如果你在江南地区栽培，一周一次就可以了。兰草开花周期很长，香氛淡雅而沁脾，若想延长花期，最好是在兰花结苞时在根部撒一些草木灰。

性状图解

药物各部分性状、性味、主治详细图解

茎直立或微有倾斜，叶复生，小叶片呈长卵形，边缘有规则的锯齿，背面叶脉明显。头状花序顶生，花萼细长，绿色，花冠较小，红白色，中间有细子。

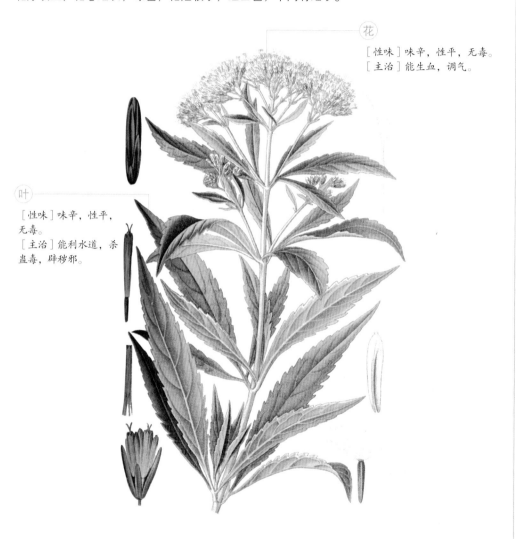

花

[性味] 味辛，性平，无毒。
[主治] 能生血，调气。

叶

[性味] 味辛，性平，无毒。
[主治] 能利水道，杀蛊毒，辟秽邪。

附方

集历代医家大成之实用妙方

名称	主治	药方配伍
未具名	吃牛、马肉中毒	用兰草连根、叶一起煎服，可解毒

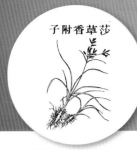

莎草附子

05 | 莎草
除胸中热，濡润肌肤

释名

又名雀头香、草附子、水香棱、水巴戟、水莎、侯莎、莎结、夫须、续根草、地毛。

李时珍说：《名医别录》只说莎草，没说用苗用根，后世都用它的根入药，称为香附子。莎草可做斗笠和雨衣，稀疏不沾衣，所以字从草从沙，也写成"蓑"。因其为衣下垂穗，像孝子的蓑衣，所以又从衰。

- **归类**
  草部·芳草类

- **功效**
  除胸中热，濡润肌肤，久服利人，益气，长须眉。

- **形态特征**
  青色的花，花成穗状，中间有细子。其根有须，须下结子1~2枚，子上有细黑毛。

- **产地分布**
  华北、中南、西南及辽宁、河北、山西、陕西等地。

- **成品选鉴**
  表面棕褐色或黑褐色，质硬，经蒸煮者断面呈黄棕色，角质样。

集解
历代医家对药物的经典论述

《名医别录》载：莎草生长在田野里，二月、八月采。

寇宗奭说：香附子今人多用。它虽生于莎草根，但有的根上有而有的根上则没有。香附子有薄皴皮，为紫黑色，毛不多，刮去皮则色白。如果以莎草根为香附子，那就错了。

李时珍说：莎草的叶子像老韭叶而硬，光泽有剑脊棱。它在五六月中抽一茎，三棱中空，茎端再长出数片叶子。莎草开青色的花，花成穗状如黍，中间有细子。其根有须，须下结子一二枚，子上有细黑毛，大小像羊枣而两头尖。采来根上子燎去细毛晒干后用。这是现在的常用药，但陶氏不识本品，各家注释也简略，才知道古今药物的兴废不同。

修治
如何具体炮制药物

李时珍说：采来后，连苗晒干，用火燎去苗及毛。使用的时候，用水洗干净，放在石上磨去皮，洗后晒干捣用。或生用，或炒用，或用酒、醋、盐水浸，根据具体情况选用。

药用部分
各部分药用价值分步详解

根（香附子）

[性味] 味甘，性微寒，无毒。

李时珍说：味辛甘、微苦而性平，为足厥阴、手少阳经的主药。并兼行十二经，八脉气分，宜与醋、川芎、苍术同用。

[主治] 除胸中热，濡润肌肤，久服利人，益气，长须眉。（《名医别录》）

苗及花

[主治] 治男子心肺中虚风及客热、膀胱间连胁下气机不畅、皮肤瘙痒瘾疹、饮食不多、日渐瘦损，常有忧愁、心悸、少气等证。

性状图解

药物各部分性状、性味、主治详细图解

多年生草本，块茎呈纺锤形，紫褐色，有棕毛或黑褐色的毛状物。茎呈锐三棱形。叶窄线形，穗状花序，轮廓为陀螺形，青色，中间有细子，子上有细黑毛，大小像羊枣而两头尖。小坚果长圆状倒卵形。

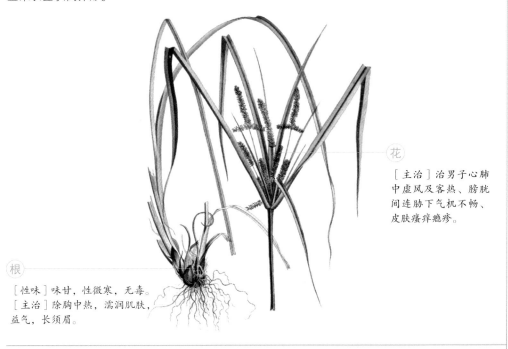

[花]

[主治]治男子心肺中虚风及客热、膀胱间连胁下气机不畅、皮肤瘙痒瘾疹。

[根]

[性味]味甘，性微寒，无毒。
[主治]除胸中热，濡润肌肤，益气，长须眉。

附方

集历代医家大成之实用妙方

名称	主治	药方配伍	
一品丸	偏正头痛及气热上攻，头目昏眩	香附子去皮，水煮后经捣、晒、焙，再研为细末，加炼蜜调成丸子，如弹子大。每次一丸，水一盏，煎至八分服下，妇女用醋汤煎服	
快气汤	一切气病，胸腹胀满、嗳气吞酸、痰逆恶心等	香附子 + 缩砂仁 + 炙甘草 一斤　　八两　　四两	同研末，每次用盐开水送服适量。也可以将药研成粗末煎服
小乌沉汤	心腹刺痛	香附子 + 乌药 + 炙甘草 二十两　　十两　　一两	同研末，每次用盐汤送服二钱

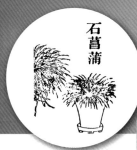

石菖蒲

06 | 菖蒲
祛风除湿，开窍明目

又名昌阳、尧韭、水剑草。

李时珍说：菖蒲，是蒲类植物中生长昌盛的，所以叫菖蒲。又有《吕氏春秋》上说，冬至后五十七天，菖蒲开始生长，是百草中最先开始生长的，标志着耕种的开始，则菖蒲、昌阳的意义在此。《典术》上说，尧帝时，天降精于庭为韭，感百阴之气为菖蒲，所以叫尧韭。

● 归类
草部·水草类

● 功效
能除风寒湿痹、咳逆上气，开心窍，补五脏，通九窍，明耳目。

● 形态特征
根状茎粗状，叶片剑状线形，中助脉明显，花药淡黄色。子房长圆柱形，花柱短。浆果红色。

● 产地分布
全国各地。

● 成品选鉴
表面类白色至棕红色，有细纵纹。质硬，断面呈海绵样，类白色或淡棕色。气较浓烈而特异，味苦、辛。

集解
历代医家对药物的经典论述

《日华子诸家本草》载：菖蒲以生长在石涧中，坚小，一寸九节的为好。

苏颂说：菖蒲春天生青叶，长一二尺，其叶中心有脊，形状像剑。如今人们在五月初五收取。它的根盘屈有节，一根旁边引出三四根，旁根的节更密，也有一寸十二个节的。菖蒲刚采时虚软，晒干后才变得坚实。将其折断，中心呈微红色，嚼之辛香少滓。人们多将它种植在干燥的砂石中，腊月移栽更易成活，黔蜀蛮人常随身带着它，用来治突然心痛。菖蒲以生长在蛮谷中的尤其好。人们移栽的也能用，但干后辛香坚实比不上蛮谷中的。这都是医方中所用的石菖蒲。

药用部分
各部分药用价值分步详解

根

[性味] 味辛，性温，无毒。

徐之才说：与秦皮、秦艽相使，恶地胆、麻黄。

[主治] 能除风寒湿痹，咳逆上气，开心窍，补五脏，通九窍，明耳目，出声音。主耳聋、痈疮，能温肠胃，治尿频。（《神农本草经》）

四肢湿痹不能屈伸，小儿温疟身热不退，可用菖蒲煎汤洗浴。（《名医别录》）

治耳鸣、头昏、泪下，杀诸虫，疗恶疮疥瘙。（甄权）

【发明】李时珍说：开国之初，周颠仙见高祖皇帝经常嚼食菖蒲喝水，便问其中的原因。高祖皇帝说吃了不会有腹痛的毛病。这在高祖皇帝的御制碑中有记载。菖蒲性温味辛，入手少阴、足厥阴经。心气不足的人用它，是虚则补其母。

叶

[性味] 味辛，性温，无毒。

[主治] 洗疥疮、大风疥。（李时珍）

性状图解
药物各部分性状、性味、主治详细图解

多年生草本，根茎横卧，外皮黄褐色。叶剑状线形，长30～50厘米，先端渐尖，暗绿色，有光泽。花茎高10～30厘米，花淡黄绿色。浆果肉质，倒卵形，红色。

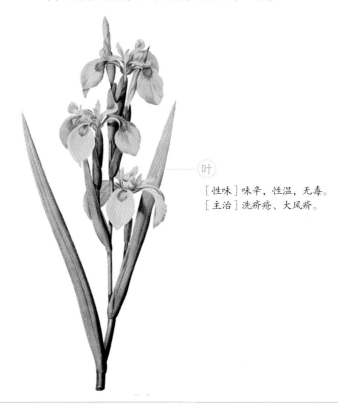

叶

[性味] 味辛，性温，无毒。
[主治] 洗疥疮、大风疥。

附方
集历代医家大成之实用妙方

名称	主治	药方配伍
未具名	霍乱胀痛	生菖蒲锉四两，水和捣汁，分四次温服
未具名	赤白带下	菖蒲 等份 + 破故纸 等份　同炒后研为末，每次用菖蒲泡的酒调服二钱，一日一次
未具名	眼睑长挑针	用菖蒲根同盐一起，研末敷患处

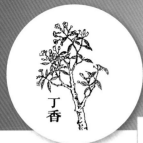

丁香

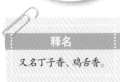

释名

又名丁子香、鸡舌香。

- 归类
  木部·香木类

- 功效
  主治泄泻虚滑，水谷
  不消。

- 形态特征
  高一丈多，似桂树，
  叶似栎叶，花圆细。

- 产地分布
  东南沿海地区。

- 成品选鉴
  棒状，长1～2厘米。
  花冠圆球形，花瓣棕
  褐色至褐黄色，搓碎
  后可见黄色细粒状花
  粉。质坚实，富油
  性。气芳香浓烈，味
  辛辣、有麻舌感。

07 | 丁香
辟恶祛邪，温里暖胃

集解
历代医家对药物的经典论述

殉说：生长在东海边及昆仑国，高一丈多，似桂树，叶似栎叶。二、三月开花，花圆细。

志说：寒冬不凋。子像钉，长在枝蕊上，长三四分，紫色。其中粗大如山茱萸的俗称母丁香。二月和八月采子和根。

药用部分
各部分药用价值分步详解

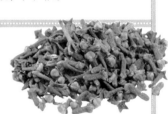

丁香花

[性味] 辛，温，无毒。

[主治] 主温脾胃，治霍乱涌胀、风毒诸肿、齿疳溃疡。能发出各种香味，除虫辟恶去邪。可治乳头花，止五色毒痢，疗五痔。还能治口气冷气、冷劳反胃、鬼疰蛊毒；杀酒毒，消胁肋间硬条块；治肾气奔豚气、阴痛腹痛，壮阳，暖腰膝。疗呕逆，除胃寒，理元气。但气血旺盛的人勿服。又可治虚哕、小儿吐泻、痘疮胃虚。

丁皮

[主治] 齿痛。心腹冷气诸病。方家用代丁香。

枝

[主治] 一切冷气，心腹胀满，恶心，泄泻虚滑，水谷不消。

根

[性味] 辛，热，有毒。

[主治] 风热毒肿。不入心腹之用。

花

[性味] 辛，温，无毒。

[主治] 主温脾胃，止霍乱涌胀。

用药禁忌

热病及阴虚内热者忌服。李杲：气血胜者不可服，丁香益其气也。《本草经疏》：一切有火热证者忌之，非属虚寒，概勿施用。

性状图解
药物各部分性状、性味、主治详细图解

　　常绿乔木，叶片长方卵形或长方倒卵形。花芳香，白色或淡紫色，短管状。浆果红棕色，长方椭圆形，种子长方形。

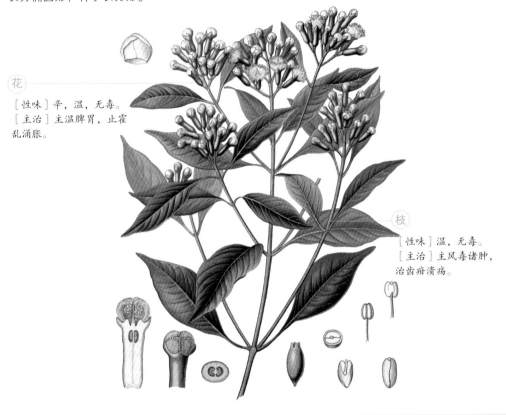

花

[性味] 辛，温，无毒。
[主治] 主温脾胃，止霍乱涌胀。

枝

[性味] 温，无毒。
[主治] 主风毒诸肿，治齿疳溃疡。

附方
集历代医家大成之实用妙方

名称	主治	药方配伍
未具名	突然心痛	丁香末酒服一钱
未具名	婴儿吐乳，便呈青色	乳汁（一碗）+ 丁香（十枚）+ 陈皮（一钱） 煎开多次后，细细送服
未具名	胃冷呕逆	用丁香三枚、去白陈皮一块焙干，水煎，趁热服

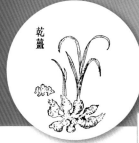

乾薑

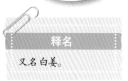

释名

又名白姜。

- 归类
菜部·荤辛类

- 功效
温中散寒，回阳通脉，
温肺化饮。

- 形态特征
叶2列，线状披针形，
光滑无毛。花茎自根
茎生出，穗状花序卵
形至椭圆形；苞片淡
绿色，卵圆形；花冠
黄绿色，裂片披针
形；唇瓣中央裂片长
圆状倒卵形，较花冠
裂片短，有淡紫色条
纹及淡黄色斑点；雄
蕊微紫色。本品栽培
时很少开花。

- 产地分布
主产于四川、贵州
等地。

- 成品选鉴
为不规则切片，具指
状分枝。外皮灰黄色
或浅黄棕色，粗糙，
具纵皱纹及明显的环
节，断面灰黄色或灰
白色、纤维性。气
香、特异，味辛辣。

集解
历代医家对药物的经典论述

苏颂说：干姜造法，采姜于长流水洗过，日晒为干姜。

李时珍说：干姜用母姜制成。现在江西、襄都有，以白净结实
的为好，以前人称其为白姜，又名均姜。凡入药都宜炮用。

药用部分
各部分药用价值分步详解

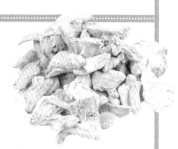

根、茎

[性味] 味辛，温，无毒。

[主治] 主胸满咳逆上气，能温中止血，
出汗，逐风湿痹，止肠澼下痢。生的尤好。（《神农本草经》）

治寒冷腹痛、中恶霍乱胀满、风邪诸毒、皮肤间结气，止唾血。
（《名医别录》）

治腰肾中疼冷、冷气，能破血去风，通四肢关节，开五脏六腑，
宣诸络脉，去风毒冷痹，疗夜多小便。（甄权）

消痰下气，治转筋吐泻、腹脏冷、反胃干呕、淤血扑损，止鼻
洪，解冷热毒，开胃，消宿食。（《日华子诸家本草》）

主心下寒痞，治目睛久赤。（王好古）

【发明】张元素说：干姜功用有四：一通心助阳；二去脏腑沉
寒痼冷；三发诸经之寒气；四治感寒腹痛。肾中无阳，脉气欲绝，以
黑附子为引，水煎服，名姜附汤。也治中焦寒邪，寒淫所胜，以辛发
散。干姜又能补下焦，所以四逆汤中也用它。干姜本辛，炮之稍苦，
故止而不移，所以能治里寒，不像附子行而不止。理中汤中用干姜，
因其能回阳。

李时珍说：干姜能引血药入血分，气药入气分，又能去恶养新，
有阳生阴长之意，所以血虚的人可以用；而吐血、衄血、下血，有阴
无阳的人，也宜使用。那是热因热用，为从治之法。

性状图解
药物各部分性状、性味、主治详细图解

叶线状披针形，穗状花序卵形至椭圆形，花冠黄绿色，唇瓣有淡紫色条纹及淡黄色斑点，雄蕊微紫色。

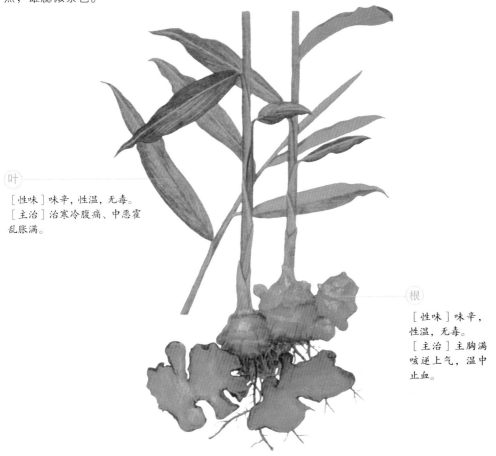

叶

[性味] 味辛，性温，无毒。
[主治] 治寒冷腹痛、中恶霍乱胀满。

根

[性味] 味辛，性温，无毒。
[主治] 主胸满咳逆上气，温中止血。

附方
集历代医家大成之实用妙方

名称	主治	药方配伍		
		川干姜	甘草	水
未具名	胃冷生痰致头晕吐逆	二钱半	一钱二分	一碗半　煎成一半服下
未具名	中寒水泻	炮干姜研为末，用粥送服二钱即愈		

菜部·蓏菜类

茄

产地分布：全国各地。

成熟周期：夏、秋季采摘。

形态特征：叶椭圆形，花紫色，果实球形或长圆形，紫色、白色或浅绿色。

功效：散血止疼，解毒消肿，止血利尿。

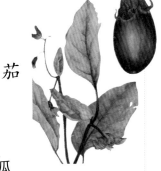

茄

冬瓜

产地分布：长江以南地区。

成熟周期：夏末、秋初果实成熟时采摘。

形态特征：大叶圆而有尖，茎叶都有刺毛。开黄色的花，结的瓜大，长3～4尺。瓜嫩时绿色有毛，老熟后则为苍色，皮坚厚有粉，瓜肉肥白。瓜瓤叫作瓜练，白虚如絮。

功效：清热解毒，利水消痰，除烦止渴，祛湿解暑。

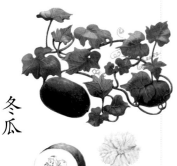

冬瓜

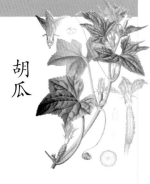

胡瓜

胡瓜（黄瓜）

产地分布：全国各地。

成熟周期：露地栽培可达9个月以上。

形态特征：茎蔓性，有分枝。叶掌状，大而薄，叶缘有细锯齿。花通常为单性，雌雄同株。瓠果。嫩果颜色由乳白至深绿。果面光滑或具白、褐、黑色的瘤刺。

功效：清热利水，解毒消肿，生津止渴。

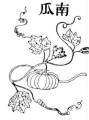

南瓜

南瓜

产地分布：东北地区种植最广，其次是西北地区。

成熟周期：花期5～7月，果期7～9月。

形态特征：一年生蔓生草本。多为椭圆形，茎长数米，节处生根，粗壮，有棱沟，被短硬毛，卷须分3～4叉。种子卵形或椭圆形，长1.5～2厘米，灰白色或黄白色，边缘薄。

功效：补中益气，消炎止痛，解毒杀虫。

丝瓜

产地分布：主产广东、广西、海南等地。

成熟周期：夏、秋季采摘。

形态特征：茎蔓性，五棱、绿色、主蔓和侧蔓生长都繁茂，茎节具分枝卷须，易生不定根。叶掌状或心脏形，被茸毛。雌雄异花同株，花冠黄色。

功效：清热化痰，凉血解毒，解暑除烦，通经活络。

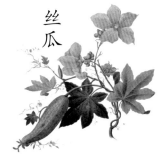

丝瓜

苦瓜

产地分布：南亚、东南亚、中国以及加勒比海群岛均有广泛种植。

成熟周期：花、果期5～10月。

形态特征：一年生攀缘草本。茎、枝、叶柄及花梗披有柔毛，腋生卷须。叶子的直径达3～12厘米，有5～7道掌状深裂，裂片呈椭圆形，外沿有锯齿。春夏之交开花，雌雄同株，黄色。果实长椭圆形，表面具有多数不整齐瘤状突起。种子藏于肉质果实之中，成熟时有红色的囊裹着。

功效：清热祛暑、明目解毒、降压降糖、利尿凉血、解劳清心、益气壮阳。

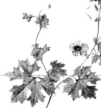

苦瓜

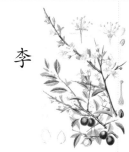

李

李

产地分布：全国各地。

成熟周期：夏季采摘。

形态特征：花直径2厘米左右，白色、5瓣花，有柄，无毛，叶与梅、桃相似。开花后结果实，果实如球形、扁圆形。果皮色泽有鲜红色、紫色等，果实未成熟时有酸味及涩味，成熟之后酸甜各半，充分成熟时美味可口。果中有硬核、种子一枚。

功效：清热解毒，利湿止痛。

杏

杏

产地分布：东北南部、华北、西北等黄河流域各省。

成熟周期：春夏之交采摘。

形态特征：树冠开展，叶阔心形，深绿色，直立着生于小枝上。花盛开时白色，自花授粉。短枝每节上生1个或2个果实，果圆形或长圆形，稍扁，形状似桃，但少毛或无毛。果肉艳黄或橙黄色。果核表面平滑，略似李核，但较宽而扁平，多有翅边。

功效：止渴生津，清热去毒。

栗

栗

产地分布：辽宁、陕西、河北、山东、江西、四川、湖南、广西等地。

成熟周期：9月霜降时成熟。

形态特征：高2～3丈，苞上多刺像猬毛，每枝长苞4～5个。苞的颜色有青、黄、红3种。苞中的子或单或双。子壳生时黄色，熟时变紫，壳内有膜裹仁。栗的花呈条状，大小如筷子头，长4～5寸。

功效：滋阴补肾，止泻，治丹毒、红肿。

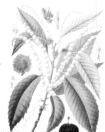

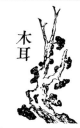

木耳

木耳

产地分布：全国各地。

成熟周期：夏、秋季采收。

形态特征：子实体丛生，常覆瓦状叠生。叶状或近林状，边缘波状，以侧生的短柄或狭细的基部固着于基质上。初期为柔软的胶质，黏而富弹性，以后稍带软骨质，干后强烈收缩，变为黑色硬而脆的角质至近革质。背面外面呈弧形，紫褐色至暗青灰色，疏生短绒毛。

功效：补气血，润肺，止血。

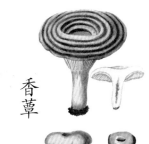

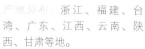

香蕈

香蕈

产地分布：浙江、福建、台湾、广东、江西、云南、陕西、甘肃等地。

成熟周期：春、秋季采收。

形态特征：子实体中等大至稍大。幼时半球形，后呈扁平至稍扁平，表面菱色、浅褐色、深褐色至深肉桂色，中部往往有深色鳞片，而边缘常有污白色毛状或絮状鳞片。菌肉白色，稍厚或厚，细密，具香味。

功效：能补脾胃，益气。

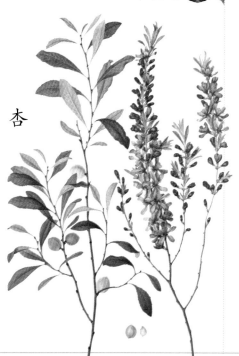

甘蔗

产地分布 我国南方各地。

成熟周期 秋、冬季采收。

形态特征 秆绿色或棕红色，秆在花序以下有白色丝状毛。花序大型，边缘疏生长纤毛；无柄小穗披针形，基盘有长于小穗2～3倍的丝状毛；颖的上部膜质，边缘有小毛，第一颖先端稍钝，具2脊，4脉，第2颖舟形，具3脉，先端锐尖。

功效 清热生津，润燥和中，解毒。

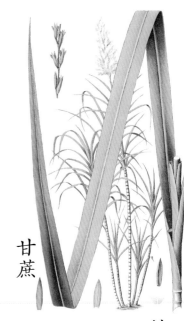

甘蔗

西瓜

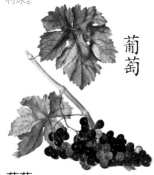

西瓜

产地分布 全国各地。

成熟周期 夏季采收成熟果实。

形态特征 茎细弱，匍匐，有明显的棱沟。卷须二歧，叶片三角状卵形、广卵形，裂片再作不规则羽状分裂，两面均为淡绿色，边缘波状或具疏齿。子房下位，卵形，外面多被短柔毛，花柱短，柱头5浅裂，瓠果近圆形或长椭圆形。

功效 清热除烦，解暑生津，利尿。

葡萄

葡萄

产地分布 全国各地。

成熟周期 夏、秋季果实成熟时采收。

形态特征 高大缠绕藤本。幼茎秃净或略被绵毛，卷须二叉状分枝，与叶对生；叶片纸质，圆卵形或圆形，常3～5裂；花杂性，异株；圆锥花序大而长，与叶对生，被疏蛛丝状柔毛；花序柄无卷须；萼极小，杯状，全缘或不明显的5齿裂。

功效：补气血，强筋骨，利小便。

甜瓜

甜瓜

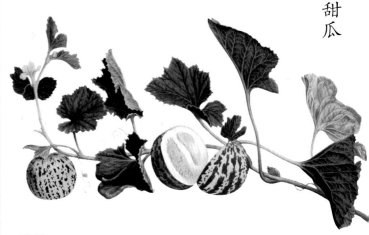

产地分布 全国各地。

成熟周期 7～8月果实成熟时采收。

形态特征 茎、枝黄褐色或白色的糙毛和突起。卷须单一，被微柔毛。叶互生，叶柄长8～12厘米，具槽沟及短刚柔毛；叶片厚纸质，近圆形或肾形，长缘不分裂或3～7浅裂，裂片先端圆钝，有锯齿。果实形状、颜色变异较大，一般为球形或长椭圆形，果皮平滑，有纵纹或斑纹，果肉白色、黄色或绿色。种子污白色或黄折色，卵形或长圆形。

功效 治暑热烦渴、小便不利、暑热下痢腹痛。

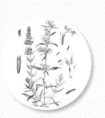
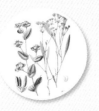
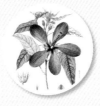
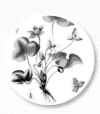
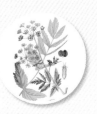

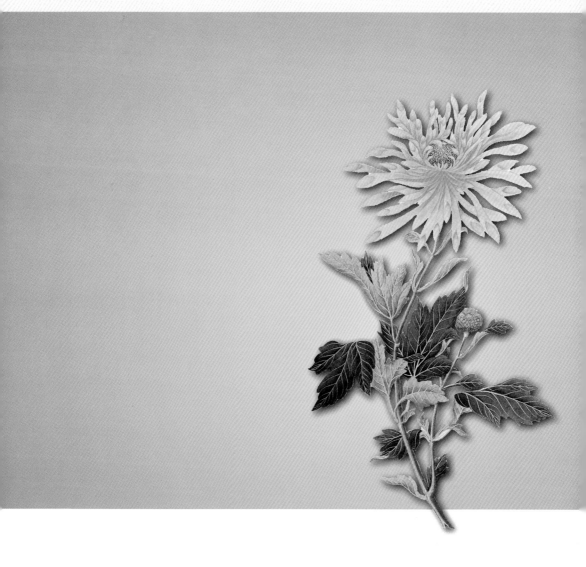

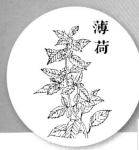

薄荷

01 | 薄荷
活血利气，止痛通络

释名

又名菝荷（音跋活）、蕃荷菜、吴菝荷、南薄荷、金钱薄荷。

李时珍说：薄荷是俗称。现在的人用它入药，多以苏州产的为佳，陈士良称为胡菝荷。

汪机说：小儿方中多用的是金钱薄荷，说它的叶小颇圆像钱币，写作金银薄荷是错误的。

● 归类
草部·芳草类

● 功效
疏风，散热，辟秽，解毒。

● 形态特征
它的茎是方的，为赤色，叶子对生，刚长出来时叶子长而头圆，长成后则变尖。

● 产地分布
主产于浙江、江西、云南等地。

● 成品选鉴
干燥全草，茎方柱形黄褐色带紫，或绿色，质脆而易折断，断面类白色，中空；叶具有白色绒毛。以身干、无根、叶多、色绿、气味浓者为佳。

集解
历代医家对药物的经典论述

苏颂说：薄荷到处都有生长。它的茎叶像荏而略尖长，经冬根不死，夏、秋季采其茎、叶晒干备用。薄荷在古方中很少用，现在是治风寒的要药，所以人们多有种植。

李时珍说：薄荷，人们多有栽种。二月时，薄荷老根长出苗，清明前后可分植。它的茎是方的，为赤色，叶子对生，刚长出来时叶子长而头圆，长成后则变尖。吴、越、川、湖等地的人多用它来代替茶叶。苏州所产的，茎小而且气味芬芳，江西产的稍粗，川蜀产的更粗。入药用，以苏州所产的薄荷为好。

药用部分
各部分药用价值分步详解

茎、叶

[性味]味辛，性温，无毒。

甄权说：适宜与薤同作成腌菜食用。病刚好的人不能吃，否则会令人虚汗不止。瘦弱的人长期食用，会引发消渴病。

[主治]主贼风伤寒，恶气心腹胀满，霍乱，宿食不消，下气，煮汁内服，能发汗，解劳乏，也可以生吃。（《新修本草》）

治因中风而失音、吐痰。（《日华子诸家本草》）

主各种伤风头风以及小儿风涎，为要药。（苏颂）

榨汁服，可去心脏风热。（孟诜）

清头目，除风热。（李杲）

利咽喉，疗口齿诸病。治淋巴结核疮疥、风瘾疹。捣成汁含漱，去舌苔语涩。用叶塞鼻，止衄血。外涂治蜂螫蛇伤。（李时珍）

陈士良说：薄荷能引诸药入营卫，所以能发散风寒。

李时珍说：薄荷入手太阴、足厥阴经，辛能发散，凉能清利，专于消风散热，所以是治疗头痛、头风、眼目、咽喉、口齿诸病，小儿惊热及瘰疬疮疥的重要药物。

花

[性味]味辛，性温，无毒。

[主治]清头目，除风热。

性状图解

药物各部分性状、性味、主治详细图解

薄荷为多年生草本植物，茎有4棱，叶子对生，花呈红、白或淡紫色，或用于食品。

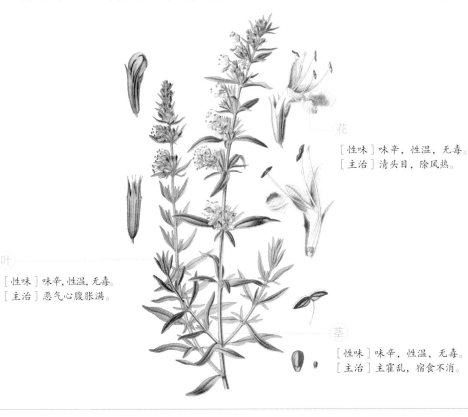

花

[性味] 味辛, 性温, 无毒。
[主治] 清头目，除风热。

叶

[性味] 味辛, 性温, 无毒。
[主治] 恶气心腹胀满。

茎

[性味] 味辛, 性温, 无毒。
[主治] 主霍乱，宿食不消。

附方

集历代医家大成之实用妙方

名称	主治	药方配伍
未具名	清上化痰，利咽膈，治风热	用薄荷末炼蜜丸，丸子如芡子大，每次含服一丸。用白砂糖来和丸也可以
未具名	风气瘙痒	大薄荷 等份 + 蝉蜕 等份　同研末，每次用温酒调服一钱
未具名	眼睑红烂	取薄荷在生姜汁中浸泡一夜后取出，晒干研为末。每次取一钱，用开水泡洗眼睛
未具名	鼻出血不止	用薄荷汁滴鼻，或者用干薄荷煮水，棉球蘸汁塞鼻

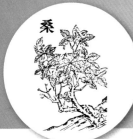

02 | 桑
清肺热，祛风湿，补肝肾

桑

集解
历代医家对药物的经典论述

李时珍说：桑有好多种。白桑，叶大似掌而厚；鸡桑，叶和花较薄；子桑，先长葚而后生叶；山桑，叶尖而长。用种子栽种的，不如压条分栽的。桑若产生黄衣，称作金桑，是树木将要干枯的表现。

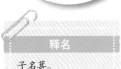

释名

子名葚。

李时珍说：桑字象形。

- 归类
  木部·灌木类

- 功效
  清肺热，祛风湿，补肝肾。

- 形态特征
  落叶灌木或小乔木，边缘有粗锯齿，无毛。花单性，雌雄异株，穗状花序。聚花果（桑葚），黑紫色或白色。

- 产地分布
  全国各地。

- 成品选鉴
  本品多皱缩、破碎。完整者有柄，叶片展平后呈卵形或宽卵形，上表面黄绿色，下表面颜色稍浅，叶脉突出。质脆。气微，味淡、微苦涩。

药用部分
各部分药用价值分步详解

桑根白皮

[性味] 味甘，性寒，无毒。

[主治] 治伤中五劳六极、消瘦、脉细弱，可补虚益气，去肺中水汽，唾血热渴，水肿腹满腹胀，利水道，敷金疮。治肺气喘满，虚劳咳热和头痛，内补不足。煮汁饮利五脏。加入散用，下一切风气水汽。调中下气，化痰止渴，开胃下食，杀肠道寄生虫，止霍乱吐泻。研汁可治小儿天吊惊痫及敷鹅口疮，效果佳。

皮中汁

[主治] 治小儿口疮白，拭擦干净后涂上即愈。另外涂金刃所伤燥痛，一会儿血止，用白皮裹伤口更好。涂蛇、蜈蚣、蜘蛛蜇伤有效。取树枝烧汤，治大风疮疥，生眉发。

桑葚

[主治] 单独吃可消渴，利五脏关节，通血气。晒干制成末，做成蜜丸每天服，使人不感到饥饿，还可以镇魂安神，令人聪明头发不白，延年益寿。捣汁饮可解酒毒。酿成酒服，利水汽消肿。

叶

[性味] 味甘，性寒，有小毒。

[主治] 主除寒热出汗。汁能解蜈蚣毒，煎浓汁服，可除脚气水肿，利大小肠，止霍乱腹痛吐下，也可以用干叶来煮。炙热后煎饮，能代茶止渴。煎饮可以利五脏，通关节下气。而嫩叶煎酒服，能治一切风。蒸熟捣烂治风痛出汗及扑损淤血。揉烂可涂蛇、虫咬伤。研成汁治金疮以及小儿口腔溃疡。

性状图解
药物各部分性状、性味、主治详细图解

　　落叶灌木或小乔木，高3~15米。树皮灰白色，有条状浅裂。根皮黄棕色或红黄色，纤维性强。叶片卵形或宽卵形，边缘有粗锯齿。花单性，雌雄异株，穗状花序。果实多数密集成一卵圆形或长圆形的聚合果，初时绿色，成熟后变肉质，黑紫色或红色。

叶
[性味] 味甘，性寒，有小毒。
[主治] 主除寒热出汗。汁能解蜈蚣毒。

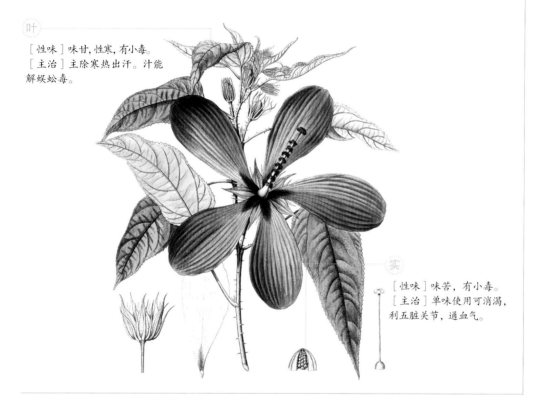

实
[性味] 味苦，有小毒。
[主治] 单味使用可消渴，利五脏关节，通血气。

附方
集历代医家大成之实用妙方

名称	主治	药方配伍
未具名	消渴尿多	用入地三尺的桑根，剥取白皮，炙至黄黑，锉碎，以水煮浓汁，随意饮，亦可加一点米同煮，忌用盐
桑葚酒	食入即吐	用桑心皮切细，加水二斗，煮至一斗，放入桑葚，再煮取五升，和糯米饭五升酿酒饮服
未具名	肺毒风疮	将桑叶洗净，蒸熟一宿，晒干，研末，水调服二钱
未具名	白癜风	用桑柴灰二斗，蒸于甑内，取锅中热汤洗患处，几次即可愈

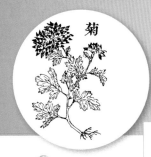

03 | 菊花
清热明目，疏风解毒

集解
历代医家对药物的经典论述

《名医别录》载：菊花生长在雍州川泽及田野，正月采根，三月采叶，五月采茎，九月采花，十一月采实，都阴干备用。

李时珍说：菊的品种不下百种，宿根自生，茎、叶、花、色，各不相同。宋朝刘蒙泉、范志能、史正志虽然都著有菊谱，也不能全都收载。其茎有株、蔓、紫、赤、青、绿的差别；叶有大、小、厚、薄、尖、秃的不同；花有千叶单叶、有蕊无蕊、有子无子、黄白红紫、杂色深浅、大小的区别；味有甘、苦、辛的差异；此外还有夏菊、秋菊、冬菊之分。甘菊原产于山野，现在人们都有栽种。它的花细碎，品位不太高，花蕊像蜂窠，内有细小的子，也可将菊枝压在土中分植。菊的嫩叶和花可以炸着食用。白菊花稍大，味不很甜，也在秋季采收。菊中无子的，称为牡菊。

药用部分
各部分药用价值分步详解

花、叶、根、茎、实

[性味] 味苦，性平，无毒。

李杲说：味苦、甘，性寒，可升可降，属阴中微阳。

李时珍说：《神农本草经》说菊花味苦，《名医别录》载菊花味甘，各家都认为味甘的是菊，味苦的是苦薏，只取味甘的入药。按张华《博物志》所说，菊有两种，苗、花一样，只是味稍有不同。味苦的不能食用。范致能在《菊谱序》中说只有甘菊一种可以食用，也可入药用。其余黄菊、白菊都味苦，虽然不能食用，却可入药用。治头风尤以白菊为好。据以上两种说法，知菊类自有甘苦两种。作食品必须用甘菊，入药则各种菊都可以，但不能用野菊，即苦薏。

[主治] 治诸风头眩肿痛、流泪、皮肤死肌、恶风及风湿性关节炎。长期服用利血气，抗衰老。（《神农本草经》）

治腰痛无常，除胸中烦热，安肠胃，利五脉，调四肢。（《名医别录》）

治头目风热、晕眩倒地、脑颅疼痛，消身上一切游风，利血脉。（甄权）

又名节华、女节、女华、女茎、日精、更生、傅延年、治蔷、金蕊、阴成、周盈。

李时珍说：按陆佃《埤雅》所说，菊本作蘜，从鞠。鞠，穷尽的意思。《月令》：九月菊开黄花。因花开到此时就穷尽了，故谓之蘜。节华之名，也是取其与节候相应。

● **归类**
草部·隰草类

● **功效**
清热明目，疏风解毒，治头痛眩晕、目赤肿痛、心胸烦热，疗疮肿毒诸症。

● **形态特征**
叶互生，卵形或卵状披针形，边缘通常羽状深裂。头状花序顶生或腋生。

● **产地分布**
主产于安徽、浙江、河南、河北、湖南等地。

● **成品选鉴**
总苞由4～5层苞片组成，外表面无毛。黄色舌状花，皱缩卷曲；管状花多数，深黄色。干燥体轻，气芳香，味苦。

性状图解
药物各部分性状、性味、主治详细图解

　　多年生草本，株高20～200厘米，通常30～90厘米。茎直立，被柔毛，嫩绿或褐色。叶互生，卵圆至长圆形，边缘有缺刻及锯齿，下端被白色短柔毛。头状花序顶生或腋生，一朵或数朵簇生，花序大小和形状各有不同，色彩丰富。

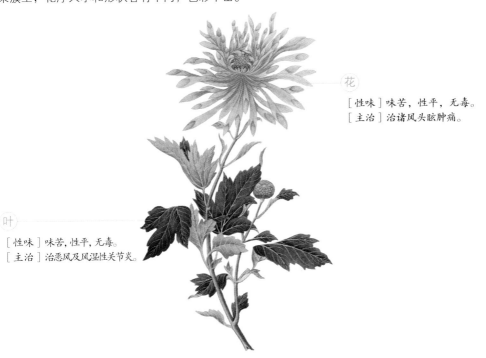

花
[性味] 味苦，性平，无毒。
[主治] 治诸风头眩肿痛。

叶
[性味] 味苦，性平，无毒。
[主治] 治恶风及风湿性关节炎。

附方
集历代医家大成之实用妙方

名称	主治	药方配伍		
未具名	风热头痛	菊花 三钱	石膏 三钱	川芎 三钱 → 同研末，每服一钱半，茶调下
未具名	膝风疼痛	用菊花、陈艾叶作护膝，久则自除		
未具名	病后生翳	白菊花 等份	蝉蜕 等份	研为末，每次取二三钱，加蜜少许，水煎服

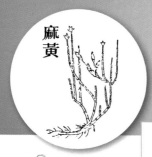

麻黄

04 | 麻黄
发表出汗，疏通腠理

释名
又名龙沙、卑相、卑盐。

李时珍说：各种名称都不好解释。有人说其味麻，色黄，没有查证。张揖《广雅》中说，龙沙为麻黄，狗骨为麻黄的根。不知道为什么要这样区别。

● 归类
草部·隰草类

● 功效
去邪热气，止咳逆上气，除寒热，破癥坚积聚。

● 形态特征
梢上有黄花，结实如百合瓣而小，味甜。外皮红，里仁子黑。根紫赤色。

● 产地分布
主产于山西、河北、内蒙古、甘肃等地。

● 成品选鉴
表面黄绿色，触之微有粗糙感。体轻，质脆，易折断，断面略呈纤维性，髓部红棕色，近圆形。气微香，味涩、微苦。

集解
历代医家对药物的经典论述

《名医别录》载：麻黄生于晋地及河东，立秋采茎，阴干使之变青。

苏颂说：今近汴京的地方多有，以荥阳、中牟所产的为好。春生苗，至夏五月则长及一尺以上。梢上有黄花，结实如百合瓣而小，也似皂荚子，味甜，微有麻黄气，外皮红，里仁子黑。根紫赤色。俗说有雌雄二种：雌的三四月开花，六月结子。雄的没有花，不结子。立秋后收茎阴干备用。

李时珍说：它的根皮色黄赤，长的近一尺。

修治
如何具体炮制药物

陶弘景说：折去节根，水煮十余沸，用竹片掠去水面上的沫。因为沫令人烦，根节能止汗。

药用部分
各部分药用价值分步详解

茎

［性味］味苦，性温，无毒。

李时珍说：麻黄微苦而辛，性热而扬。

僧继洪说：中牟有生长麻黄之地，冬日不积雪，因它泄内阳之故。因此，过用麻黄会泄真气。由此可知麻黄性热。服用麻黄出汗不止的，用冷水浸头发，仍用扑法即止。凡是服用麻黄，须避风一日，不然病会复发。凡是使用麻黄，应佐以黄芩，就不会眼赤。

［主治］治中风伤寒头痛、温疟，发表出汗，去邪热气，止咳逆上气，除寒热，破癥坚积聚。（《神农本草经》）

治五脏邪气缓急、风胁痛，止好唾，通腠理，解肌，泄邪恶气，消赤黑斑毒。麻黄不可多服，多服令人虚。（《名医别录》）

根、节

［性味］味甘，性平，无毒。

［主治］能止汗，夏季用杂粉扑上。（陶弘景）

性状图解
药物各部分性状、性味、主治详细图解

草本状灌木，高20～40厘米。木质茎匍匐卧于土中，小枝直伸或微曲，绿色，长圆柱形，细纵槽纹不明显，梢上有黄花，成鳞球花序。通常雌雄异株，结实如百合瓣而小，味甜。种子外皮红，里仁子黑红色或灰褐色，表面有细皱纹。根紫赤色。

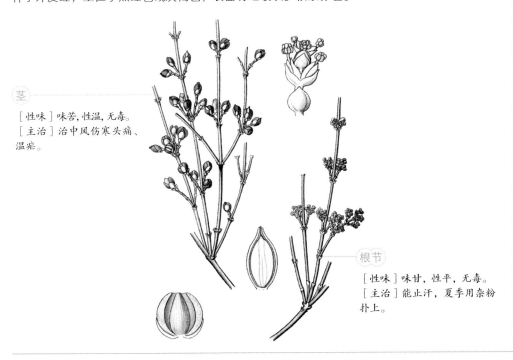

茎
[性味] 味苦，性温，无毒。
[主治] 治中风伤寒头痛、温疟。

根节
[性味] 味甘，性平，无毒。
[主治] 能止汗，夏季用杂粉扑上。

附方
集历代医家大成之实用妙方

名称	主治	药方配伍
麻黄醇酒汤	伤寒黄疸	取麻黄一把，去节，棉裹，加酒五升，煮至半升，一次服完，微汗见效，如春季用水煮
甘草麻黄汤	一身面目黄肿、脉沉、小便不利	麻黄 四两 ＋ 水 五升 ＋ 甘草 二两　煮成三升，每服一升，盖厚被让出汗。不汗，须再次服药。注意避风寒
半夏麻黄丸	心下悸病	半夏 等份 ＋ 麻黄 等份　加炼蜜和丸，如小豆大。每服三丸，水送下。一日服三次

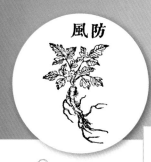

風防

05 | 防风
解表祛风，胜湿止痉

释名

又名铜芸、茴芸、茴草、屏风、根、百枝、百蜚。

李时珍说：防，御的意思。它的作用以治风为要，所以叫防风。屏风是防风的隐语。称芸、茴、茴，是因为它的花像茴香，气味像芸蒿、茴兰。

- **归类**
  草部·山草类

- **功效**
  解表祛风，胜湿止痉。

- **形态特征**
  高30～80厘米，全体无毛。根粗壮，茎基密生褐色纤维状的叶柄残基。

- **产地分布**
  东北及内蒙古、河北、山东、河南、陕西、山西、湖南等地。

- **成品选鉴**
  表面黄棕色有裂隙，断面有棕色环。质松而软，易折断，条粗壮、皮细而紧、无毛头、中心色淡黄，气微香，味微甘者为佳。

集解
历代医家对药物的经典论述

苏颂说：现在汴东、淮浙各州郡都有防风生长。它的茎叶为青绿色，茎色深而叶色淡，像青蒿但短小些。防风初春时呈嫩紫红色，江东人采来当菜吃，很爽口。它五月开细白花，中心攒聚成大房，像莳萝花；果实像胡荽子但大些；根为土黄色，与蜀葵根相似，二月、十月采挖。关中所产的防风在三月、六月采挖，但质轻空虚不如齐州所产的好。又有石防风，出自河中府，根像蒿根而色黄，叶青花白，五月开花，六月采根晒干，能治头痛和眩晕。

李时珍说：江淮一带所产的大多是石防风，生长在山石之间。二月采其嫩苗作菜，味辛甘而香，称作珊瑚菜。它的根粗、外形丑，子可作种子。吴绶说：凡入药以黄色润泽的防风为好，白的多沙条，不好用。

药用部分
各部分药用价值分步详解

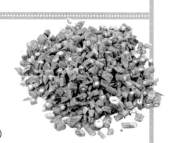

叶

[性味] 味甘，性温，无毒。

[主治] 中风出热汗。（《名医别录》）

花

[主治] 治四肢拘急、不能走路、经脉虚羸、骨节间痛、心腹痛。（甄权）

子

[主治] 治风证力强，可调配食用。（苏恭）

【发明】张元素说：防风，治风通用。治上半身风证，用防风身；治下半身风证，用防风梢。防风是治风祛湿的要药，因风能胜湿。它还能泻肺实，如误服会泻人上焦元气。

李杲说：防风治周身疼痛，药效较弱，随配伍引经药而至病所，是治风药中的润剂。如果补脾胃，非防风引用不可。凡项背强痛、腰痛不能转身，为手足太阳证，正应当用防风。凡疮在胸膈以上，虽然没有手足太阳证，也应当用防风。因防风能散结，祛上部风邪。病人身体拘挛者，属风邪所致，各种疮痈见此证也须用防风。

性状图解
药物各部分性状、性味、主治详细图解

　　多年生草本，高30～80厘米，全草无毛。根呈长圆柱形，粗壮有分枝，淡黄色，茎单生。叶丛生，有扁长形叶柄，叶片卵形或长圆形，花在茎和分枝顶端，多数为伞形花序，花瓣倒卵形，白色。果实狭圆形或椭圆形，9～10月可采摘。

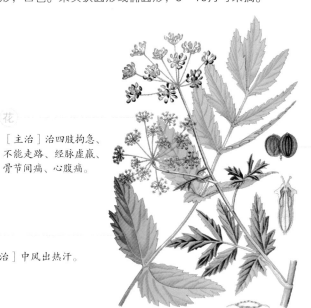

花
[主治]治四肢拘急、不能走路、经脉虚羸、骨节间痛、心腹痛。

子
[主治]治风证力强，可调配食用。

叶
[主治]中风出热汗。

附方
集历代医家大成之实用妙方

名称	主治	药方配伍		
未具名	盗汗	防风 二两	川芎 一两	人参 半两	共研为末，每次服三钱，临睡时服
未具名	消风顺气，治老年人便秘	防风 一两	枳壳 一两	甘草 半两	共研为末，每次用白开水送服二钱，饭前服
未具名	偏正头痛	防风、白芷等份，共研为末，加蜜调制成弹子大的丸子。每次嚼服一丸，用清茶送服		
独圣散	妇人崩漏	将防风去芦头，炙赤后研为末。每次服用一钱，用面糊酒调服		

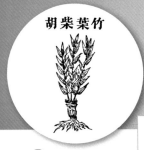

06 | 柴胡
疏肝理郁，解热透邪

又名地薰、芸蒿、山菜、茹草、茈胡。

李时珍说："茈"字有柴、紫两种读音，茈姜、茈草的茈读作紫，茈胡的茈读作柴。茈胡生长在山中，嫩时可食，老的则采来当柴，所以苗有芸蒿、山菜、茹草等名称，而根名叫做柴胡。

● 归类
草部·山草类

● 功效
解热透邪，疏肝理郁。

● 形态特征
茎青紫坚硬，微有细线；叶像竹叶而稍紧小，也有像斜蒿的。

● 产地分布
湖北、四川、甘肃、青海等地。

● 成品选鉴
表面黑褐色或浅棕色，具纵皱纹、支根痕及皮孔。质硬而韧，不易折断，断面显纤维性，木部黄白色。气微香，味微苦。

集解
历代医家对药物的经典论述

《名医别录》载：茈胡叶名芸蒿，辛香可以食用，生长在弘农川谷及宛句一带，二月、八月采根晒干。

苏颂说：现在关陕、江湖间近道都有，以银州所产的最好。茈胡二月生苗，很香。它的茎青紫坚硬，微有细线；叶像竹叶而稍紧小，也有像斜蒿的，还有像麦门冬叶而短的。茈胡在七月开黄色花，根淡赤色，像前胡而强。

李时珍说：银州即现在的延安府神木县，五原城是其废址。那里产的柴胡长一尺多，色微白且柔软，不易得到。北方所产的，也像前胡而柔软，也就是现在人们称的北柴胡，入药也很好。南方所产的，不像前胡，却像蒿根，坚硬不能入药。柴胡的苗像韭叶或者竹叶，以像竹叶的为好。

药用部分
各部分药用价值分步详解

根

[性味]味苦，性平，无毒。

李杲说：柴胡主升，是阴中之阳药，为手、足少阳厥阴四经的引经药。它在脏主血，在经主气。如果想要药力上升，则用柴胡根，以酒浸；如果想要药力下降，则用柴胡梢。

[主治]主心腹疾病，祛胃肠中结气及饮食积聚，并能除寒热邪气，推陈致新。久服可轻身，明目，益精。（《神农本草经》）

除伤寒心下烦热、各种痰热壅滞、胸中气逆、五脏间游气、大肠停积水胀及湿痹拘挛。也可煎汤洗浴。（《名医别录》）

治热痨骨节烦痛、热气肩背疼痛、劳乏羸瘦，还能下气消食，宣畅气血，治流行病的发热不退有效，单独煮服，效好。（甄权）

补五劳七伤，除烦止惊，益气力，消痰止咳，润心肺，添精髓，治健忘。（《日华子诸家本草》）

叶

[性味]味苦，性平，无毒。

[主治]润心肺，添精髓，治健忘。

性状图解
药物各部分性状、性味、主治详细图解

多年生草本，高40～70厘米，主根粗大坚硬。茎单一或丛生，上部多分枝，青紫色，微有细线。叶互生，为宽或窄的披针形，背面有明显突起的纵脉，像竹叶而稍紧小，叶片上常有白霜。伞形花序，花瓣淡黄色。果呈椭圆形，棕色，两侧略扁。

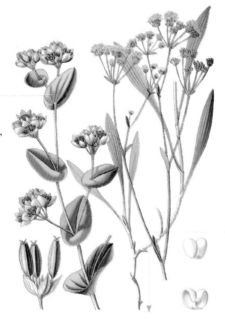

叶
［性味］味苦，性平，无毒。
［主治］润心肺，添精髓，治健忘。

根
［性味］味苦，性平，无毒。
［主治］主心腹疾病，祛胃肠中结气及饮食积聚。

附方
集历代医家大成之实用妙方

名称	主治	药方配伍			
未具名	伤寒余热，伤寒之后，邪入经络，体瘦肌热	柴胡 四两	甘草 一两		每次用三钱，加水一盏，煎服
未具名	虚劳发热	柴胡 等份	人参 等份		每次取三钱，加姜、枣同水一起煎服
未具名	湿热黄疸	柴胡 一两	甘草 二钱半	白茅根 一小把 + 水 一碗	煎至七分，时时服用，一日服完

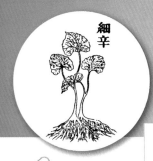

07 | 细辛
祛风散寒，通窍止痛

释名

又名小辛、少辛。

苏颂说：华州产的真细辛，根细而味极辛，所以称之为细辛。

李时珍说：小辛、少辛都是这个意思。

● 归类

草部·山草类

● 功效

祛风散寒，通窍止痛，温肺化饮。

● 形态特征

多年生草本，有细长芳香的根状茎。花单生叶腋，贴近地面，常紫色，钟形。

● 产地分布

全国各地。

● 成品选鉴

表面灰黄色，平滑或具纵皱纹，质脆易折断，断面黄白色。有的可见花果，花钟形，暗紫色，果实半球形。气辛香，味辛辣、麻舌。

集解
历代医家对药物的经典论述

《名医别录》载：细辛生于华阴山谷，二月、八月采根阴干。

陶弘景说：现在用东阳临海所产的也较好，但味辛烈不及华阴、高丽所产。用的时候要去头节。

李时珍说：按沈括《梦溪笔谈》所说，细辛出自华山，极细而直，柔韧，深紫色，味极辛，嚼之习如椒而更甚于椒。《博物志》上说杜衡乱细辛，自古已然。大抵能乱细辛的，不止杜衡，应从根苗、色味几方面来仔细辨别。叶像小葵，柔茎细根，直而色紫，味极辛的是细辛。叶像马蹄，茎微粗，根弯曲而呈黄白色，味也辛的是杜衡。杜衡干则作团，又叫作马蹄香。一茎直上，茎端生叶如伞形，根像细辛，微粗直而呈黄白色，味辛微苦的是鬼督邮。像鬼督邮而色黑的是及己。叶像小桑，根像细辛，微粗长而呈黄色，味辛而有臊气的是徐长卿。

修治
如何具体炮制药物

雷敩说：凡使细辛，切去头、土，用瓜水浸一夜，晒干用。必须将双叶的拣去。

药用部分
各部分药用价值分步详解

细辛根

[性味] 味辛，性温，无毒。

[主治] 治咳逆上气、头痛脑动、关节拘挛，风湿痹痛死肌。久服明目利九窍，轻身延年。（《神农本草经》）

添胆气，治咳嗽，去皮风湿痒，除齿痛，疗见风流泪、血闭，妇人血沥腰痛。（甄权）

润肝燥，治督脉为病、脊强而厥。（王好古）

治口舌生疮、大便燥结，起目中倒睫。（李时珍）

性状图解
药物各部分性状、性味、主治详细图解

多年生草本，根茎直立或横走，细长芳香，顶部有分枝。叶片心形或卵状心形，先端渐尖，有短毛，基部呈心形，仅脉上被毛。花单生，从两叶间抽出，贴近地面，通常紫黑色，管钟状。果实接近球状，长10~15毫米，6月成熟。

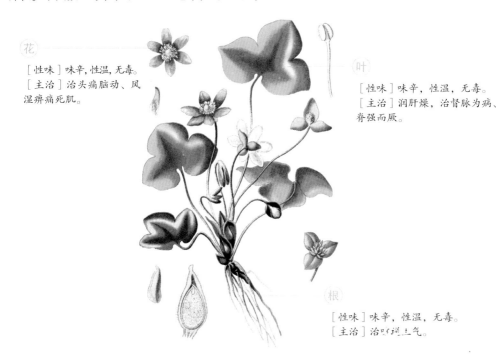

（花）
[性味] 味辛，性温，无毒。
[主治] 治头痛脑动、风湿痹痛死肌。

（叶）
[性味] 味辛，性温，无毒。
[主治] 润肝燥，治督脉为病、脊强而厥。

（根）
[性味] 味辛，性温，无毒。
[主治] 治咳逆上气。

附方
集历代医家大成之实用妙方

名称	主治	药方配伍		
未具名	虚寒呕哕，饮食不下	细辛 半两	丁香 二钱半	共研为末，每次用柿蒂汤送服一钱
兼金散	口舌生疮	细辛 等份	黄连 等份	共研成末，用来漱口效果很好
聪耳丸	各种耳聋	将细辛末溶在黄蜡中，团成鼠屎大小丸，棉裹一丸塞耳中		

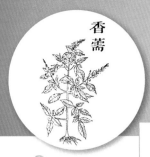

香薷

08 | 香薷
发汗解表，和中利湿

释名

又名香菜、香茸、香菜、蜜蜂草。

李时珍说：薷，本作菜。《玉篇》上说它属于菜苏之类。它的气味香、叶片柔，所以名香薷。此草初生时名茸，孟诜的《食疗本草》上称其为香戎，是不对的。因它又像蜜蜂的花房，所以俗称为蜜蜂草。

- ● 归类
  草部·芳草类

- ● 功效
  发汗解表，和中利湿。

- ● 形态特征
  基部紫红色，上部黄绿色或淡黄色，全体密被白色绒毛。茎方柱形，叶对生，多皱缩或脱落，叶片展平后呈长卵形或披针形，暗绿色或黄绿色，边缘有疏锯齿。

- ● 产地分布
  主产于江西、安徽、河南等地。

- ● 成品选鉴
  全体被有白色茸毛，质脆，易折断。有浓烈香气，味辛。

集解
历代医家对药物的经典论述

陶弘景说：香薷家家都有，作菜时生食，十月中旬采来放干备用。

寇宗奭说：香薷生长在山野间，荆湖南北、二川都有，汴洛有栽种，暑天也当作蔬菜食用。它的叶像茵陈，花茸紫，连成穗，四五十房为一穗，像荆芥穗，另有一种香气。

李时珍说：香薷有野生，有家种。中州人在三月栽种它，叫香菜，用来充当蔬菜。朱丹溪只取大叶的为好，但是小叶的香气更加浓烈，现在人多用。它的茎是方的，叶尖有齿痕，很像黄荆叶但稍小些，九月开紫色的花，成穗状。另外有一种细子、细叶的，高只有几寸，叶像落帚叶，是石香薷。

修治
如何具体炮制药物

李时珍说：八九月香薷开花成穗状时，采来阴干备用。

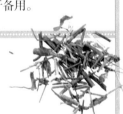

药用部分
各部分药用价值分步详解

全株

[性味] 味辛，性微温，无毒。

[主治] 治疗霍乱腹痛吐泻，消水肿。（《名医别录》）

祛热风。突然抽筋的，取香薷煮汁顿服半斤，即止。研末用水送服可止鼻出血。（孟诜）

能下气，除烦热，治疗呕逆冷气。（《日华子诸家本草》）

春季煎汤代茶饮，可预防热病，调中温胃。含汁漱口，除口臭。（汪颖）

主脚气寒热。（李时珍）

【发明】苏颂说：霍乱转筋者，单用香薷煮来服用。如果四肢烦冷、汗出而渴者，加蓼子一起煮后服用。

性状图解
药物各部分性状、性味、主治详细图解

多年生草本，高30～40厘米。茎直立，通常呈棕红色，单一或有两个分枝，四棱形有灰白色卷曲柔毛。叶对生，叶片呈披针形，边缘有锯齿，上面黄绿色，被白色柔毛，下面颜色较淡，有腺点。花序密集成穗状，淡紫色，或少有白色。

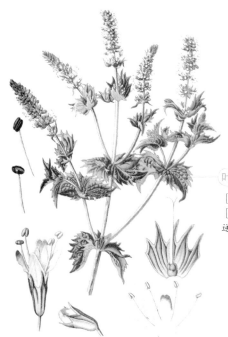

叶

[性味] 味辛，性微温，无毒。
[主治] 能下气，除烦热，治疗呕逆冷气。

附方
集历代医家大成之实用妙方

名称	主治	药方配伍		
香薷饮	一切伤暑	香薷 一斤 + 厚朴 半斤 + 白扁豆 半斤		锉末。每次取五钱，加水二盏、酒半盏，煎取一盏，放水中待冷后服下，连服二剂有效
香薷煎	水肿	取干香薷五十斤，研碎后放入锅中，加水至高出药物约三寸，久煮后去渣澄清，再用微火浓煎至可捏成丸子，丸子如梧子大。一次服五丸，日服三次，每日渐增，以小便利则愈		
深师薷术丸	暴水、风水、气水、通身水肿	香薷叶一斤，加水一斗，熬煮极烂后去渣，再熬成膏，加白术末七两，制成梧桐子大的丸子。每次服十丸，用米汤送服，白天服五次，夜晚服一次		

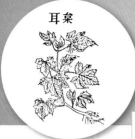

耳枲

释名

又名胡枲、常思、卷耳、爵耳、猪耳、耳珰、地葵、蒬、羊负来、道人头、进贤菜、喝起草、野茄、缣丝草。

李时珍说：其叶形像枲麻，又像茄，所以有枲耳及野茄名。其味滑像葵，所以叫地葵，与地肤同名。诗人想着给卷耳作赋，所以叫常思菜。张揖的《广雅》中作常枲，也通。

● 归类
草部·隰草类

● 功效
清热解毒，祛风杀虫。

● 形态特征
一年生草本，粗糙或被毛。叶互生，有长柄，叶片宽三角形，先端锐尖，基部心脏形，边缘有缺刻及不规则粗锯齿，上面深绿色，下面苍绿色，粗糙或被短白毛。

● 产地分布
全国各地。

● 成品选鉴
纺锤形或椭圆形，表面黄棕色或黄绿色，全身有钩刺，质硬而韧，具纵纹。

09 | 苍耳
清热解毒，祛风杀虫

集解
历代医家对药物的经典论述

苏颂说：苍耳现在到处都有。陆氏《诗义疏》载其叶子呈青白色，像胡荽，白花细茎，蔓延生长，可煮来吃，滑溜味淡。在四月中旬长果实，形状像妇人戴的耳环。

李时珍说：按周定王《救荒本羊》所说，苍耳的叶为青白色，类似于黏糊菜叶。在秋天结果实，比桑葚短小而多刺。嫩苗炸熟，用水浸淘拌来吃，可以充饥。其果实炒去皮，研成面，可做成饼吃，也可熬油点灯。

修治
如何具体炮制药物

雷敩说：凡采收后要去心，取黄精，用竹刀细切拌和，从巳时（上午九点至十一点）蒸到亥时（晚上九点到十一点），去黄精，阴干用。

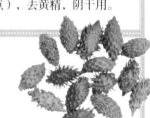

药用部分
各部分药用价值分步详解

实

[性味] 味甘，性温，有小毒。

[主治] 主风寒头痛，治风湿麻痹、四肢拘挛痛、恶肉死肌以及膝痛。久服益气。（《神农本草经》）

清肝热，明目。（甄权）

治一切风气，填髓，暖腰脚，治瘰疬疥癣及瘙痒。（《日华子诸家本草》）

炒香浸酒服，能祛风补益。（李时珍）

茎、叶

[性味] 味苦、辛，性微寒，有小毒。

苏恭说：忌猪肉、马肉、米泔。伏砒砂。

[主治] 主治中风伤寒头痛。（孟诜）

把叶子揉搓后放在舌下，出涎，能治目黄、嗜睡。将其烧灰，和腊月猪脂敷贴在疔肿处，可出脓头。煮酒服用，主治狂犬咬毒。（李时珍）

性状图解
药物各部分性状、性味、主治详细图解

　　一年生草本，高30～90厘米。根纺锤状，茎直立，粗糙，有短毛。叶互生，三角状卵形，先端锐尖，基部心形，边缘有缺刻或浅裂，有不规则粗锯齿，粗糙或被短白毛。花序聚生头状，外有倒刺。果实卵形或椭圆形，绿色，淡黄色或红褐色。

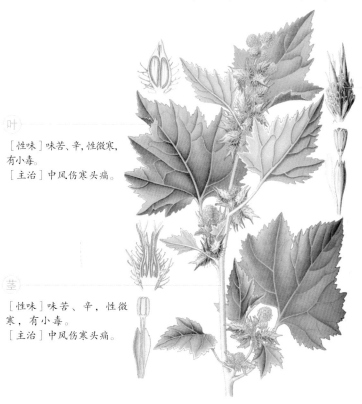

实
[性味] 味甘，性温，有小毒。
[主治] 风寒头痛，风湿麻痹，四肢拘挛痛。

叶
[性味] 味苦、辛，性微寒，有小毒。
[主治] 中风伤寒头痛。

茎
[性味] 味苦、辛，性微寒，有小毒。
[主治] 中风伤寒头痛。

附方
集历代医家大成之实用妙方

名称	主治	药方配伍
万应膏	背上毒疮，无名恶疗，臁疮杖疮，牙疼喉痹	在五月五日采苍耳根、叶数担，洗净晒干后切细。用五口大锅，加水煮烂，用筛滤去渣，用丝布再滤一次。然后倒入干净锅里，用武火煎滚，文火熬稠搅成膏，用新罐贮封，常常敷贴即愈。牙疼敷牙上，喉痹敷在舌上或噙化，二三次即有效。每日用酒服一匙，非常有效
未具名	预防传染病	在五月五日午时多采苍耳嫩叶，阴干收藏，用时临时研末，冷水送服二钱，或水煎全家人都服，能辟邪恶

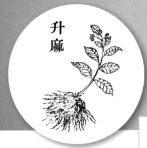

升麻

10 | 升麻
发表透疹，清热解毒

释名

又名周麻。

李时珍说：此物叶像麻，性上升，所以叫升麻。在张揖《广雅》及《吴普本草》中，升麻又名为周升麻。此周应该指的是周地，就像现在人们称川升麻的意思。现在《名医别录》作周麻，如果不是省文，那就是缺文造成的错误。

● 归类
草部·山草类

● 功效
发表透疹，清热解毒，升举阳气。

● 形态特征
不规则的长形块状，呈结节状。表面黑褐色或棕褐色，有坚硬的细须根残留。

● 产地分布
辽宁、吉林、黑龙江、河北、山西、陕西、四川、青海等地。

● 成品选鉴
纺锤形或椭圆形，表面黄棕色或黄绿色，全身有钩刺，质硬而韧，灰黑色，具纵纹。种皮膜质，浅灰色，有油性。气微，味微苦。

集解
历代医家对药物的经典论述

《名医别录》载：升麻生长在益州山谷，二月、八月采根，晒干。

陶弘景说：从前以产自宁州的最好，形细而黑，非常坚实。现在则以益州所产的为好。好的升麻细削，皮呈青绿色，叫作鸡骨升麻。北方也有升麻，但形虚大，呈黄色。建平也有升麻，只是形大味薄，不堪用。有人说它是落新妇的根，其实不是。它们只是外形相似，气味完全不同。落新妇也能解毒，取其叶作小儿浴汤，主惊忤。

苏颂说：现在蜀汉、陕西、淮南州郡都产升麻，以蜀川所产的为好。升麻春天生苗，高三尺多；叶像麻叶，为青色；四五月开花，像粟穗，白色；六月以后结实，黑色；根像蒿根，紫黑色，多须。

修治
如何具体炮制药物

李时珍说：现在人只取里白外黑而紧实，称作鬼脸升麻的去须及头芦，锉碎用。

药用部分
各部分药用价值分步详解

根

［性味］味甘、苦，性平、微寒，无毒。

李时珍说：升麻与柴胡同用，引升发之气上行；与葛根同用，能发阳明之汗。

［主治］解百毒，辟瘟疫瘴气邪气蛊毒，入口皆吐出，治中恶腹痛、流行疾病、头痛寒热、风肿诸毒、喉痛口疮。久服不夭，轻身延年。（《名医别录》）

有安神定志作用，治疗瘰病、痈积及游风肿毒。(《日华子诸家本草》)

治小儿惊痫、热壅不通，疗痈肿豌豆疮，煎汤用绵沾拭疮上。（甄权）

治阳明头痛，补脾胃，去皮肤风邪，解肌肉间风热，疗肺痿咳唾脓血，能发浮汗。（张元素）

治牙根浮烂恶臭、太阳鼻衄，是疮家的圣药。（王好古）

性状图解
药物各部分性状、性味、主治详细图解

多年生草本，根茎呈不规则块状，须根多而长。茎直立，有分枝，被疏柔毛。羽状复叶，叶柄密被柔毛，叶片卵形或披针形，边缘有深锯齿，上面绿色，下面灰绿色，两面被短柔毛。花序生于叶腋或枝顶，圆锥形，白色。果长矩圆形，略扁。

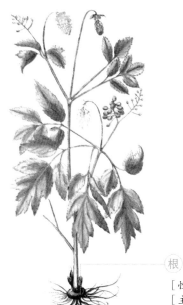

〔根〕

[性味] 味甘、苦，性平、微寒，无毒。
[主治] 解百毒，辟瘟疫瘴气、邪气蛊毒。

附方
集历代医家大成之实用妙方

名称	主治	药方配伍					
		升麻	犀角	黄芩	朴消	栀子	大黄
		二两	二两	二两	二两	二两	二两
七物升麻丸	清瘴明目	豆豉 二升	微熬后同捣为末，蜜调做成梧桐子大的药丸。如果觉得四肢发热、大便困难时，即服三十丸，取微利为度。如果四肢小热，只需在饭后服二十丸					
未具名	口舌生疮	升麻一两、黄连三分，研为末，用棉裹药末含咽					
未具名	产后恶露不净	升麻三两，加清酒五升，煮取二升，分两次服，当排出恶物					

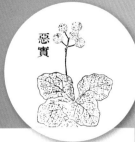

恶实

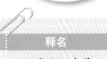

释名

又名鼠粘、牛蒡、大力子、蒡翁菜、便牵牛、蝙蝠刺。

● 归类
草部·隰草类

● 功效
治风湿瘾疹、咽喉风热，散诸肿疮疡之毒，利凝滞腰膝之气。

● 形态特征
二年生草本植物。基生叶宽卵形，长达30厘米，宽达21厘米。头状花序多数或少数在茎枝顶端排成疏松的伞房花序或圆锥状伞房花序。瘦果倒长卵形或偏斜倒长卵形，两侧压扁，浅褐色。

● 产地分布
全国各地。

● 成品选鉴
根呈纺锤状，皮部黑褐色，有皱纹，肉质而直，内呈黄白色，味微苦而性黏。牛蒡子长倒卵形，略扁，微弯曲，表皮褐色。

集解
历代医家对药物的经典论述

　　苏颂说：恶实也就是牛蒡子，到处都有。叶大如芋叶而长。实像葡萄核而为褐色，外壳似栗棣而小如指头，多刺。根有非常大的，作菜吃对人有益。秋后采子入药。

　　李时珍说：牛蒡古人种子，用肥沃的土壤栽培。剪嫩苗淘洗干净当蔬菜吃，挖根煮后晒干制作成果脯，说是对人很有好处，现在的人已经很少吃了。三月长苗，茎高的有三四尺。四月开花成丛状，淡紫色，结的果实像枫棣但要小些，花萼上的细刺百十根攒聚在一起，一个有几十颗子。它的根粗的有手臂大，长的近一尺，浅青灰色。在七月采子，十月采根。

修治
如何具体炮制药物

　　雷敩说：凡用拣净，以酒拌蒸，等到有白霜重出，用布拭去，焙干后捣粉用。

药用部分
各部分药用价值分步详解

子

　　[性味] 味辛，性平，无毒。

　　[主治] 明目补中，除风伤。（《名医别录》）

根、茎

　　[性味] 味苦，性寒，无毒。

　　[主治] 主伤寒寒热出汗、中风面肿、口渴、尿多。久服会轻身耐老。（《名医别录》）

　　根：主牙齿痛、劳疟、各种风证引起的双脚无力、痈疽、咳嗽伤肺、肺脓疡及腹内积块、冷气积血。（苏恭）

　　茎：将茎叶煮汤，用来洗浴，可消除皮肤瘙痒。还可加入盐、花生同捣烂，外敷一切肿毒。（孟诜）

性状图解
药物各部分性状、性味、主治详细图解

　　二年生草本，高1～2米。茎直立，上部多分枝。叶丛生，广卵形或心形，边缘微波状或有细齿，下面密被白色短柔毛。花成丛状，淡紫色，果实像枫梂但要小些，花萼上的细刺百十根攒聚在一起，一个有几十颗子。根粗大，浅青灰色。

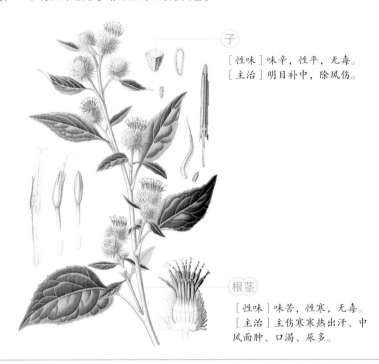

子
[性味] 味辛，性平，无毒。
[主治] 明目补中，除风伤。

根茎
[性味] 味苦，性寒，无毒。
[主治] 主伤寒寒热出汗、中风面肿、口渴、尿多。

附方
集历代医家大成之实用妙方

名称	主治	药方配伍			
未具名	风热浮肿，咽喉闭塞	牛蒡子一合，炒至半生半熟，研成末，每次用热酒送服一寸匕			
未具名	风热瘾疹	牛蒡子 等份 + 浮萍 等份	共研为末。每次用薄荷汤送服二钱，一天两次		
未具名	一切风疾，年久不愈	牛蒡根 一升 + 生地黄 三升 + 枸杞子 三升 + 牛膝 三升			将所有药材装在袋子里，泡在三升酒中，每天饮适量

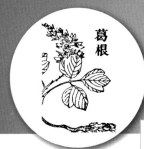

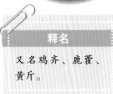

12 | 葛
解肌发表，止痛解毒

释名

又名鸡齐、鹿藿、黄斤。

- 归类
草部·蔓草类

- 功效
解肌发表，开腠理，疗金疮，止胁风痛。

- 形态特征
块根圆柱状，肥厚，外皮灰黄色，内部粉质，富纤维。藤茎基部粗壮，上部分枝，长数米，植株全被黄褐色粗毛。叶互生，具长柄，有毛，顶生叶片菱状卵圆形，先端渐尖，边缘有时浅裂。

- 产地分布
辽宁、河北、河南、山东、安徽、江苏、浙江、福建等地。

- 成品选鉴
呈纵切的长方形厚片或小方块，外皮淡棕色，有纵皱纹，粗糙。切面黄白色，纹理不明显。质韧，纤维性强。无臭，味微甜。

集解
历代医家对药物的经典论述

李时珍说：葛有野生、家种两种。它的藤蔓可用来制成粗细葛布。其根外紫而内白，长七八尺。其叶有三尖，像枫叶而更长些，叶面青色而背面为淡青色。其开花成穗，累累相缀，为红紫色。其荚像小黄豆荚，也有毛。其子绿色，扁扁的像盐梅子核，生嚼有腥气，八九月采集，也就是《神农本草经》中所说的葛谷。花晒干后，也可以炸来吃。

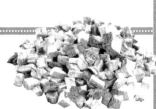

药用部分
各部分药用价值分步详解

根

[性味] 味甘、辛，性平，无毒。

[主治] 主消渴、身大热、呕吐、诸痹、起阴风，解诸毒。（《神农本草经》）

疗伤寒中风头痛，解肌发表出汗，开腠理，疗金疮，止胁风痛。（《名医别录》）

治天行上气呕逆，开胃下食，解酒毒。（甄权）

治胸膈烦热发狂，止血痢，通小肠，排脓破血。还可外敷治蛇、虫咬伤，毒箭伤。（《日华子诸家本草》）

杀野葛、巴豆等百药毒。（徐之才）

生的：堕胎。蒸食：消酒毒。作粉吃更妙。（陈藏器）

作粉：止渴，利大小便，解酒，去烦热，压丹石，外敷治小儿热疮。捣汁饮，治小儿热痞。（《开宝本草》）

散郁火。（李时珍）

【发明】陶弘景说：生葛捣汁饮，解温病发热。

朱震亨说：凡癍痘已见红点，不可用葛根升麻汤，恐表虚反增斑烂。

叶

[性味] 味辛，性平，无毒。

[主治] 主诸痹，起阴风，解诸毒。

性状图解
药物各部分性状、性味、主治详细图解

    多年生落叶藤本，长达10米。全株被黄褐色粗毛。块根圆柱状，肥厚，外皮灰黄色，内部粉质，富纤维。藤茎基部粗壮，上部分枝，长数米，植株全被黄褐色粗毛。叶互生，具长柄，有毛，项生叶片菱状卵圆形，先端渐尖，边缘有时浅裂。

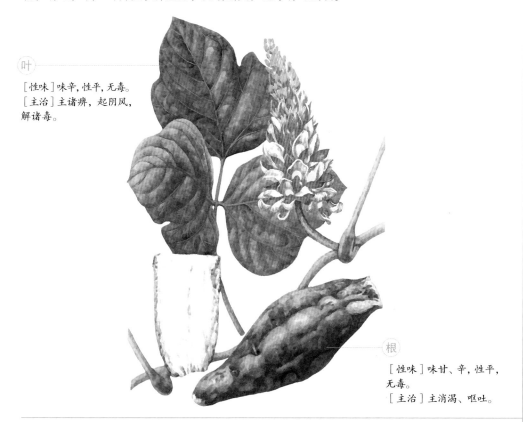

叶
[性味]味辛，性平，无毒。
[主治]主诸痹，起阴风，解诸毒。

根
[性味]味甘、辛，性平，无毒。
[主治]主消渴、呕吐。

附方
集历代医家大成之实用妙方

名称	主治	药方配伍
未具名	时气头痛，壮热	生葛根洗净，捣汁一大盏，加豉一合，煎成六分，去滓分次服，汗出即愈。如不出汗，再服。若心热，加栀子仁十枚
未具名	热毒下血，因食热物而发	生葛根二斤，捣汁一升，加藕汁一升，服下
未具名	酒醉不醒	取生葛根汁二升，服下

果部·水果类

芰实（菱角）

产地分布：我国南部各省均有栽培或野生。

成熟周期：2月设置育苗地，到初夏5月底到6月初种植。

形态特征：叶浮在水上，扁而有尖，光滑如镜。一茎一叶，两两相差。花，背日而生，白天合起而夜晚开放，随月亮的圆缺而转移花的方向。它的果实有好几种，或三角、四角，或无角、两角。

功效：利尿通乳，止消渴，解酒毒。

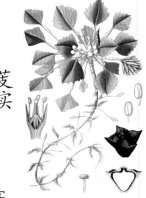

芰实

芡实

产地分布：东北、华北、华东、华中及西南等地。

成熟周期：9~10月间分批采收。

形态特征：全株具尖刺。根茎粗壮而短，具白色须根及不明显的茎。初生叶沉水，箭形或椭圆肾形，两面无刺；后生叶浮于水面，革质，椭圆肾形至圆形，上面深绿色，多皱褶，下面深紫色，有短柔毛，叶脉凸起，边缘向上折。叶柄及花梗粗壮。

功效：固肾涩精，补脾止泄。

乌芋（荸荠）

产地分布：安徽、广西、浙江、江苏、福建等地。

成熟周期：早春种荠在室外苗床育苗，经常保持湿润。15~20天即可成苗。

形态特征：用球茎繁殖。萌发后，先形成短缩茎，其顶芽和侧芽向上抽生的绿色叶状茎细长如管而直立。叶片退化成膜片状，着生于叶状茎基部及球茎上部。自母株短缩茎向四周抽生匍匐茎，尖端膨大为新的球茎。穗状花序，小花呈螺旋状贴生。

功效：凉血解毒，利尿通便，化湿祛痰，消食除胀。

慈姑

产地分布：全国各地。

成熟周期：花期7~9月。

形态特征：地下具根茎，先端形成球茎，球茎表面附薄膜质鳞片。端部有较长的顶芽。叶片着生基部，出水成截形，叶片成箭头状，全缘，叶柄较长、中空。沉水叶呈线状，花茎直立，多单生，上部着生3出轮生状圆锥花序，小花单性同株或杂性株，白色，不易结实。

功效：生津润肺，补中益气。

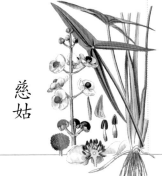

慈姑

果部·味果类

秦椒（花椒）

产地分布：辽宁、河北、山东、河南、湖南、广东、广西等地。

成熟周期：培育2~3年，9~10月果实成熟。

形态特征：叶是对生的，尖而有刺。4月开小花，5月结子，生时为青色，熟后变成红色，比蜀椒大，但其子实中的子粒不如蜀椒的黑亮。

功效：温中止痛，除湿止泻，杀虫止痒。

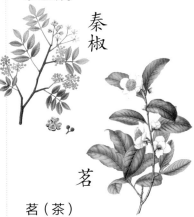

秦椒

茗

茗（茶）

产地分布：长江流域及其以南各地广为栽培。

成熟周期：培育3年即可采叶，4~6月采春茶及夏茶。

形态特征：单叶互生，叶片薄革质，椭圆形或倒卵状椭圆形。先端短尖或钝尖，基部楔形，边缘有锯齿，下面无毛或微有毛。花白色，芳香，通常单生；萼片圆形，被微毛，边缘膜质，具睫毛；蒴果近球形或扁形，果皮革质，较薄。

功效：除烦渴，消食，化痰，解毒。

橄榄

产地分布：主产于福建、广东等地。

成熟周期：9月开花，10月结果，11月果实由绿色变成红色而成熟。

形态特征：树高丈余，叶像榉柳。形如长枣，两头尖，为青色。核也是两头尖而有棱，核内有3窍，窍中有仁，可以食用。

功效：开胃下气，止泻。

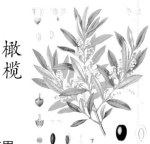

无花果

产地分布：全国各地。

成熟周期：7～10月果实呈绿色时，分批采摘。

形态特征：全株具乳汁，多分枝，表面褐色，被稀短毛。托叶卵状披针形，红色；叶片厚膜质，宽卵形或卵圆形，裂片卵形，边缘有不规则钝齿，上面深绿色，粗糙，下面密生细小钟乳体及黄褐色短柔毛，基部浅心形。雌雄异株，隐头花序，花序托单生于叶腋。

功效：清热生津，健脾开胃，解毒消肿。

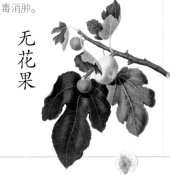

杜仲

产地分布：主产于我国中部及西南各省。

成熟周期：秋季采收。

形态特征：树高数丈，叶似辛夷，它的皮折断后，有白丝相连。

功效：益精气，壮筋骨，强意志。

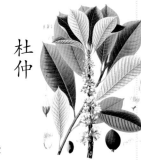

椿樗

产地分布：全国各地。

成熟周期：2～3月采收。

形态特征：皮细腻而质厚并呈红色，嫩叶香可以吃；樗树皮粗质虚而呈白色，其叶很臭。

功效：消风祛毒。

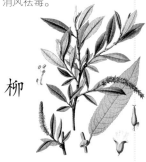

柳

产地分布：南方各省区。

成熟周期：2～3月开花。

形态特征：叶互生，线状披针形，两端尖削，边缘具有腺状小锯齿，表面浓绿色，背面为绿灰白色。花开于叶后，雄花序为葇荑花序，有短梗，略弯曲。果实成熟后2瓣裂，种子多枚，种子上具有1丛绵毛。

功效：除痰明目，清热祛风。

梧桐

产地分布：长江流域各省区。

成熟周期：花期5月，果期10～11月。

形态特征：植株高4～8米，含有乳汁；枝粗壮，无毛。单叶互生，顶端两侧有2枚淡红色腺体；叶片卵形或卵状圆形，基部心形或截形，顶端尖或急尖，幼嫩时两面被黄褐色短柔毛。

功效：治痈疽、疔疮、创伤出血。

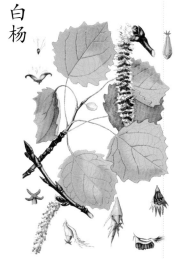

白杨

产地分布：北起我国辽宁南部、内蒙古，南至长江流域，以及黄河中下游地区。

成熟周期：花期3～4月，果期4～5月。

形态特征：树皮灰绿至灰白色，皮孔菱形，老树基部黑灰色，纵裂。叶芽卵形，长枝叶宽卵形或三角状卵形，先端短渐尖，基部心形或平截，具深牙齿或波状牙齿，叶柄上部扁，顶端常有2～4腺体。

功效：止腹泻、牙痛，治口疮。

酸枣

产地分布：辽宁、内蒙古、河北、安徽、四川等地。

成熟周期：花期4～5月，果期8～9月。

形态特征：叶片椭圆形至卵状披针形，边缘有细锯齿，基部3出脉。花黄绿色，2～3朵簇生于叶腋。核果小，熟时红褐色，近球形或长圆形，味酸，核两端钝。

功效：健脾，镇静，安神。

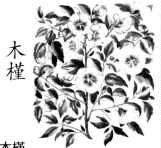

木槿

产地分布：全国各地。

成熟周期：花期6～9月。

形态特征：树皮灰棕色，枝干上有根须或根瘤。叶有明显的3条脉，边缘具圆钝或尖锐锯齿；花单生于枝梢叶腋，花色浅蓝紫色。蒴果长椭圆形，先端具尖嘴。

功效：清热解毒，利水消肿。

杉

产地分布：主产于四川、云南等地。

成熟周期：春季插种。

形态特征：冠塔状，叶长披针形，果实球形。高可达30米以上。木色白或淡黄，木纹平直，结构细致。

功效：治风毒奔豚，霍乱上气。

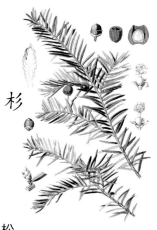

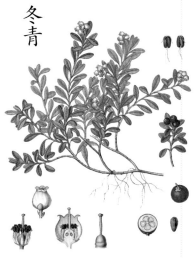

冬青

产地分布：长江流域以南各省区。

成熟周期：花期5～6月，果期9～10月。

形态特征：树冠卵圆形，树皮平滑，呈灰青色。叶长椭圆形，边缘疏生浅锯齿，表面深绿色。花淡紫红色，有香气。核果椭圆形，熟时呈深红色，经冬不落。

功效：清热解毒，可治气管炎和烧烫伤。

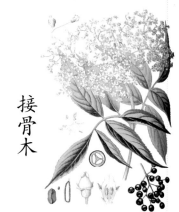

接骨木

产地分布：东北、华北及内蒙古等地。

成熟周期：花期4～5月，果期6～7月。

形态特征：枝有皮孔，光滑无毛，髓心淡黄棕色。奇数羽状复叶，椭圆状披针形；圆锥状聚伞花序顶生，白色至淡黄色。浆果状核果等球形，黑紫色或红色。

功效：活血止痛，祛风利湿。

松

产地分布：全国各地。

成熟周期：2月开花，6月成熟。

形态特征：树皮多为鳞片状，叶子针形，花单性，雌雄同株，结球果，卵圆形或圆锥形，有木质的鳞片。

功效：安益五脏，常服能轻身延年。

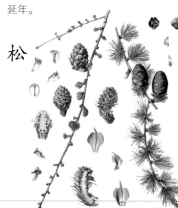

《本草纲目》中的动物药

鳞部·龙类

鲮鲤

[性味] 味咸,性微寒,有毒。

[主治] 烧灰,用酒服方寸匕,主五邪、惊啼悲伤。疗蚁瘘。(《名医别录》)

守宫

[性味] 味咸,性寒,有小毒。

蛤蚧

[性味] 味咸,性平,有小毒。

[主治] 治长久咳嗽、肺痨,杀鬼物邪气。

鳞部·蛇类

蛇蜕

[性味] 味咸、甘,性平,无毒。用火熬过好。

[主治] 主小儿惊痫、蛇痫、癫疾、弄舌摇头、寒热肠痔、蛊毒。(《神农本草经》)

白花蛇

[性味] 味甘、咸,性温,有毒。

[主治] 治中风湿痹不仁、筋脉拘急。

乌蛇

[性味] 味甘,性平,无毒。

[主治] 治诸风顽痹、皮肤不仁、风瘙瘾疹、疥癣。(《开宝本草》)

乌蛇胆

[主治] 治大风疠疾、木舌胀塞。(李时珍)

乌蛇皮

[主治] 治风毒气、眼生翳、唇紧唇疮。

蝮蛇

蝮蛇胆

[性味] 味苦,性微寒,有毒。

[主治] 主阴部生疮。(《名医别录》)

蝮蛇肉

[性味] 味甘,性温,有毒。

[主治] 酿成酒,可治疗痢疾诸瘘、心腹痛,能下结气,除蛊毒。(《名医别录》)

蝮蛇蜕

[主治] 主身痒、疥癣、恶疮。(苏恭)

鳞部·鱼类

鲤鱼

鲤鱼肉

[性味] 味甘,性平,无毒。

[主治] 煮来食用,可治咳逆上气、黄疸、口渴。生的,能治水肿脚满,可降气。(《名医别录》)

鲤鱼胆

[性味] 味苦,性寒,无毒。

[主治] 主目热赤痛、青光眼,能明目。(《神农本草经》)

鲢鱼

鲢鱼肉

[性味] 味甘,性温,无毒。

[主治] 温中益气,多食,令人中焦酿生温热,口渴,又发疮疥。(李时珍)

鳙鱼

鳙鱼肉

[性味] 味甘,性温,无毒。

[主治] 能温补脾胃,对人有益。(汪颖)

鳟鱼

鳟鱼肉

[性味] 味甘,性温,无毒。

[主治] 暖胃和中。多食,动风热,发疥癣。(李时珍)

鲩鱼(草鱼)

草鱼肉

[性味] 味甘,性温,无毒。

[主治] 暖胃和中。(李时珍)

青鱼

青鱼肉

[性味] 味甘,性平,无毒。

[主治] 脚气湿痹。(《开宝本草》)

鲚鱼(刀鱼)

鲚鱼肉

[性味] 味甘,性温,无毒。

鲥鱼

鲥鱼肉

[性味]味甘，性平，无毒。

[主治]补虚劳。（孟诜）

鲫鱼

鲫鱼肉

[性味]味甘，性温，无毒。

[主治]与五味煮食，主身体虚弱消瘦。（陈藏器）

鳞部·无鳞鱼类

鳗鲡鱼

鳗鲡鱼肉

[性味]味甘，性平，有毒。

[主治]主各种痔疮及瘘，能杀诸虫。（《名医别录》）

鳝鱼

鳝鱼肉

[性味]味甘，性大温，无毒。

[主治]补中益血，治疗有渗出的唇部湿疮。（《名医别录》）

鳝鱼血

[主治]用来涂疥癣及痔瘘。（陈藏器）

鱼（泥鳅）

[性味]味甘，性平，无毒。

[主治]暖中益气，醒酒，解消渴。（李时珍）

乌贼鱼

肉

[性味]味酸，性平，无毒。

[主治]益气强志。（《名医别录》）

骨（海螵蛸）

[性味]味咸，性微温，无毒。

[主治]主女子赤白漏下、闭经、阴蚀肿痛、寒热癥瘕、不孕。（《神农本草经》）

章鱼

[性味]味甘、咸，性寒，无毒。

[主治]养血益气。（李时珍）

虾

[性味]味甘，性温，有小毒。

海虾

[性味]味甘，性平，有小毒。

海马

[性味]味甘，性温、平，无毒。

[主治]主治妇人难产，临产时烧末饮服，同时手握着海马，则易生产。（陈藏器）

介部·龟鳖类

水龟

[性味]味甘，性平，有毒。

[主治]治漏下赤白、腹内包块、疟疾、痔疮、外阴溃烂、湿痹、四肢痿弱、小儿囟门不合。（《神农本草经》）

龟肉

[性味]味甘、酸，性温，无毒。

[主治]用它酿酒，治风证四肢拘挛或长期瘫痪。（苏恭）

龟血

[性味]味咸，性寒，无毒。

[主治]外涂治脱肛。（甄权）

龟胆汁

[性味]味苦，性寒，无毒。

[主治]治痘疹后眼睛浮肿，睁不开。

玳瑁

玳瑁甲

[性味]味甘，性寒，无毒。

[主治]解百药毒。（陈藏器）

玳瑁肉

[性味]味甘，性平，无毒。

[主治]主各种风毒，逐邪热，去胸膈风痰，行气血，镇心神，利大小肠，通妇人经脉。（陈士良）

玳瑁血

[主治]解各种药毒。（《开宝本草》）

鳖

鳖甲

[性味]味咸，性平，无毒。

[主治]治胸腹包块、积滞寒热，去痞块息肉、阴疮痔疮恶肉。（《神农本草经》）

鳖肉

[性味]味甘，性平，无毒。

[主治]补中益气。（《名医别录》）

蟹

[性味]味咸，性寒，有小毒。

[主治]主胸中邪气、热结作痛、口眼歪斜、面部浮肿。能解漆毒。（《神农本草经》）

石蟹

[主治]捣烂后外敷疽疮，有效。（陈藏器）

蟹壳

[主治]烧存性，用蜜调，可涂冻疮及蜂咬伤。用酒送服，可治疗妇人枕痛及血崩腹痛。能消积。（李时珍）

介部·蛤蚌类

牡蛎

[性味]味咸，性平、微寒，无毒。

[主治]治伤寒寒热、温疟，除筋脉拘挛，疗女子带下赤白。（《神农本草经》）

牡蛎肉

[性味]味甘，性温，无毒。

[主治]煮食，治虚损，调中，解丹毒，疗妇人血气。用姜、醋拌来生吃，治丹毒、酒后烦热，能止渴。（陈藏器）

蚌肉

[性味]味甘、咸，性冷，无毒。

[主治]止渴除热，解酒毒，去目赤。（孟诜）

蚌粉

[性味]味咸，性寒，无毒。

[主治]治各种疳积，能止痢，止呕吐呃逆。用醋调蚌粉，外涂治痈肿。（《日华子诸家本草》）

蚬

蚬肉

[性味]味甘、咸，性冷，无毒。

[主治]治流行病，能开胃，压丹石毒及疗疮，除湿气，通乳汁，糟腌、煮食都很好。将生肉浸过取汁，用来洗疗疮。（苏恭）

真珠（珍珠）

[性味]味咸、甘，性寒，无毒。

[主治]镇心。点目，去翳膜。涂面，让人皮肤面色好，有光泽。涂手足，去皮肤死皮。

石决明

石决明壳

[性味]味咸，性平，无毒。

[主治]治目生翳障、青盲。（《名医别录》）

海蛤

[主治]主咳逆上气、喘息烦满、胸痛寒热。（《神农本草经》）

文蛤

[性味]味咸，性平，无毒。

[主治]治恶疮、痔疮。（《神农本草经》）

蛤蜊

蛤蜊肉

[性味]味咸，性冷，无毒。

[主治]润五脏，止消渴，开胃。治寒热引起的结胀、妇人淤血，宜煮来食用。（禹锡）

蛤蜊粉

[性味]味咸，性寒，无毒。

[主治]主热痰、湿痰、老痰、顽痰、疝气、小便白浊、白带过多。与香附末、姜汁调服，止心痛。（朱震亨）

蛏

蛏肉

[性味]味甘，性温，无毒。

[主治]煮来食用，能补虚，主冷痢。去胸中邪热烦闷，饭后吃，与服丹石的人相适宜。治妇人产后虚损。（《嘉祐补注本草》）

车螯

车螯肉

[性味]味甘、咸，性冷，无毒。

[主治]解酒毒、消渴及痈肿。（陈藏器）

车螯壳

[性味]味甘、咸，性冷，无毒。

[主治]取车螯壳烧赤后，用醋浸2次，研为末，同甘草等份，用酒送服，并用醋调匀外敷，治疮疖肿毒。（《日华子诸家本草》）

贝子

[性味]味咸，性平，有毒。

[主治]主眼生翳、五癃，能利水道，治蛊毒、腹痛下血。（《神农本草经》）

紫贝

[性味]味咸，性平，无毒。

[主治]主明目，去热毒。（《新修本草》）

淡菜

[性味]味甘，性温，无毒。

[主治]主虚劳伤惫、精血衰少、吐血、久痢肠鸣、腰痛、疝瘕、妇人白带过多、产后体虚。（陈藏器）

海螺

海螺肉

[性味]味甘，性冷，无毒。

田螺

田螺肉

[性味]味甘，性大寒，无毒。

[主治]治目赤肿痛，能止渴。（《名医别录》）

海月（江珧）

[性味]味甘、辛，性平，无毒。

[主治]主消渴下气，调中利五脏，止小便，消腹中宿食，使人增强食欲。适宜与生姜、酱同食。（陈藏器）

螺蛳

螺蛳肉

[性味]味甘，性寒，无毒。

[主治]明目利尿。（《名医别录》）

螺蛳烂壳

[主治]主痰饮积及胃脘痛。（朱震亨）

禽部·水禽类

鹤

白鹤血

[性味]味咸，性平，无毒。

[主治]益气力，补虚乏，祛风益肺。（《嘉祐补注本草》）

鹳

鹳骨

[性味]味甘，性大寒，无毒。

[主治]主鬼蛊各种疰毒，传染病及心腹疼痛。（《名医别录》）

鸧鸡

鸧鸡肉

[性味]味甘，性温，无毒。

[主治]杀虫，解蛊毒。（汪颖）

鹈鹕

鹈鹕脂油

[性味]味咸，性温、滑，无毒。

[主治]可用来涂痈肿，治风痹，透经络，通耳聋。（李时珍）

鹅

鹅肉

[性味]味甘，性平，无毒。

[主治]利五脏。（《名医别录》）

鹅血

[性味]味咸，性平，微毒。

[主治]解药毒。（李时珍）

鹅胆

[性味]味苦，性寒，无毒。

[主治]解热毒及痔疮初起，用鹅胆频频涂抹，自消。（李时珍）

掌上黄皮

[主治]烧过研末，外搽，治脚趾缝湿烂。

雁

雁肉

[性味]味甘，性平，无毒。

[主治]主中风麻痹。长期食用，能补气，壮筋骨。（《日华子诸家本草》）

雁骨

[主治]烧成灰和淘米水洗头，可以生发。（孟诜）

鹄（天鹅）

天鹅肉

[性味]味甘，性平，无毒。

[主治]腌炙后食用，益人气力，利脏腑。（李时珍）

鹜（鸭）

鸭肉

[性味]味甘，性冷，微毒。

[主治]补虚除客热，调和脏腑，通利水道，疗小儿惊痫。（《名医别录》）

鸭胆

[性味]味苦、辛，性寒，无毒。

[主治]用来涂痔核，效好。也可以用来点赤目初起。（李时珍）

鸭肫衣

[主治]各种骨鲠喉，取其炙后研末，用水送服一钱，有消食导滞的作用。（李时珍）

鸭卵（鸭蛋）

[性味]味甘、咸，性微寒，无毒。

[主治]治疗心腹胸膈热邪。（《日华子诸家本草》）

凫

凫肉

[性味]味甘，性凉，无毒。

[主治]能补中益气，平胃消食，除十二种虫。身上有小热疮年久不愈者，多吃野鸭可以治好。（《日华子诸家本草》）

鸳鸯

鸳鸯肉

[性味]味咸，性平，有小毒。

[主治]治各种瘘疮疥癣，将其用酒浸后，炙热外敷疮上，冷后即换。（《嘉祐补注本草》）

鹭

鹭肉

[性味]味咸，性平，无毒。

[主治]主虚瘦，能益脾补气，炙熟食用。

鸧鹕

鸧鹕肉

[性味]味酸、咸，性冷，微毒。

[主治]治大腹鼓胀，能利水道。（李时珍）

鱼狗（翠鸟）

鱼狗肉

[性味]味咸，性平，无毒。

禽部·原禽类

鸡

丹雄鸡肉

[性味]味甘，性微温，无毒。

[主治]治妇人崩中漏下。能补虚温中止血。（《神农本草经》）

黄雌鸡肉

[性味]味甘、酸、咸，性平，无毒。

[主治]主伤中、消渴、小便频数而不禁、泄泻痢疾，能补益五脏，续绝伤，疗五劳，益气力。（《名医别录》）

乌骨鸡

[性味]味甘，性平，无毒。

[主治]补虚劳羸弱，治消渴、心腹疼痛，对产妇有益，能治疗妇人崩中带下。一切虚损病，以及大人小孩下痢噤口，都取乌骨鸡煮汤饮汁，也可以捣和成丸药。（李时珍）

鸡冠血（3年雄鸡的好）

[性味]味咸，性平，无毒。

[主治]乌鸡的鸡冠血，主乳汁不通。（《名医别录》）

鸡肝

[性味]味甘、苦，性温，无毒。

鸡内金（**脆肫**里面的黄皮）

[性味]味甘，性平，无毒。

[主治]治泄泻下痢。（《神农本草经》）

鸡蛋（黄雌鸡的最好，乌雌鸡的次之）

[性味]味甘，性平，无毒。

鸡蛋清

[性味]味甘，性微寒，无毒。

[主治]蛋清与赤小豆末调和，用来涂一切热毒、丹肿、腮痛，有神效。冬月新生的蛋，取蛋清用酒浸，密封7天后取出，每天晚上用来涂脸，可除面上黑块与疮疗，有美容作用。（李时珍）

雉（野鸡）

雉肉

[性味]味酸，性微寒，无毒。

[主治]补中，益气力，止泻痢，除蚁瘘。（《名医别录》）

鹧鸪

鹧鸪肉

[性味]味甘，性温，无毒。

[主治]岭南野葛、菌子毒，生金毒以及温瘴长期不愈，将鹧鸪连毛熬后用酒浸泡，取汁服。（《新修本草》）

竹鸡

竹鸡肉

[性味]味甘，性平，无毒。

鹑

鹑肉

[性味]味甘，性平，无毒。

[主治]能补五脏，益中气，强筋健骨，耐寒暑，消热结。与小豆、生姜同煮食用，可止泻痢。酥煎食用，令人下焦肥健。（《嘉祐补注本草》）

鸽

白鸽肉

[性味]味咸，性平，无毒。

[主治]解各种药毒以及人、马久患疮疥。（《嘉祐补注本草》）

雀

雀肉

[性味]味甘，性温，无毒。

[主治]能壮阳益气，暖腰膝，缩小便，治血崩带下。（《日华子诸家本草》）

燕

燕肉

[性味]味酸，性平，有毒。

伏翼（蝙蝠）

[性味]味咸，性平，无毒。

[主治]治久咳上气、久疟瘰疬、金疮内漏、小儿惊风。（李时珍）

寒号虫

寒号虫肉

[性味]味甘，性温，无毒。

[主治]食之，能补益人。（汪颖）

五灵脂

[性味]味甘，性温，无毒。恶人参，与人参同食，对人有害。

[主治]主心腹冷气、小儿五疳，能辟疫，治肠风，通利气脉，疗女子血滞经闭。（《开宝本草》）

禽部·林禽类

斑鸠

鸠肉

[性味]味甘，性平，无毒。

[主治]明目，久吃可益气，助阴阳。（《嘉祐补注本草》）

鸤鸠（布谷）

布谷肉

[性味]味甘，性温，无毒。

[主治]安神定志，令人少睡。

鸲（八哥）

八哥肉

[性味]味甘，性平，无毒。

莺（黄鹂）

莺肉

[性味]味甘，性温，无毒。

[主治]补益阳气，助脾。（汪颖）

啄木鸟

啄木鸟肉

[性味]味甘、酸，性平，无毒。

[主治]治疗痔疮、牙病及龋齿。

慈乌

慈乌肉

[性味]味酸、咸，性平，无毒。

[主治]补虚劳，治消瘦，助气止咳。《嘉祐补注本草》

乌鸦

乌鸦肉

[性味]味酸、涩，性平，无毒。

[主治]疗瘦病咳嗽、骨蒸劳疾，腊月取乌鸦，以泥固封烧存性，研为末，每饮服一钱。又治小儿惊痫。（《嘉祐补注本草》）

鹊（喜鹊）

雄鹊肉

[性味]味甘，性寒，无毒。

[主治]主石淋，消热结。

将鹊烧成灰，取石投入灰中，如灰散，则是雄鹊肉。（《名医别录》）

杜鹃

杜鹃肉

[性味]味甘，性平，无毒。

[主治]疮瘘有虫，将杜鹃肉切成薄片烤热外贴。（李时珍）

鹦鹉

鹦鹉肉

[性味]味甘、咸，性温，无毒。

[主治]治疗虚劳久咳。（汪颖）

禽部·山禽类

孔雀

孔雀肉

[性味]味咸，性凉，微毒。

[主治]能解药物及虫蛇的毒。（《日华子诸家本草》）

鹰

鹰肉

[主治]吃肉，可治疗精神错乱。（陈藏器）

鸩

鸩毛

[性味]有大毒。入五脏，杀人。（《名医别录》）

兽部·畜类

猪

猪肉

[性味]味苦，性微寒，有

小毒。

猪脂膏

[性味]味甘,性微寒,无毒。

[主治]可用来煎膏药,可解斑蝥、芫青毒。(《名医别录》)

猪脑

[性味]味甘,性寒,有毒。

[主治]治痈肿,将其涂在纸上贴患处,待纸干则换。治疗手足皲裂出血,用酒化猪脑涂抹患处。

猪髓

[性味]味甘,性寒,无毒。

[主治]外涂,治小儿解颅、头疮,以及脐肿、眉疮。服用,能补骨髓,益虚劳。(李时珍)

猪血

[性味]味咸,性平,无毒。

[主治]生血;疗贲豚暴气以及海外瘴气。(《日华子诸家本草》)

猪心

[性味]味甘、咸,性平,无毒。

[主治]疗惊邪忧愤。(《名医别录》)

猪肝

[性味]味苦,性温,无毒。

[主治]治小儿惊痫。(苏恭)

猪脾(俗名联贴)

[性味]味涩,性平,无毒。

[主治]治脾胃虚热,同陈橘红、人参、生姜、葱白、陈米煮羹食。(苏颂)

猪肾(俗名腰子)

[性味]味咸,性冷,无毒。

[主治]主理肾气,通膀胱。(《名医别录》)

猪胆

[性味]味苦,性寒,无毒。

[主治]治伤寒发热口渴。(《名医别录》)

母猪蹄

[性味]味甘、咸,性小寒,无毒。

[主治]煮汤服,可下乳汁,解百药的毒性,还可用来洗伤挞后的各种败疮。(《名医别录》)

狗

狗肉

[性味]味咸、酸,性温,无毒。反商陆,畏杏仁。与蒜同食,对人不利。

[主治]安五脏,补绝伤,轻身益气。(《名医别录》)

狗胆(青犬、白犬的胆好)

[性味]味苦,性平,有小毒。

[主治]明目。(《神农本草经》)

羊

羊肉

[性味]味苦、甘,性大热,无毒。

[主治]暖中,治乳疾和头脑大风出汗、虚劳寒冷,能补中益气,安心止惊。(《名医别录》)

羊乳

[性味]味甘,性温,无毒。

[主治]主补寒冷虚乏。(《名医别录》)

羊脑

[性味]有毒。

羊胆

[性味]味苦,性寒,无毒。

[主治]主青盲,能明目。(《名医别录》)

羊胃(羊肚)

[性味]味甘,性温,无毒。

[主治]疗反胃,止虚汗,治虚弱、小便频数,取羊胃做羹食,三五次即愈。

羊脊骨

[性味]味甘,性热,无毒。

[主治]主虚劳、寒中、羸瘦。(《名医别录》)

羊胫骨

[性味]味甘,性温,无毒。

[主治]主虚冷劳。(孟诜)

黄羊

黄羊肉

[性味]味甘,性温,无毒。

[主治]补中益气,治劳伤虚寒。(李时珍)

牛

黄牛肉

[性味]味甘,性温,无毒。

[主治]安中益气,养脾胃。(《名医别录》)

水牛肉

[性味]味甘,性平,无毒。宜忌与黄牛肉相同。

[主治]治消渴止吐,能安中益气,养脾胃。(《名医别录》)

牛乳

[性味]味甘，性微寒，无毒。

[主治]补虚羸，止渴。（《名医别录》）

牛脂

[性味]味甘，性温，微毒。多食会引发旧病、疮疡。

[主治]治各种疮癣白秃，也可以加到面脂中。（李时珍）

牛髓

[性味]味甘，性温，微毒。

[主治]主补中，填骨髓，久服增寿。（《神农本草经》）

牛胆

[性味]味苦，性大寒，无毒。

[主治]可制成丸药使用。（《神农本草经》）

牛角

[性味]味苦，性寒，无毒。

[主治]水牛角烧烤后，治时气寒热头痛。（《名医别录》）

马

马肉

[性味]味辛、苦，性冷，有毒。

[主治]主伤中，能除热下气，长筋骨，强腰脊，使人壮健。做成肉干，可治寒热痿痹。《名医别录》

马乳

[性味]味甘，性冷，无毒。

[主治]可止渴。《名医别录》治热。做成酪后则性冷，食后会消肉。（苏恭）

马肝

[性味]有大毒。

马鬐毛

[性味]有毒。

[主治]治小儿惊痫，女子崩中赤白。（《名医别录》）

马血

[性味]有大毒。

马汗

[性味]有大毒。

驴

驴肉

[性味]味甘，性凉，无毒。

[主治]治忧愁不乐，能安心气。（孟诜）

驴皮

[主治]煎成胶食用，治一切风毒，骨节疼痛，呻吟不止。如与酒同服效更好。用生驴皮覆盖疟疾病人，疗效好。（孟诜）

骡

骡肉

[性味]味辛、苦，性温，有小毒。

兽部·兽类

虎

虎骨

[性味]味辛，性微热，无毒。

[主治]除邪恶气，杀鬼疰毒，止惊悸。治恶疮和鼠瘘，用头骨尤其好。（《名医别录》）

虎肉

[性味]味酸，性平，无毒。

[主治]治恶心欲呕，益气力，止吐唾液。（《名医别录》）

虎皮

[主治]治疟疾。（陈藏器）

豹

豹肉

[性味]味酸，性平，无毒。

[主治]安五脏，补绝伤。（《名医别录》）

豹头骨

[主治]烧灰淋汁，去头风白屑。（孟诜）

象

象肉

[性味]味甘、淡，性平，无毒。

[主治]烧灰，和油涂搽秃疮。多吃，让人发胖。（李时珍）

犀

犀角

[性味]味苦、酸、咸，性寒，无毒。

[主治]主治百毒蛊疰，邪鬼瘴气，杀钩吻、鸩羽、蛇毒，除邪。（《神农本草经》）

麝

麝脐香

[性味]味辛，性温，无毒。

[主治]辟恶气，杀鬼精物，除三虫蛊毒，治温疟惊痫。（《神农本草经》）

古今医学常用度量衡对照表

1. 重量单位换算表

   一厘：约等于 0.03125 克。

   一分：约等于十厘（0.3125 克）。

   一钱：约等于十分（3.125 克）。

   一两：约等于十钱（31.25 克）。

   一斤：约等于十六两（500 克）。

2. 古代医家用药剂量对照表

   一方寸匕：约等于 2.74 毫升，或金石类药末约 2 克，草木类药末约 1 克。

   一钱匕：约等于 5 分 6 厘，或 2 克强。

   一刀圭：约等于一方寸匕的十分之一。

   一撮：约等于四圭。

   一勺：约等于十撮。

   一合：约等于十勺。

   一升：约等于十合。

   一斗：约等于十升。

   一斛：约等于五斗。

   一石：约等于二斛或十斗。

   另外：

   一铢：一两等于二十四铢。

   一枚：以较大者为标准计算。

   一束：以拳尽量握足，去除多余部分为标准计算。

   一片：以一钱重量作为一片计算。

   一茶匙：约等于 4 毫升。

   一汤匙：约等于 15 毫升。

   一茶杯：约等于 120 毫升。

   一饭碗：约等于 240 毫升。

   一字：古以铜钱抄取药末，钱面共有四字，将药末填去钱面一字之量，即称一字。

图书在版编目（CIP）数据

名医教你本草纲目这样用 / 陈飞松, 李海涛主编；
健康养生堂编委会编著. -- 南京 : 江苏科学技术出版社,
2014.4

（含章·名医话健康系列）
ISBN 978-7-5537-2709-7

Ⅰ.①名… Ⅱ.①陈… ②李… ③健… Ⅲ.①《本草
纲目》Ⅳ.①R281.3

中国版本图书馆CIP数据核字(2013)第321230号

名医教你本草纲目这样用

主　　　编	陈飞松　　李海涛	
编　　　著	健康养生堂编委会	
责 任 编 辑	樊　明　　葛　昀	
责 任 监 制	曹叶平　　周雅婷	

出 版 发 行	凤凰出版传媒股份有限公司
	江苏科学技术出版社
出版社地址	南京市湖南路 1 号 A 楼，邮编：210009
出版社网址	http://www.pspress.cn
经　　　销	凤凰出版传媒股份有限公司
印　　　刷	北京鑫海达印刷有限公司

开　　　本	718mm×1000mm　1/16
印　　　张	16
字　　　数	280千字
版　　　次	2014年4月第1版
印　　　次	2014年4月第1次印刷

标 准 书 号	ISBN 978-7-5537-2709-7
定　　　价	45.00元

图书如有印装质量问题，可随时向我社出版科调换。